歯周-矯正治療
STOP & GO

成人矯正を成功させるためのクリニカルポイント

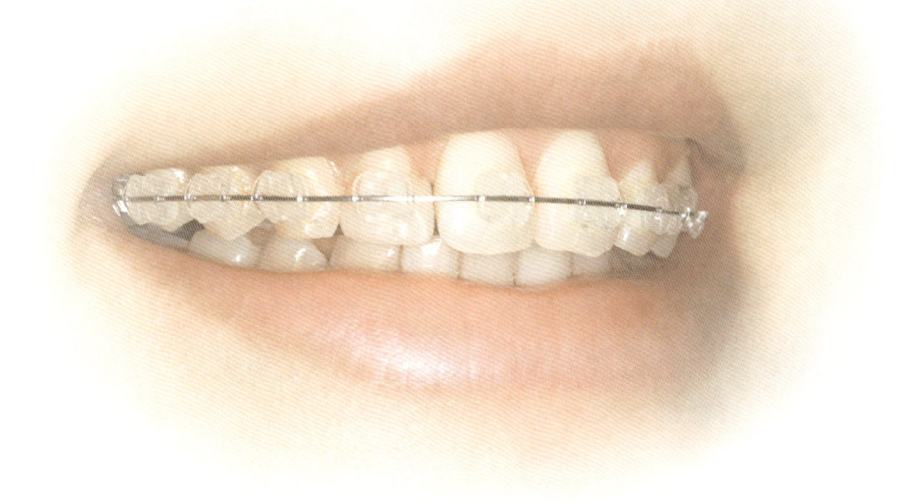

伊藤公一・保田好隆：編著

クインテッセンス出版株式会社　2012

Tokyo, Berlin, Chicago, London, Paris, Barcelona, Istanbul, Milano, São Paulo, Moscow, Prague, Warsaw, Delhi, Beijing, Bukarest, and Singapore

発刊に寄せて

　近年, 歯科医学の進展, 発展にはめざましいものがあり, 分子生物学的原因論, ティッシュエンジニアリングなどの最新の話題について, 歯科医療従事者のみならず, 一般国民も強い関心を示しています. 現在, 超高齢社会や少子化などの社会環境の変化と併せて疾病構造も変化してきていますので, 私たち歯科医療従事者の責務は, 国民の多様化したニーズに呼応した良質な歯科治療を提供することであるといってよいでしょう. 以前は矯正歯科治療の対象は子どもや若年者が主体でしたが, 近年では, 矯正歯科治療を希望する成人から高齢者に至る幅広い年齢層の患者さんが増えてきています. しかし, 日本人の成人の約8割が歯周病に罹患し, 永久歯の抜歯原因の42％が歯周病であることから, いまだ歯周病の予防および治療が広く国民に効果的に実施されているとはいいがたいのが現状でしょう.

　このような時代背景のもとで, 歯周治療と矯正歯科治療(歯周‐矯正治療)に関する基本的事項を網羅し, 臨床に基づいた体系的かつコンパクトな教科書の作成を編集方針とした「歯周‐矯正治療 STOP & GO」を上梓することとなりました. 歯周病は, 歯肉炎と歯周炎および咬合性外傷に大別できます. 歯肉炎と歯周炎の原因はプラーク(バイオフィルム)であり, とりわけプラーク中の細菌による感染症であることにコンセンサスが得られています. 一方, 歯ぎしりなどによる過度な力(外傷力)によっても歯周組織は破壊され, 咬合性外傷が起こります. これまでの研究から, 臨床的に炎症が認められない歯や歯肉炎罹患歯であれば過度な力が加わっても付着喪失は起こらないことが分かっています. しかし, 歯周炎罹患歯に外傷力が加わると付着喪失が進行し, 急速に歯周組織破壊が起こるとされています.

　あらゆる疾病の治療原則は原因除去療法を基盤としており, 歯科治療, とりわけ歯周治療における代表的な原因除去療法はプラークと外傷力のコントロールであるといってよいでしょう. 本書では, 成人に対して矯正歯科治療を行う際の臨床の勘どころ(クリティカルポイント)を記載しています. 現在では, プラークコントロールなしに矯正歯科治療を開始する矯正歯科医は皆無であろうと信じておりますが, ただそのプラークコントロールの方法に誤りがあると歯肉の炎症が消退しない前に, 換言すれば歯周病の原因除去療法が終了しない前に矯正歯科治療を開始する危険性があります. 矯正歯科治療開始時には歯肉炎であった患者さんも長期間にわたる治療中に歯周炎に進行するかもしれません. また, 歯周炎患者さんに歯周治療を行わずに矯正歯科治療を行えば, 付着喪失が進行し, より重篤な歯槽骨吸収が起こったり, 急性歯周膿瘍形成が生じてより重症化することも起こり得ます. その結果, 歯肉退縮が生じ歯根面が露出したり, 歯間空隙が開いてブラックトライアングルができたり, 歯の動揺が大きくなったりして, 審美障害, 発音障害および機能障害が起こり, 歯周病専門医の元に紹介されてくる患者さんも少なくありません. そこで, 歯周‐矯正治療を効果的に行うことが, 私たち歯科医療従事者が患者さんに対して責務を果

たしたことになり，ひいては患者さんの歯や口のみならず全身の健康増進ならびに生活の質を改善することができると信じております．

これから歯周 - 矯正治療を学ぼうとする学生諸君はもとより卒直後の研修歯科医師の先生にとっては，その基盤となる基礎知識の習得に，また改めて歯周 - 矯正治療を学ぼうとする臨床経験の浅い矯正歯科医および一般歯科医の先生方にとっても歯周 - 矯正治療に関わる知識と技術の再確認，再構築するのにきっと役立つものと考え本書を企画しましたので，ぜひ臨床の場で活用して頂きたいと思います．多数のご批判や，ご批評を賜れば幸いです．

最後に，ご多忙中にもかかわらずに原稿執筆にご協力賜わりました先生方に感謝申し上げます．また，本書の企画から発刊までの長期間にわたって，原稿依頼から整理までのすべての編集業務を担当して頂いたクインテッセンス出版編集部玉手一成氏ならびに関係者各位に深甚なる謝意を表します．

平成24年1月吉日

伊藤　公一
保田　好隆

［編者］

伊藤公一
日本大学歯学部保存学教室歯周病学講座

保田好隆
兵庫県勤務　保田矯正歯科

［執筆者］

伊藤公一
日本大学歯学部保存学教室歯周病学講座

植原俊雄
つくば市開業　植原歯科

内田剛也
神奈川県開業　内田歯科医院

小山勲男
奈良県開業　小山矯正歯科

高橋正光
東京都開業　高橋歯科矯正歯科

谷山隆一郎
宮崎県開業　谷山歯科医院

友成　博
鹿児島大学医学部・歯学部附属病院発達系歯科センター矯正歯科

弘岡秀明
東京都開業　スウェーデンデンタルセンター

宮脇正一
鹿児島大学大学院歯学総合研究科健康科学専攻発生発達成育学講座

八木孝和
鹿児島大学医学部・歯学部附属病院発達系歯科センター矯正歯科

保田好隆
兵庫県勤務　保田矯正歯科

保田好秀
兵庫県開業　保田矯正歯科

吉田拓志
東京都開業　よしだ歯科クリニック

（五十音順）

CONTENTS

Chapter 1 こんな結果にはしたくない ... 13

1 こんな結果にしないために　　保田好隆／伊藤公一　14
成人矯正を成功させるために ... 14
可能性1／きれいに上下顎前歯が配列したにもかかわらず，ブラックトライアングルが出現 ... 15
可能性2／歯肉退縮を起こし，唇側の歯槽骨が一部なくなってしまう ... 15
可能性3／歯並びはきれいになったものの，歯槽骨の喪失によって歯を保存できなくなる ... 16
望ましい対処法 ... 16
間違った治療法を選択すると大変 ... 18

Chapter 2 成人矯正治療の流れ ... 19

1 初診から歯周-矯正治療完了までの流れ　　保田好隆　20

Chapter 3 歯周組織の基本 ... 23

1 歯周組織を理解する　　伊藤公一　24
歯周組織とは ... 24
歯肉 ... 26
辺縁歯肉 ... 26
歯間歯肉 ... 26
付着歯肉 ... 27
セメント質 ... 27
歯根膜 ... 28
歯槽骨 ... 28

Chapter 4 患者の希望をかなえるために ... 31

1 歯周治療の視点　　伊藤公一　32
歯周治療を適切に行うために ... 32
歯周組織検査 ... 33
歯周組織の検査項目 ... 33
プロービングポケットデプス 33 ／ プロービング時の出血 33
アタッチメントレベル 34 ／ 歯槽骨吸収の有無と型 34 ／ 根分岐部病変 35
細菌因子の検査 ... 36

　　　　プラークコントロールレコード 36 ／ 歯周病原細菌検査 36

　　　　歯周病原細菌に対する血清抗体価検査 37

　　咬合因子の検査 ……………………………………………………………………………… 37

　　　　歯の動揺度 37 ／ ブラキシズム 39

　　その他の検査 ………………………………………………………………………………… 39

　　　　歯周病の発症と進行に関わる全身疾患の有無 39 ／ 喫煙の有無 39

　　　　ストレスの有無 39

診断 …………………………………………………………………………………………… 39

　　細菌因子によるもの ………………………………………………………………………… 39

　　　　プラーク性歯肉炎 39 ／ 慢性歯周炎 40 ／ 侵襲性歯周炎 41

　　咬合によるもの ……………………………………………………………………………… 42

　　その他のリスクファクターによるもの …………………………………………………… 42

　　　　口腔以外の疾患が関連した歯周炎 42 ／ 遺伝疾患に伴う歯周炎 42

　　　　喫煙関連歯周炎 43 ／ その他のリスクファクターが関連する歯周炎 43

予後判定と症例分析 ………………………………………………………………………… 43

　　予後判定 ……………………………………………………………………………………… 43

　　症例分析 ……………………………………………………………………………………… 44

歯周治療計画 ………………………………………………………………………………… 45

　　歯周基本治療（原因除去療法） ……………………………………………………………… 46

　　歯周基本治療後の再評価検査 ……………………………………………………………… 46

　　歯周外科治療 ………………………………………………………………………………… 46

　　歯周外科治療後の再評価検査（部分的再評価） …………………………………………… 46

　　口腔機能回復治療 …………………………………………………………………………… 47

　　口腔機能回復治療後の再評価検査 ………………………………………………………… 47

　　メインテナンスとサポーティブペリオドンタルセラピー ……………………………… 47

　　参考症例 ……………………………………………………………………**岩野義弘** 48

2　矯正歯科治療の視点 …………… **八木孝和／友成　博／小山勲男／宮脇正一** 50

歯科矯正学的検査・咬合検査 ……………………………………………………………… 53

　　医療面接 ……………………………………………………………………………………… 53

　　　　主訴と現病歴 53 ／ 既往歴 53

　　社会行動学的検査 …………………………………………………………………………… 54

　　臨床検査 ……………………………………………………………………………………… 54

　　　　顔貌検査 54 ／ 咬合採得時の早期接触の検査 55 ／ 顎関節検査 56

　　　　その他の検査 56

　　形態検査 ……………………………………………………………………………………… 57

　　　　顔面，口腔内写真 57 ／ 咬合模型 58

　　エックス線写真 ……………………………………………………………………………… 59

CONTENTS

デンタルエックス線写真とパノラマエックス線写真 59

頭部エックス線規格写真(セファログラム) 59 ／ 顎関節部エックス線写真 60

その他の画像検査 60

機能検査 ... 60

心理検査 ... 60

診断 ... 61

矯正歯科治療計画 ... 62

予後判定 ... 64

3 患者の視点　　　　　　　　　　　　　　　　　　　　　伊藤公一／保田好隆／保田好秀　67

インフォームドコンセントと矯正歯科治療 ... 67

矯正歯科治療の特殊性 ... 67

時間的要素 67 ／ 生物学的要素 67 ／ 社会的要素 67

心理学・精神医学的要素 67

オーラルケアの動機づけ ... 67

インフォームドコンセントと歯周治療 ... 68

ホームケアと矯正歯科治療 ... 69

エッジワイズ装置とホームケア ... 70

歯ブラシを使用する場合 71

電動歯ブラシや音波振動歯ブラシを使用する場合 74 ／ 歯間ブラシの使用 74

デンタルフロスの使用 75 ／ 歯磨剤や洗口剤 76 ／ 喫煙について 76

ホームケアと歯周治療 ... 76

Chapter 5　Stop サインの症例　　　　　　　　　　　　　　　　　　　　　　81

1 矯正歯科治療を行うべきでない症例　　　　　　　　　　　　　　　　保田好隆　82

成人に対する矯正歯科治療の禁忌症例 ... 82

歯周病や炎症のコントロールができない場合 ... 82

矯正歯科治療だけでなく補綴治療も必要なのに，必要性を理解してくれない ... 82

歯を動かすことで，歯を失う可能性が高い場合 ... 82

固定源がない場合，あるいは人工的な固定源の確立もできない場合 ... 83

患者の妥協が得られない場合 ... 83

適応できない治療方法をするよう主張する場合 ... 83

治療結果に対して過大な期待をしている場合 ... 83

矯正歯科治療を行う必要がないと判断された場合 ... 83

糖尿病やリウマチといった全身疾患があり，歯の移動を行うことが望ましくない場合 ... 83

2　矯正歯科治療を中断する症例　　　　保田好隆　84

サインを見逃さない　84
歯肉の発赤，腫脹　84
歯肉から歯根が触れる　85
歯肉の退縮，歯根露出　86
生理的動揺を超える歯の動揺　86
痛覚や温度感覚の異常　87
顎位の変化　87
アンキローシスが原因で歯が動かない場合　88
顎関節様症状　88
無髄歯根尖部の急性の炎症　89
全身疾患の発症により投薬治療を受けているとの申し出があった場合　89

3　専門医や大学付属機関への紹介　　　　保田好隆　90
専門開業している医院や大学付属機関などへ紹介すべき症例　90

Chapter 6　Go サインで治療開始　91

歯周治療の開始

1　歯周基本治療　　　　弘岡秀明　92
歯周病の治療　92
歯周基本治療とは　92
患者への情報提供（モチベーション）　93
モチベーション　93
1st step 93 ／ 2nd step 93 ／ 3rd step 94
口腔衛生指導　94
歯ブラシとブラッシング法 94
プラークリテンションファクターの除去　98
スケーリング・ルートプレーニング　99
ときに exploratory surgery，抜歯それに伴うスプリントと暫間補綴　100
咬合調整　101

2　再評価検査 1　　　　弘岡秀明　102
再評価のための検査　102

3　歯周外科治療　　　　弘岡秀明　105
歯周外科治療の目的　105

CONTENTS

　　　歯周外科治療の適応基準 ……………………………………………………… 105
　　　　ポケット底からの出血 ………………………………………………………… 105
　　　　患者の協力度を測る指数 ……………………………………………………… 105
　　　　臨床的ポケットの深さ ………………………………………………………… 106
　　　歯周外科術式 …………………………………………………………………… 106
　　　　歯肉切除術 ……………………………………………………………………… 106
　　　　根尖側移動術 …………………………………………………………………… 107
　　　　ウィドマン改良フラップ手術 ………………………………………………… 107
　　　歯周外科手術と非外科的処置との臨床的比較 ………………………………… 107
　　　　ウィドマン改良フラップ手術＋エムドゲイン®療法の症例 ………………… 108
　　　根分岐部病変への対応 ………………………………………………………… 112

4　再評価検査2　　　　　　　　　　　　　　　　　　　　　　　弘岡秀明　115
　　　再評価2（歯周基本治療，歯周外科治療後） ………………………………… 116
　　　矯正歯科治療開始 ……………………………………………………………… 118
　　　歯周組織再生誘導法 …………………………………………………………… 120
　　　エナメルマトリックスタンパク質を応用した歯周組織再生療法 …………… 120

矯正歯科治療の開始

5　矯正装置の装着における配慮　　　　　　　　　　　　　　　保田好隆　124
　　　歯の支持組織量の喪失と回転モーメント ……………………………………… 124

6　エッジワイズ装置装着中の配慮　　　　　　　　　　　　　　保田好隆　126
　　　治療中に配慮するところ ……………………………………………………… 126

7　保定中の配慮　　　　　　　　　　　　　　　　　　　　　　保田好隆　128
　　　動的期間と同じくらい保定期間が必要 ………………………………………… 128

Chapter 7　歯周‐矯正治療のコラボレーション　　　　　　　　　　　　129

1　歯肉縁上プラークコントロール　　　　　　　　　　　吉田拓志／内田剛也　130
　　　成人矯正と歯周治療 …………………………………………………………… 130
　　　歯肉縁上プラークコントロールの意義 ………………………………………… 130
　　　矯正歯科治療前の歯肉縁上プラークコントロールの実際 …………………… 130
　　　矯正歯科治療中，後のプラークコントロールの実際 ………………………… 133
　　　サポーティブペリオドンタルセラピーとメインテナンス …………………… 136

2 歯肉縁下プラークコントロール　　内田剛也／吉田拓志　137

- 歯肉縁下プラークの除去　137
- SRP と歯周基本治療の重要性　137
  - 炎症のコントロール　137
  - 安定した咬合の付与　137
    - 歯周基本治療における咬合性外傷への対応　137
    - 悪習癖への対応としての MFT　138
- SRP での歯石の取り残し　139
- 矯正歯科治療前処置としての歯周外科治療　140

3 急性症状への対応　　伊藤公一　147

- 矯正歯科治療前および治療中の炎症のコントロールの重要性　147

4 矯正用マイクロインプラント　　高橋正光　154

- 矯正用マイクロインプラントと植立部位周囲組織への配慮　154
- 上顎頬側歯根間歯槽骨への植立　154
- 上顎口蓋側歯根間歯槽骨　157
- 下顎頬側歯根間歯槽骨　158
- 前鼻棘　159
- レトロモラー部　160

5 矯正的挺出法　　伊藤公一　161

- 定義　161
- 目的　161
- 適応症　161
- 歯 - 歯周組織 - 修復物・補綴物の関係　161
- 矯正的挺出法の理論と種類　162

6 歯の長期保存のために　　内田剛也／保田好隆　167

- 歯周治療における矯正歯科治療の活用　167
  - 歯の病的移動を伴う歯周炎患者の歯列・咬合の改善　167
  - 歯列不正の改善と歯肉・歯槽骨の変化　168
  - ブラックトライアングルへの対応としての歯肉歯槽粘膜療法　168
  - 矯正歯科治療による歯周組織のリモデリング　172
  - 歯周炎患者のブラケットポジション　172

CONTENTS

Chapter 8 思いがけない結果がでたら … 175

1 歯肉が下がった … 伊藤公一 176
矯正歯科治療と歯肉退縮 … 176
露出歯根面被覆 … 177

2 う蝕ができた … 伊藤公一／植原俊雄 189
矯正装置とプラークコントロール … 189
う蝕に対する対処法 … 190

3 顎関節症が起きた … 保田好隆／谷山隆一郎 193
顎関節症を持っている成人患者と矯正歯科治療 … 193

4 後戻りが起きた … 保田好隆 194
後戻りへの対策 … 194

5 その他 … 伊藤公一／保田好隆 195
歯周病が悪化したとき … 195
歯根吸収を起こしたとき … 196
歯根破折や根面う蝕が起きたとき … 198

Chapter 9 歯周 - 矯正治療が成功するとQOLが向上する … 199

1 歯周病専門医の立場から … 弘岡秀明 200

2 矯正歯科医の立場から … 保田好隆 207

索引 … 208

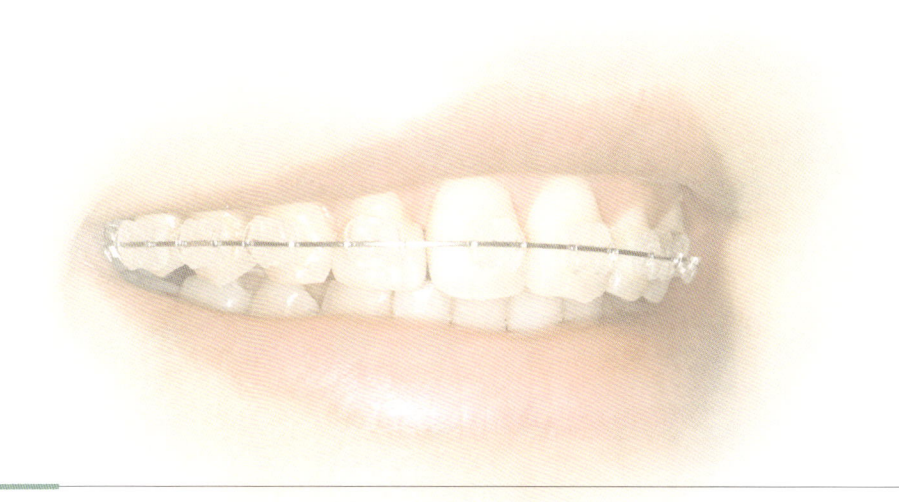

Chapter 1 こんな結果にはしたくない

1 こんな結果にしないために

保田　好隆／伊藤　公一

成人矯正を成功させるために

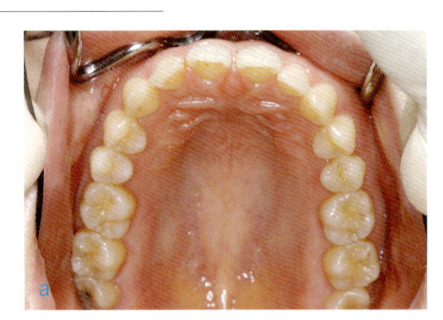

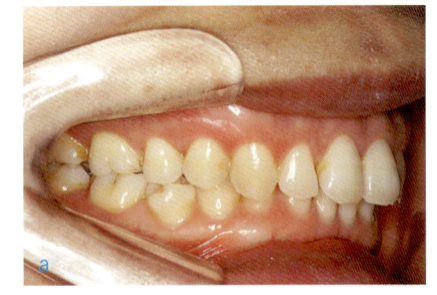

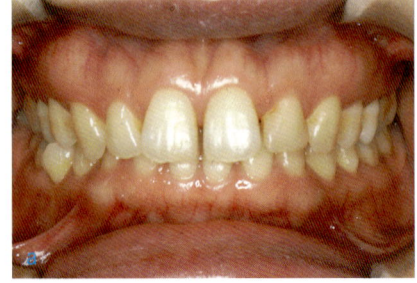

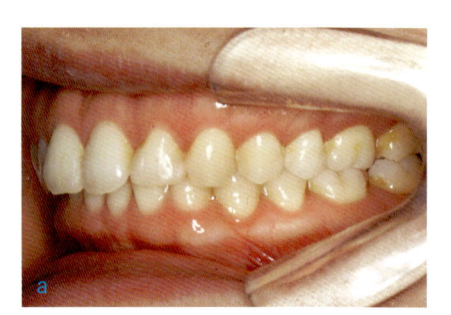

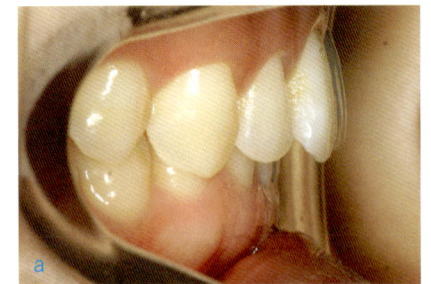

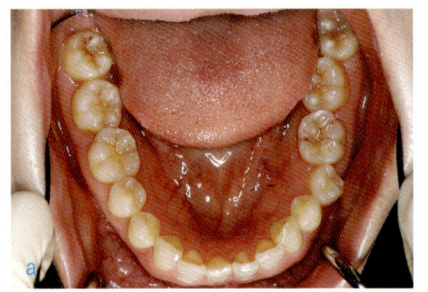

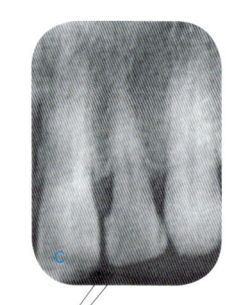

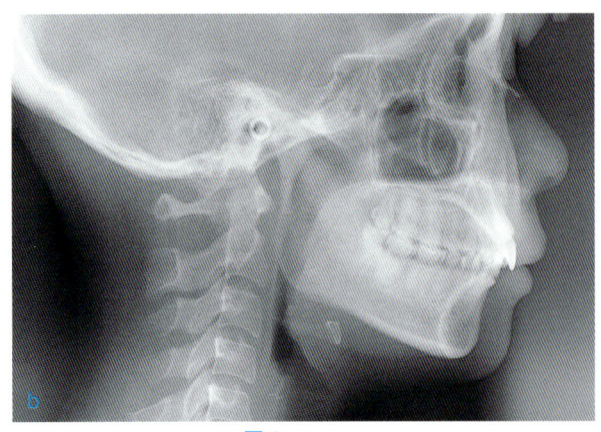

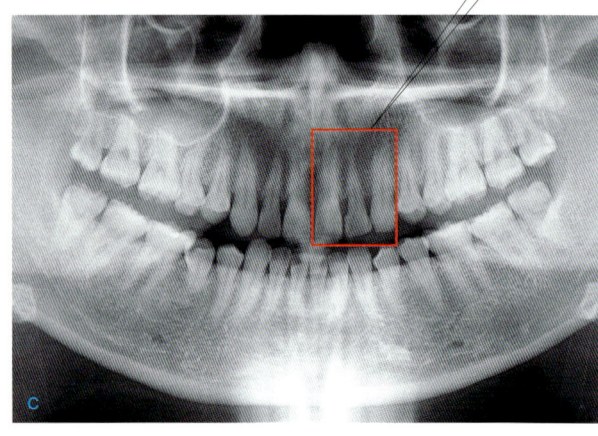

図1

　上記の資料を分析すると，診断は正中離開と過蓋咬合を伴う，アングルⅠ級，骨格性2級，アベレージアングルケースとなる．

その結果，歯科矯正学的な治療方針としては，
①非抜歯による配列を行う（ただし，第三大臼歯についてはすべて抜歯を検討）
②保定
となる．

しかし，この患者の|2の歯槽骨の状態をエックス線写真で観察すると，他の部位と比較して，骨のレベルが低下していることが伺える（図1c）．全体的に歯槽骨レベルが低下している患者であれば，容易に認識できるが，1，2歯に限局した歯槽骨レベルの低下は，見逃してしまう可能性がある．これを見逃し，患者への説明を行わなかった，あるいは，対処しなかったために，術前にはみられなかった審美的に好ましくない歯肉の状態になる，あるいは知覚過敏といった症状が誘発され，患者からクレームを訴えられることが考えられる．

このように，成人に対して矯正歯科治療を行う場合は，若年者とは異なり，"歯周病"に対する配慮を忘れてはいけない．この"配慮"を忘れてしまった場合を想定してみる．

可能性1／きれいに上下顎前歯が配列したにもかかわらず，ブラックトライアングルが出現

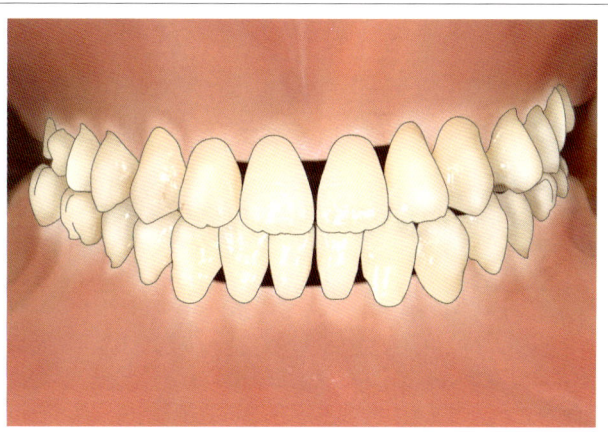

結果A　上下前歯部の歯肉が退縮してブラックトライアングルが生じることもある．

可能性2／歯肉退縮を起こし，唇側の歯槽骨が一部なくなってしまう

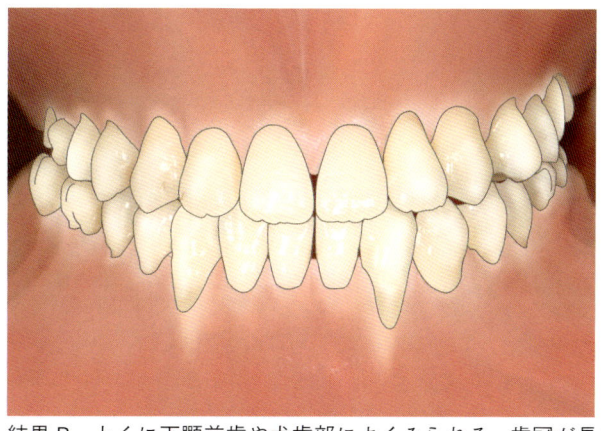

結果B　とくに下顎前歯や犬歯部によくみられる．歯冠が長くみえるだけでなく，知覚過敏が生じたり，ブラッシングによってくさび状欠損が生じることも多い．

1 こんな結果にしないために

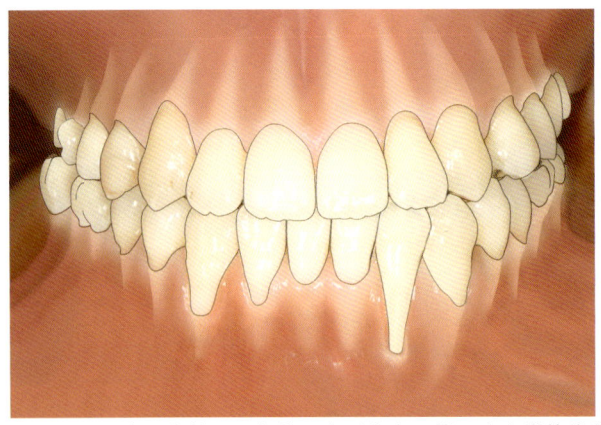

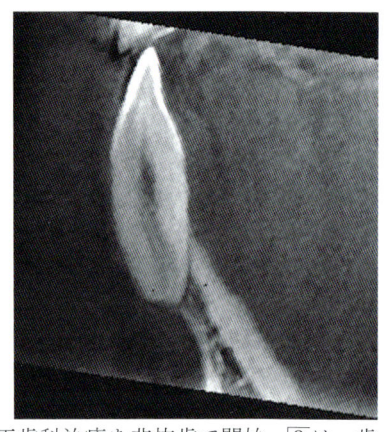

結果C　34歳，女性．4年前に上下左右の第三大臼歯抜歯後，矯正歯科治療を非抜歯で開始．3 は，歯の移動がなかなか起きず，強い矯正力が必要といわれ治療を継続していた．その後，歯肉が発赤，腫脹したが，ブラッシングを継続したところ，徐々に歯肉が退縮しはじめたと主張している．
歯肉の上から歯根が透けてみえるようなことも多く，矯正歯科治療中に観察することもできる．

可能性3／歯並びはきれいになったものの，歯槽骨の喪失によって歯を保存できなくなる

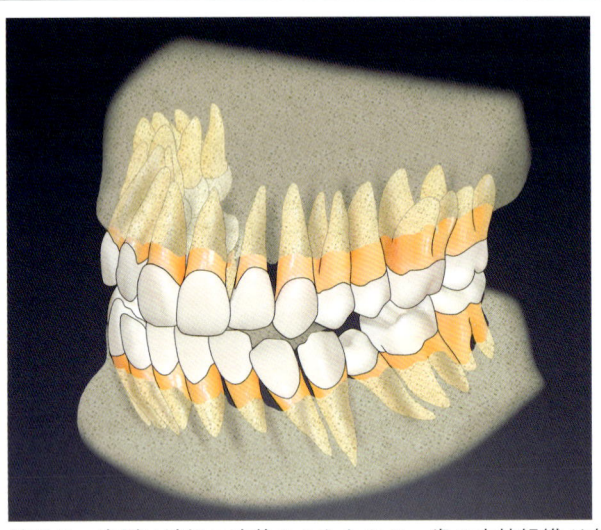

結果D　歯列は適切に改善されたものの，歯の支持組織が喪失すると，生理的な咬合力によっても歯列が乱れ保定期間が過ぎても歯列の安定は得られない．また図のような状態になると"保定"ではなく"固定"が必要となることや，歯を保存できなくなる場合も生じる．

望ましい対処法

　　　歯並びがきれいになっても，可能性1～3のような状態にしてしまっては，矯正歯科治療が成功したとは決していうことはできない．ではどうすれば，このような状態を回避できるのだろうか．これが，"本書のテーマ"である．

　つぎにこのような症例に対しては，どのように接していくことが望ましいのか？正解は，"矯正歯科治療を行わない"ことを選択することである．
　インプラントを植立する場合の難易度を決定する要素の1つとして，"歯槽骨のボリューム"があげられる．そのこととまったく同様に，成人に対して矯正歯科治療を行う場合の難易度を決定する要素の1つとしても"歯槽骨のボリューム"をあげることができる．つまり，歯槽骨のレベルが高ければ，治療後に残る歯槽骨のレベルも高くなるからである．しかし，部分的な矯正歯科治療で用いる"挺出"や特殊なケースを除いて，治療

後の歯槽骨のレベルは，通常は，治療前と比較して高くなることはありえない．とてもよい結果を得たとしても，歯槽骨のレベルは同じ程度なのである．

　術前の歯槽骨の状態が "hopeless" な状態であれば，矯正歯科治療は行ってはならない．安易に治療をはじめてしまうと，術中，あるいは術後に，歯を失ってしまう結果になってしまう．

　そのような結果を招いてしまうと，患者としては，
①なぜこのような結果になったのか
②矯正歯科治療の診断が適切なものであったのかどうか
③当該患者に対して適切な治療方法が選択されたのかどうか
④術者が矯正歯科治療の技量と知識を持っていたのか
⑤このような結果を回避することができなかったのかどうか
などについて，弁護士を立てて質問してくるであろう．

　そして，術者に対して，補償をもとめて法的に争うことになる．あらかじめ予見できる危険は，避けることが賢明である．

　成人に対する矯正歯科治療は，学童期や青年期の治療とは異なり，
①顎骨の成長が見込まれない
②細胞活性が低下しているため，歯の移動に要する時間と，移動した歯が安定するまでに要する時間がかかる
③歯周病に罹患していることが多い
④補綴物が多く，矯正歯科治療後に補綴治療をやり直す必要がある
⑤欠損歯があり，歯を移動するための固定源が乏しい．そのために矯正歯科治療の計画も制限を受ける
⑥セメント質の修復機能が低下しており，歯根吸収を起こしやすい
⑦顎関節症の既往歴がある患者が多く，配慮が必要となる
⑧全身疾患の既往患者や薬物を服用していることがある
⑨仕事などによる時間的な制約があり，協力を得がたい場合がある
といった点があげられる．

　矯正歯科治療を専業とされている先生(矯正歯科医)たち(私を含めて)の多くは，他の分野の内容には "疎く"，一般歯科の常識でさえ知識として持ち合わせていない場合も見受けられる．また，一般歯科医のなかでも，矯正歯科治療を行っている先生は多く見受けられる．とりわけ，歯の移動にのみ気をとられて，歯周組織に対する問題意識を忘れてしまう場合も少なくない．

　本書は，成人に対して矯正歯科治療を行う上で，"しなくてはいけないこと" と "してはいけないこと" を明確にしてもらうことを目的にしており，どのようにすれば，イラストのような結果にしないですみ，患者も術者も満足する結果を導くことができるのかを学んでもらいたい．

間違った治療法を選択すると大変

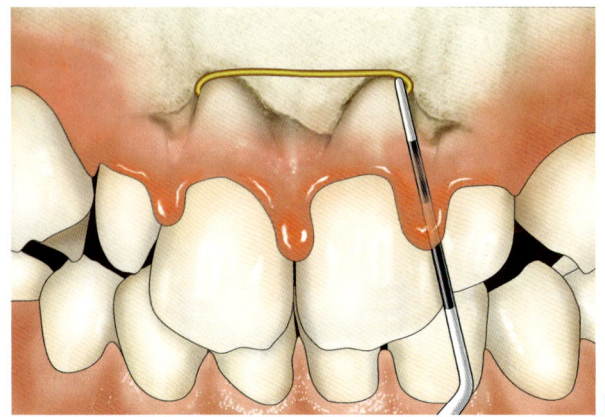

図2

図2は，上顎前歯部の正中離開を主訴に来院した患者に開業医がエラスティックを安易に上顎前歯にかけて正中離開の治療を行った．しかし，痛みがでて近隣の歯周病専門医に受診した．

ポケット深さは8 mmを示し，歯槽骨吸収と付着喪失が認められる．フラップ手術時にエラスティックが歯頸部に認められ，誤った治療法が原因で取り返しのつかない結果を起こしてしまった．

矯正歯科治療を行うと歯周組織に対して不可逆的な反応が生じることもある．そのため矯正歯科治療を行う歯科医師は，矯正歯科治療に関する正しい"知識と技術"を身につけるだけではなく，歯周組織，歯周病および歯周治療についても適切な知識と技術を有していなければならない．

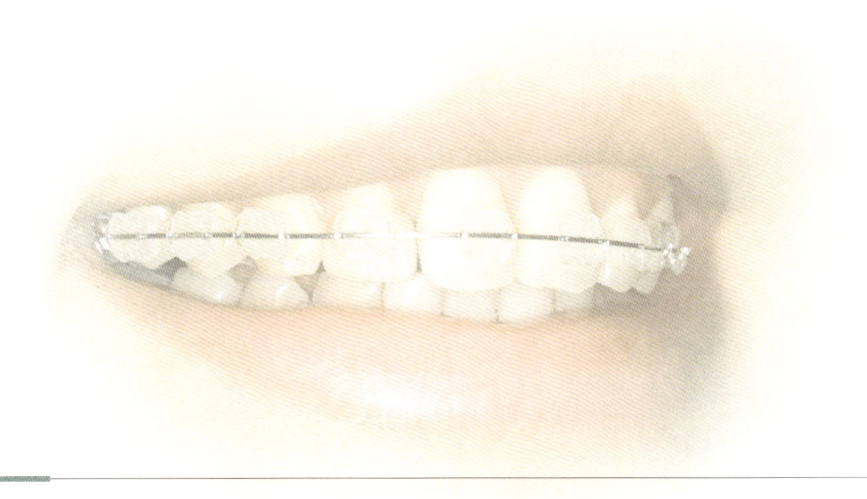

Chapter 2 成人矯正治療の流れ

1 初診から歯周 - 矯正治療完了までの流れ

保田　好隆

　成人の矯正歯科治療を希望する者に対する，治療の流れを図1に示す．

　患者が，矯正歯科治療を希望して，臨床検査に至るまでに，"初診時の相談"を必ず行う．問診を行う際に，"主訴"，"既往歴"，"家族歴"などを聞きながら，挙動や表情を観察しながら，患者の"動機"，"理解力"および"パーソナリティー"を少なからず把握しておかねばならない．また，矯正歯科治療を希望される成人患者の多くは，審美的な改善を望んでいるため，具体的にどのように改善されることを望んでいるのか注意深く聞いておく必要がある．

　その理由として，患者が希望されている対象が，歯科医師側が考える"治さなければならない対象"と異なる場合も多く，そのような場合，治療結果に患者の満足が得られない，あるいは治療を終えることができない（装置をはずせない）といった事態になってしまうことがあるからである．また，実現不可能な希望や期待を抱いている可能性もある．

　患者が精神・心理的な問題を抱えているかどうかを判断するうえでも，"初診時の相談"は重要である．もし，患者が精神・心理的な問題を抱えているのではないかと疑われる場合は，歯科医師が安易に判断するのではなく，患者の了解のもとに心療内科などの受診をすすめ，医科的に矯正歯科治療の可否を診断してもらうことが必要である．このような場合，医科との連携した治療が必要となるため，大学の付属病院などへの紹介が望ましい．

　検査終了後，当該患者に対して矯正歯科治療を行うことに対しての可否を診断しなければならない．検査結果のみならず，初診の相談時，および検査時における患者の言動も加味して評価しなければならない．大事なことは，**"治療を行わない"** という選択肢をもつことである．

　また，患者が金属アレルギーの既往歴があれば，使用する材料の制限がある．この場合も，矯正歯科を専門開業している医院や大学の付属病院などへの紹介が望ましい．治療前に判別できれば"幸い"であるが，治療途中で"治療を行うことができない"と判断された場合，多くの問題が生じる可能性があるからである．インフォームドコンセントの項で述べているが，矯正歯科治療は，患者と術者との間の取り決めが，状況の変化によって修正しなければならない，いわゆる不完備契約[1]であるとされている．そのため，患者と治療に関する"契約"を行う際に，

①患者がプラークコントロールに対して協力的でなく，歯肉炎や歯周炎の症状が鎮静化せず，進行し悪化している場合
②矯正歯科治療中に糖尿病やリウマチといった全身疾患が発病し，歯の移動や顎骨の離断などの処置が行えない場合
③転居や患者の社会的環境の変化などにより治療の継続ができない場合

などは，途中で治療を中断あるいは中止せざるを得ないことを説明し，理解してもらう必要がある．加えて，上記の内容について，書面を取り交わしておく必要があると考える．

　また，矯正歯科で専門開業されている場合に多くみられるように，自院にて歯周病の管理ができないと考える場合は，"かかりつけ医"，あるいは歯周病の治療や管理を信頼してまかすことができる歯科医院を紹介しなければならない．そして矯正歯科治療を行う歯科医師と歯周病の治療や管理を行う歯科医師とが，十分に連携をはかりながら，患者の管理をしていく必要がある．

　具体的には，4mm未満のポケットであれば，歯周治療後すぐに矯正歯科治療にとりかかっ

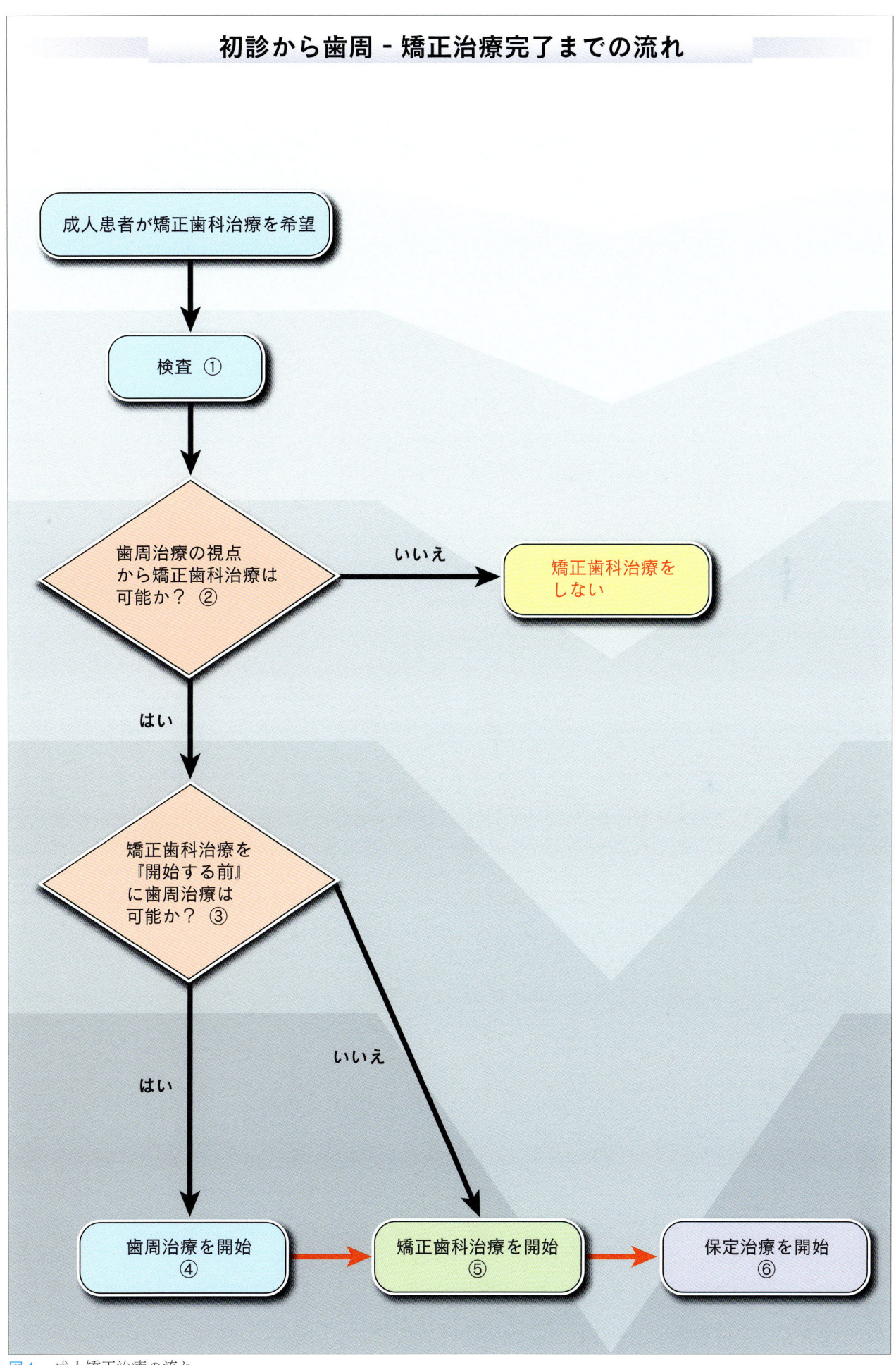

初診から歯周－矯正治療完了までの流れ

図1　成人矯正治療の流れ．

ても問題はない．しかし4mm以上のポケットであれば，歯肉縁下プラークがとりきれないため，歯周外科治療をまず行い，3か月ほど観察した後に矯正歯科治療をはじめるとよいと考える．

　動的治療が終了すると，新しい歯の位置を安定させるために咬合調整を行う必要がある．早期接触を起こしているポイントを除去し，側方や前方運動の障害となっている箇所があれば咬合調整によって改善を行う．歯が移動した後，3〜4か月の期間をかけて歯根膜の再組織化が生じることが報告されている．松井らは，健康な歯周組織を有していれば，いずれの歯も動的矯正歯科治療後6か月を経過すると"歯の動揺度"が減少することを報告している．また歯肉線維は反応が遅く，保定は少なくとも1年以上行う必要があることも報告[2]している．そのため矯正歯科治療後に歯周外科治療が必要な場合は，歯根膜の再組織化が行われた後に行う方がよい．

　また補綴治療に関しては，動的矯正歯科治療が終了して3〜6か月後に行うとよい．保定管理は，通常動的な矯正歯科治療後約2年間程度行うことが多い．そして矯正歯科治療が終了した後に，定期的に歯周病に関する管理を継続して行う必要がある．

参考文献

1. 高田健治：Elements of Orthodontics 高田の歯科矯正の学び方，わかる理論・治す技術．大阪：株式会社メデジットコーポレーション，2010；335-353．

2. 松井孝志，保田好隆，日高修，宮脇正一，高田健治：叢生が認められた一卵性双生児の治験例，保定中における歯の動揺度の評価．近東矯歯誌．2001；36(1)：144-151．

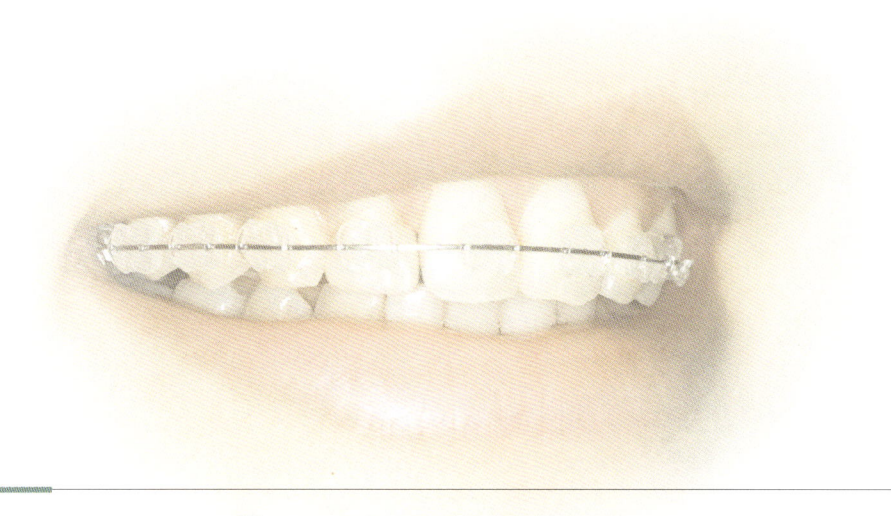

Chapter 3 歯周組織の基本

1 歯周組織を理解する

伊藤 公一

歯周組織とは

歯周組織とは，歯を顎骨に支持し，主に咬合機能を営むための組織で，歯肉，セメント質，歯根膜および歯槽骨から成り立っている[1]（表1）．

表1 歯周組織の発生由来と特徴[2]．

組織名		由来	特徴
歯	エナメル質	外胚葉	再生しない
	セメント質	歯小嚢	支持・添加・吸収
歯肉	上皮	外胚葉	保護・防御
	結合組織（固有層）	歯小嚢	歯・歯槽骨と結合
歯根膜		歯小嚢	支持・細胞形成・感覚 栄養供給・緩圧
歯槽骨	支持歯槽骨	中胚葉	支持・添加・吸収
	固有歯槽骨	歯小嚢	支持・添加・吸収

歯周治療を行ううえで，まず臨床的に正常な歯肉を十分理解することが大切である（図1）．臨床的には，歯周組織のうち歯肉のみ視診で確認できるが，それ以外の組織についてはエックス線写真で確認できる（図2）．歯と歯周組織との関係を下顎前歯部の唇舌断で示す（図3a, b）．

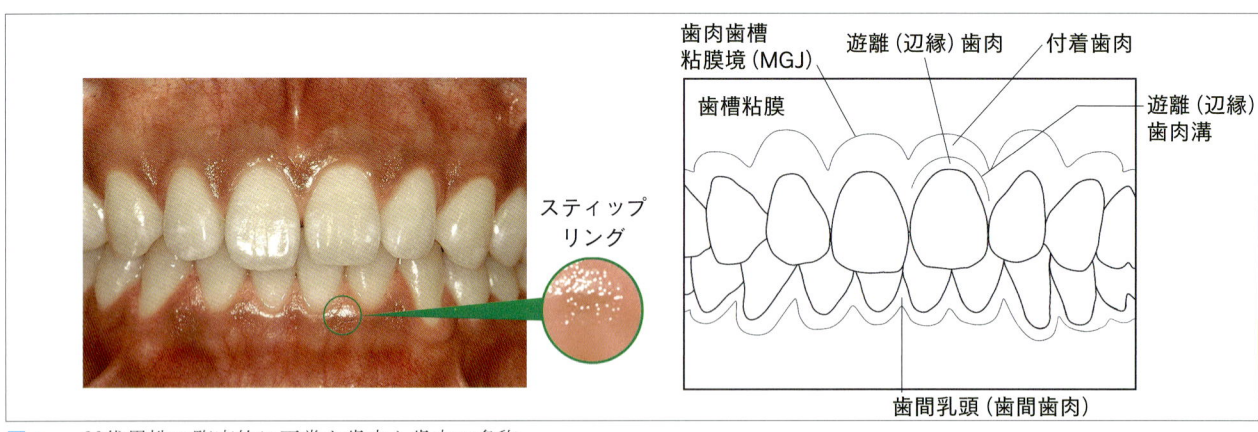

図1a 20代男性の臨床的に正常な歯肉と歯肉の名称．

Chapter 3／歯周組織の基本

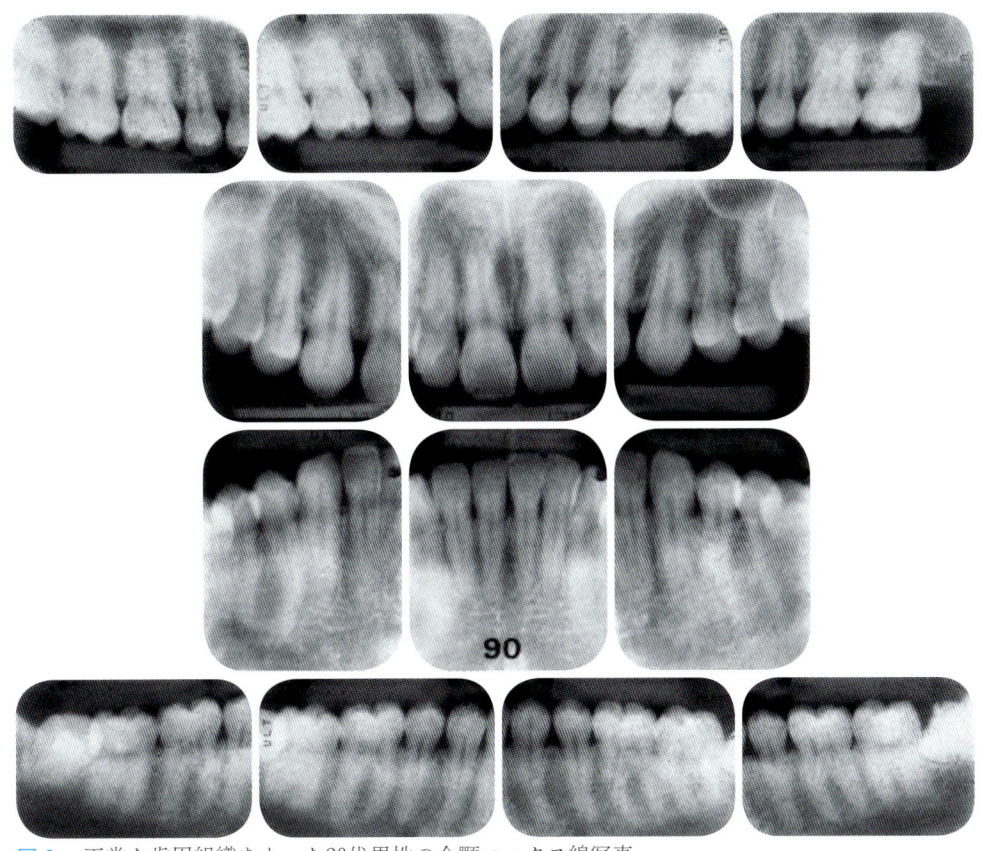

図 2 正常な歯周組織をもった20代男性の全顎エックス線写真.
　歯槽骨のレベルは，セメント-エナメル境(CEJ)から約1mm根尖方向に位置し，CEJを連続した仮想線とほぼ平行となる．歯根周囲に歯根膜腔が細い均一な黒線としてみえる．連続した硬固白線が著明で骨梁も密である．

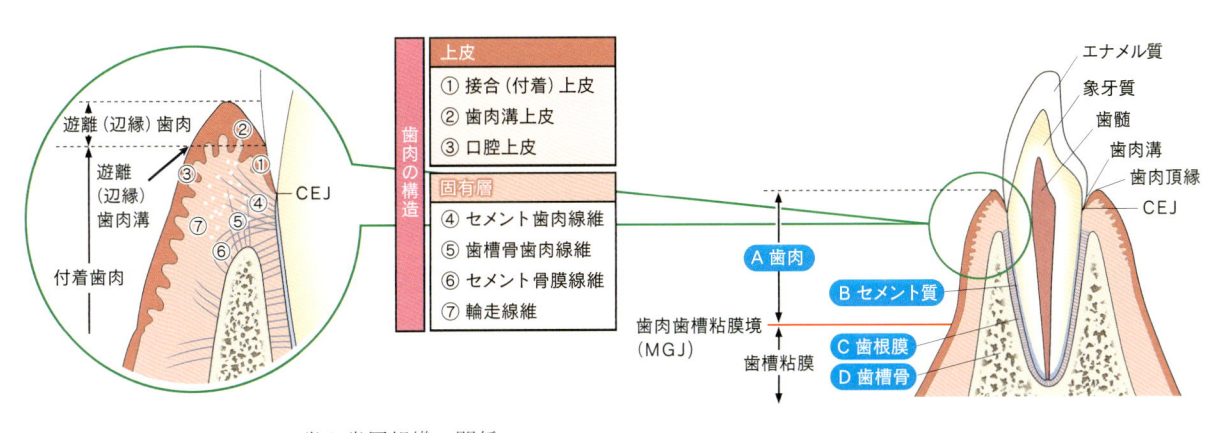

図3a　歯と歯周組織の関係.

歯 - 歯肉結合部と生物学的幅

図3b　歯 - 歯肉結合部と生物学的幅[3].
歯と歯周組織の付着（アタッチメント）様式は，上皮性付着（エナメル質と接合上皮）と結合組織性付着（セメント質と歯肉線維）であり，正常な場合の付着レベルはCEJ付近にある．この両付着の幅を生物学的幅と呼び，正常な場合も病的な場合もほぼ一定である．

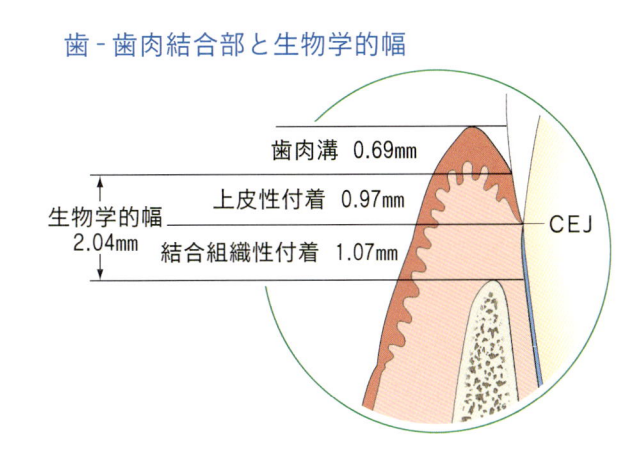

歯肉

歯肉は，上皮と結合組織(固有層)とに分けられ，前者は外胚葉から，後者は歯小嚢から誘導される．歯肉は，顎骨と歯槽突起を被覆し，歯頸部を取り巻く口腔粘膜の一種で，臨床的には辺縁(遊離)歯肉，歯間歯肉(乳頭)および付着歯肉に分けられる．歯肉は根尖で歯槽粘膜に移行し，その境界は比較的明瞭で，歯肉歯槽粘膜境(mucogingival junction；MGJ)と呼ばれる．歯槽粘膜は，口唇および頬へと移行する可動粘膜である．表2に付着歯肉と歯槽粘膜との鑑別点を示す[4]．

表2 付着歯肉と歯槽粘膜との鑑別点．

		付着歯肉	歯槽粘膜
臨床的	色	淡いピンク色	赤色
	硬度	硬い	柔らかい
	可動性	無	有
	スティップリング	有	無
組織学的	ヨード系薬剤による易染色性	無	有
	角化層	有	無
	結合組織	密	疎
	血管	少	多

辺縁歯肉

遊離歯肉とも呼ばれ，歯面には付着していない．辺縁歯肉溝によって付着歯肉と区別される．歯肉辺縁の外形は扇形で，歯面との移行部はナイフエッジ状である．

歯間歯肉

歯間乳頭とも呼ばれ，唇舌側からみるとシャープなピラミッド型をしており，歯間空隙を満たしている．この部にスティップリングというミカンの皮様の小窩がみられる．臼歯部の歯間歯肉は，唇頬側と舌口蓋側に2つの乳頭があり，中央が陥凹し，コル(鞍部)を形成しているため，不潔になりやすい(図4)．

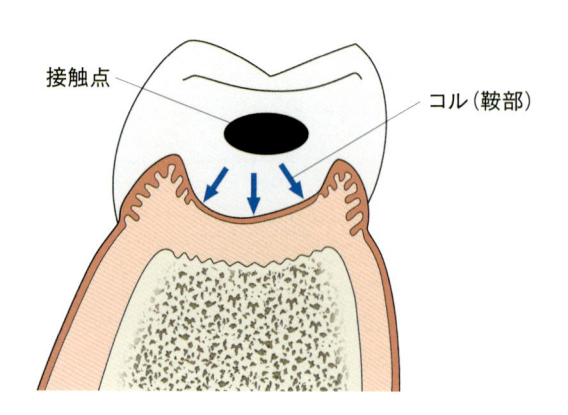

図4 歯間歯肉(歯間乳頭)．

付着歯肉

付着歯肉は，歯および歯槽骨と強固に結合し，硬く弾力があり，その表面にスティップリングが多数みられる．歯周組織の健康を維持するには，最低2mmの角化歯肉幅と1mmの付着歯肉幅が必要である．付着歯肉幅の平均値を表3に示す．

表3　平均付着歯肉幅[5]．

	研究者	人数	調査対象	付着歯肉の幅の平均値（単位：mm）						
上顎	遠藤，木下ら	32	日本人	4.0	4.4	3.2	3.0	4.0	3.6	4.6
	Ainamo, Löe ら	72	欧人	3.5	4.5	2.7	1.9	2.7	3.0	2.9
	Bower	120	米人	4.6	5.1	3.9	3.5	4.1	4.1	4.0
下顎	歯式			I_1	I_2	C	P_1	P_2	M_1	M_2
	Bower	120	米人	2.8	3.4	2.1	2.0	2.5	2.7	2.2
	Ainamo, Löe ら**	72	欧人	3.3	3.9	2.6	1.8	2.1	2.4	1.9
	遠藤，木下ら*	32	日本人	3.0	3.2	2.4	1.1	1.9	2.4	2.1

*歯肉溝が1.0以下のもの，**歯肉辺縁がエナメル質にあるもの

セメント質

セメント質は，歯小嚢から誘導され，歯根表面を被覆する硬組織で，歯と歯肉とを結合し，歯を支持している．セメント質の栄養は，歯根膜から供給される．

またセメント質は，セメント細胞を含まない無細胞（原生）セメント質と，セメント細胞を含む有細胞（二次）セメント質とに分けられる．前者は歯根象牙質の全表面を覆い，後者は，根尖部や根分岐部にみられる．

セメント質の厚さは，歯頸部で薄く（10〜20μm），根尖1/3や根分岐部で厚い（200μm）．セメント質に封入された歯根膜をシャーピー線維という．

セメント質とエナメル質との接合部をセメント‐エナメル境（cement-enamel junction；CEJ）呼ぶ．セメント質がエナメル質をわずかに被覆している様式が大部分を占め，ついでバットジョイント，象牙質が露出していることもある（図5）．

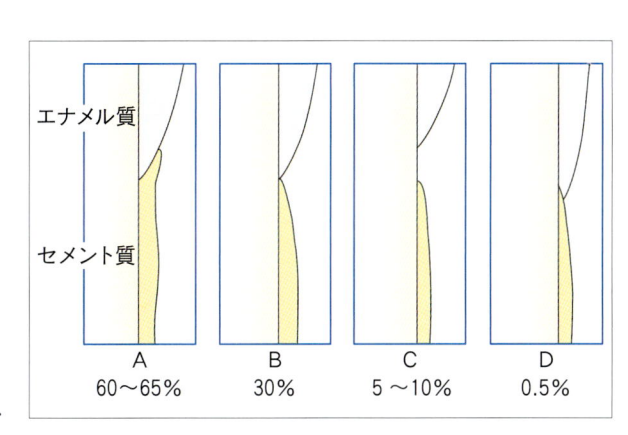

図5　CEJの接合様式[6]．
A 60〜65%　B 30%　C 5〜10%　D 0.5%

歯根膜

歯根膜は，歯小囊から誘導され，歯の支持，感覚(痛覚，圧覚，触覚)，栄養，恒常性の維持，再生などの機能を司る．歯根膜の大部分はコラーゲン線維で，弾性線維であるオキシタラン線維は少ない．歯根膜の幅は，200〜300μmで，歯槽骨頂部と根尖部で厚く，中央で狭い．機能に応じて変化し，機能が増すと増加し，機能が減少すると薄くなる．エックス線写真では，歯根膜線あるいは黒線という．

歯根膜の主線維(a〜e)の走行を図6に示す．

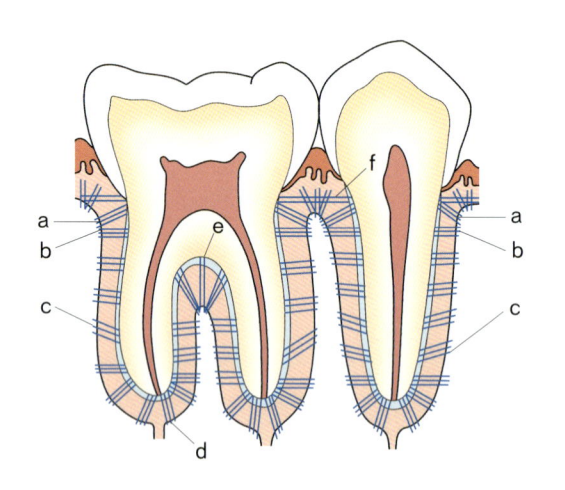

a：歯槽骨頂線維
b：水平線維
c：斜線維
d：根尖線維
e：根間線維
f：歯間水平線維
中隔横断線維とも呼ぶ．隣在歯同士の歯頸部セメント質を歯槽頂を越えて結合している．この線維が原因で矯正歯科治療によって移動された歯がリラップス(後戻り)するといわれている．

図6　歯根膜の主線維の走行．

歯槽骨

歯槽骨は，歯根膜を介して歯を支持している顎骨の歯槽突起の部分をいうが，顎骨との境界は不明瞭である．また歯槽骨は，固有歯槽骨と支持歯槽骨に大別され，支持歯槽骨はさらに緻密骨と海綿骨に分けられる(図7〜9)．固有歯槽骨は歯小囊から，支持歯槽骨は中胚葉から誘導される．歯根膜線維が封入されたシャーピー線維がみられる．エックス線写真では，固有歯槽骨を歯槽硬線(白線)という．また支持歯槽骨の海綿骨は，不規則な骨髄腔を有し，多様な骨梁構造を示す．

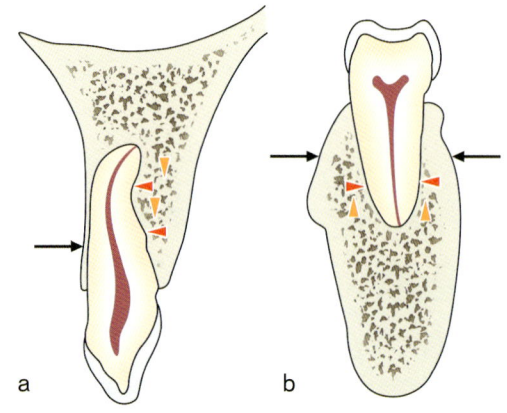

図7a　a 上顎切歯では，唇側の支持歯槽骨は薄く，海綿骨はみられない．緻密骨が直接固有歯槽骨と癒合している(黒→)．口蓋側では固有歯槽骨(▲)と緻密骨との間に海綿骨(▲)が認められる．b 下顎臼歯部では，支持歯槽骨と緻密骨との間に海綿骨が認められる．

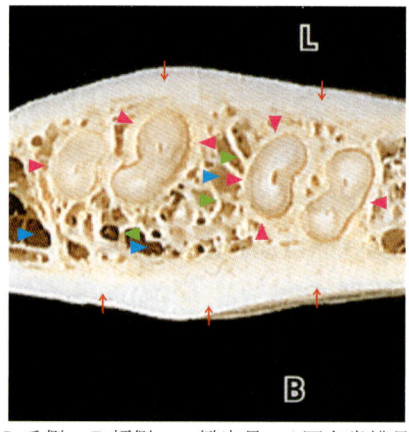

図7b　L舌側　B頬側　→緻密骨　▲固有歯槽骨　▲骨梁　▲骨髄腔

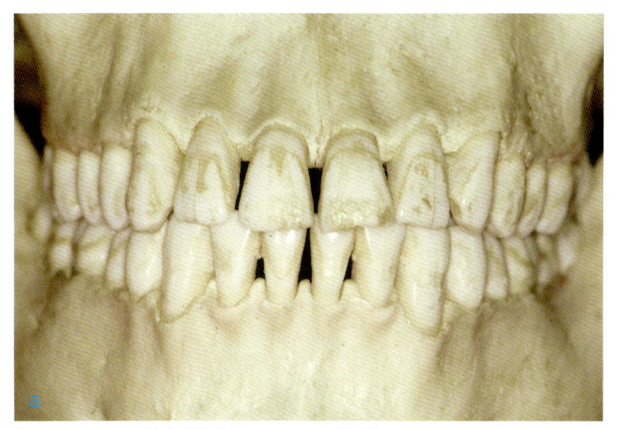

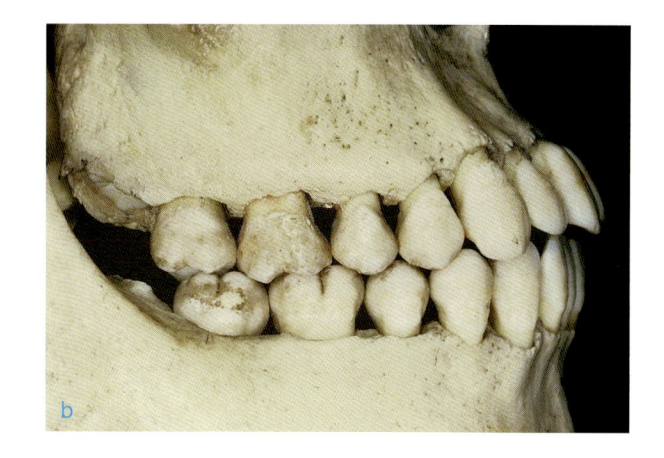

図8 a, b　正常な歯槽骨レベルと外形.
　正常な歯槽骨のレベルは，CEJ から約 1 mm 根尖側に位置する．歯槽骨の外形は，CEJ の外形に近似し，前歯部(a)では根尖方向に凸形であり，臼歯部(b)ではその凸形が緩やかとなり，平坦化する[7]．

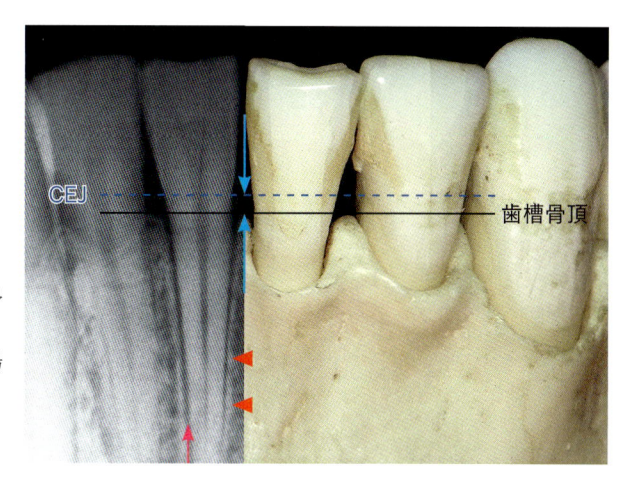

図9　エックス線写真上での正常な歯槽骨レベル.
　CEJ と歯槽骨頂間の距離は，正常な場合 2 mm 以内である．
◀固有歯槽骨
←歯根膜腔

参考文献

1. 鴨井久一，山田了，伊藤公一(編)：標準歯周病学．第4版．東京：医学書院，2005；7-19.
2. Ten Cate AR: Histlogy. Development, Structure and Function. St Louis: Mosby, 4th ed. 1994；276-312.
3. Gargiulo AW, Wentz FM, Orban B: Dimentions and relations of dentogingival junction in humans. J Periodontol. 1961；32(3)：261-267.
4. American Academy of Periodontology: Periodontal literature review. 1996．2．
5. 木下四郎(編)：最新歯周治療アトラス．東京：医歯薬出版，1983；64.
6. Hopewell-Smith A: Concerning human cementum. J Dent Res. 1920；2：59.
7. 江澤庸博：一からわかるクリニカルペリオドントロジー．東京：医歯薬出版，2001；47-51.

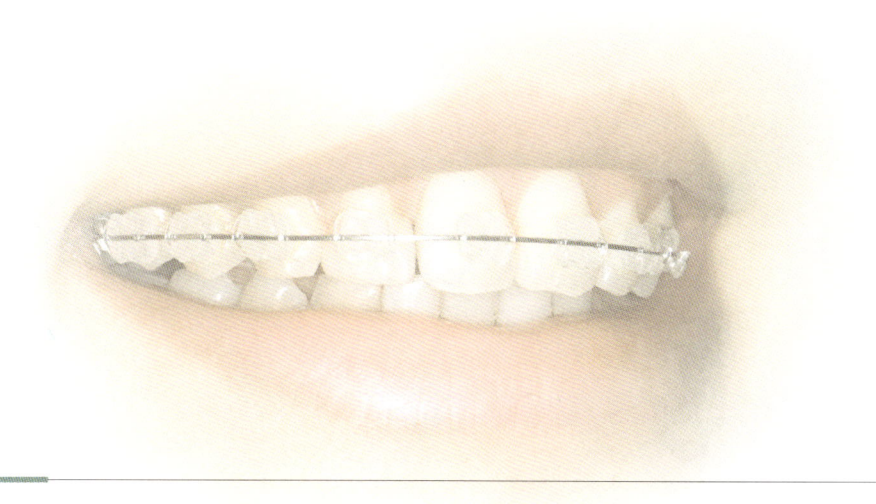

Chapter 4 患者の希望をかなえるために

1 歯周治療の視点

伊藤 公一

歯周治療を適切に行うために

　矯正歯科治療を希望する患者は，歯列不正，不正咬合および歯の病的移動を来院の動機や主訴としていることが多い．このような患者の口腔内をみると，歯周病の主原因であるプラークの付着ならびにその蓄積因子である歯石沈着，歯肉の形態異常およびポケット形成などがみられる．また，歯列不正や不正咬合があると咬合性外傷を引き起こすことが多く，さらにプラークコントロールが不良となり，歯周病の増悪因子あるいは修飾因子となっている可能性が大である(図1)．

　一方，正常歯列や咬合を有したヒトでも歯周病に罹患し，中等度から重度歯周炎に病変が進行すると歯の病的動揺や移動が生じ，咬合，咀嚼，発音および審美障害を伴うことが多い．さらに，舌圧迫癖や弄舌癖などの悪習癖がみられ，この悪習癖が歯列不正をさらに助長し悪化させる．したがって，中等度から重度歯周炎患者においては，炎症と外傷力をいかにコントロールするかが歯周治療の成否を左右することになるので歯周治療の基本を十分理解したうえで，矯正歯科治療を行わなければならない[1](図2)．

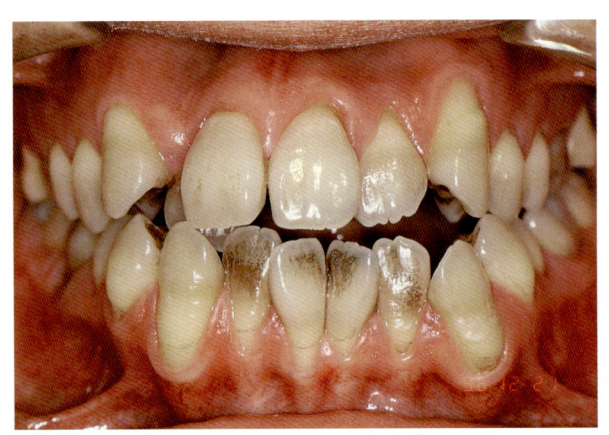

図1　歯周病の増悪因子のひとつである歯列不正．

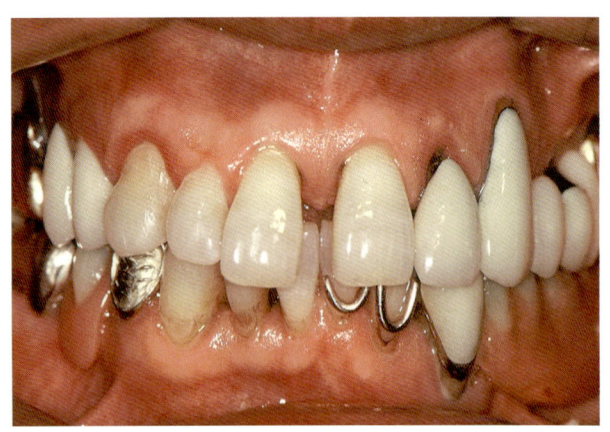

図2　歯周病による歯の病的移動．

　歯周病は，主因子であるプラーク中の細菌による感染症である．近年，細菌因子に加え疾患の発症や進行に影響を与えるさまざまな因子や生活習慣と歯周病との関連性が報告されている[2]．

　現在，歯周病のリスクファクターとして，
①細菌因子
②咬合因子
③生体因子
④環境因子
があげられる(図3)．

　歯周治療を適切に行うためには，患者の歯周病の病態を的確に検査，診断する必要がある．

Chapter 4／患者の希望をかなえるために

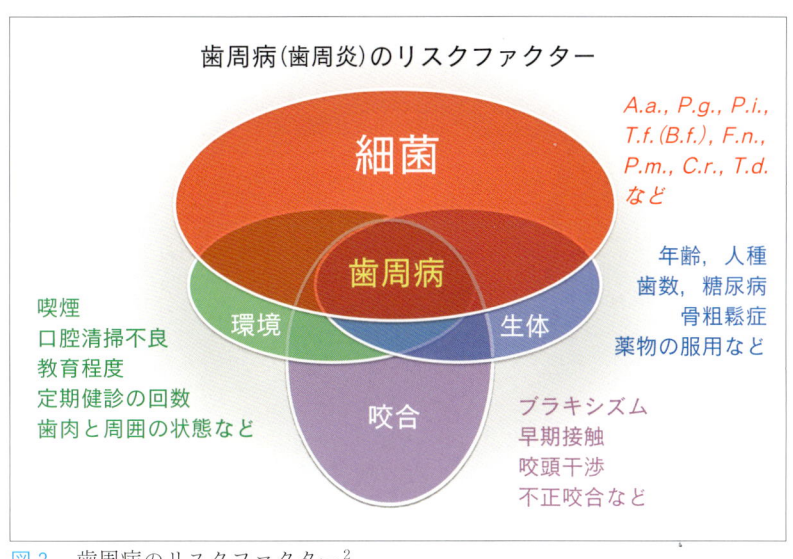

図3 歯周病のリスクファクター[2].

歯周組織検査

紙面の都合で本項に限り記述する[3]．一般的検査法は成書に譲る．

歯周組織の検査項目

プロービングポケットデプス

歯周プローブを使用して20〜25g程度の圧で，歯肉辺縁からポケット底部までの深さを測定する(図4)．ポケットが深くなるほど嫌気的となり歯周病原細菌が棲みやすい環境になる．

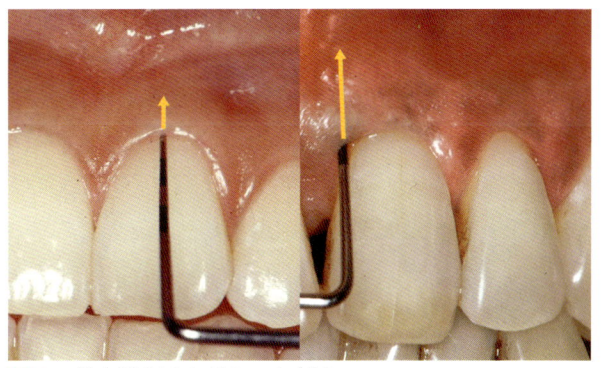

図4 歯肉溝(左)とポケット(右).

プロービング時の出血

プロービングの際に出血がある部位は，ポケット内壁や底部に炎症が存在することを意味している．歯肉に炎症が存在するとポケット上皮や結合組織が破壊され，プロービングによって上皮下の歯肉固有層[※1]の毛細血管が損傷されて出血する(図5)．

※1 **歯肉固有層**
歯肉は，上皮と結合組織で構成されている．上皮下結合組織は，歯肉固有層ともいわれ，大部分はコラーゲン線維で占められている．歯肉固有層は直接歯槽骨に連続しており，粘膜下組織がないため，可動することはない．

33

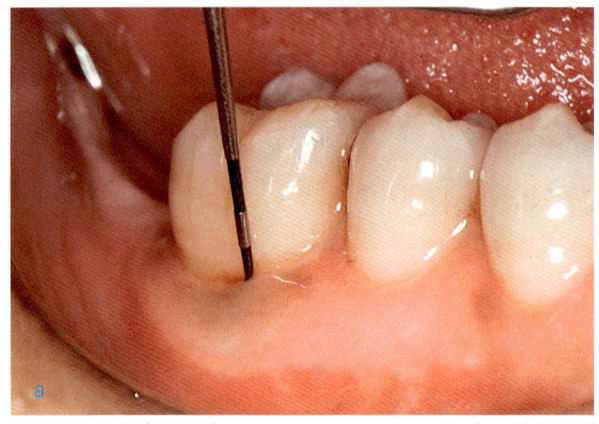

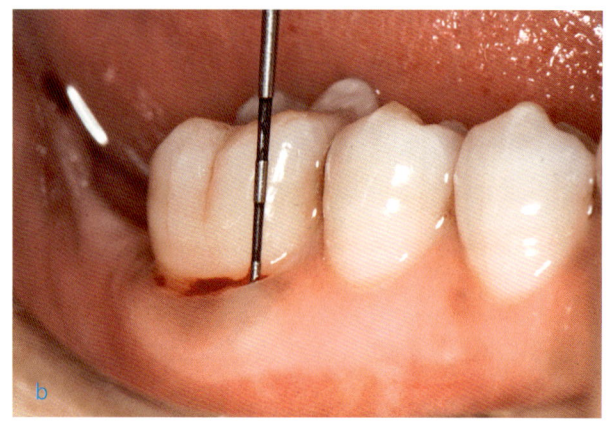

図5a, b　歯肉に炎症が存在するとポケット上皮や結合組織が破壊され，プロービングによって上皮下の歯肉固有層の毛細血管が損傷され出血する．

アタッチメントレベル

歯肉が歯に付着する位置であり，歯肉溝底部やポケット底部に相当する(図6)．正常な場合のアタッチメントレベルは，セメント-エナメル境(CEJ)にあるが，歯周炎になるとCEJから根尖側に移動する．すなわちアタッチメントが喪失する．このCEJから歯肉溝あるいはポケット底部までの距離を歯周プローブで測定する．アタッチメントレベルの測定は，歯周病の進行や改善の指標として用いられる(図7)．

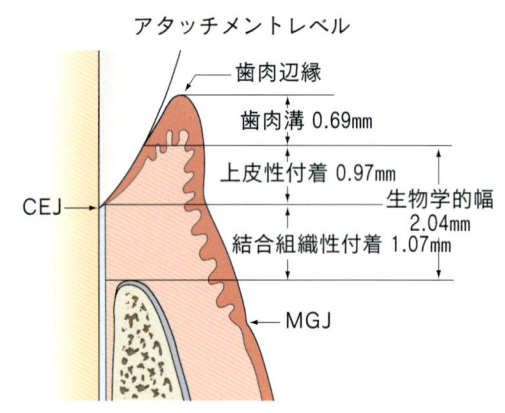

図6　アタッチメントレベル．

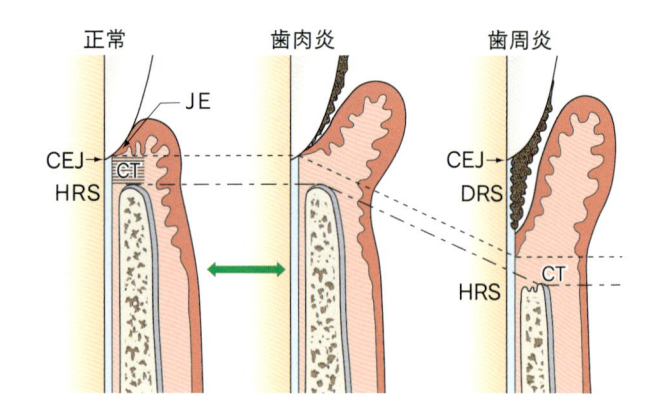

図7　歯周病とアタッチメントレベルの変化．
JE：上皮性付着
CT：結合組織性付着
HRS：健全歯根表面　　⇔　不可逆的
DRS：病的歯根表面

歯槽骨吸収の有無と型

エックス線写真上における正常な歯槽骨の位置は，両隣在歯のCEJを結んだ仮想線から2mm以内である．2mm以上根尖側に歯槽骨の位置がある場合を歯槽骨吸収ありとする．歯槽骨吸収がある場合で，両隣在歯のCEJを結んだ仮想線に対して，ほぼ平行に歯槽骨吸収が認められる場合を水平性骨吸収，角度のある斜めの歯槽骨吸収がある場合を垂直性吸収という(図8)．

歯槽骨吸収の有無は歯槽骨の破壊の程度を意味する．垂直性骨吸収は，咬合性外傷あるいは，歯周組織の急速な破壊や進行と関連する．

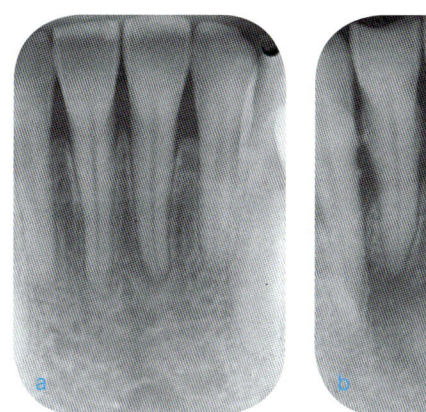

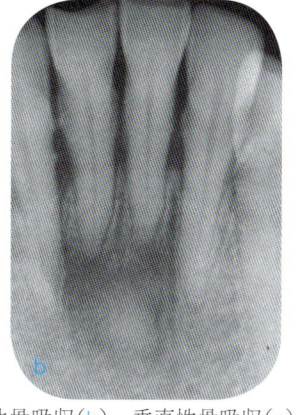

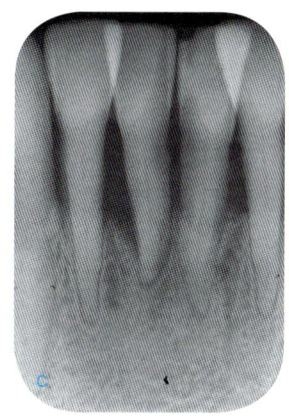

図8a〜c　正常像(a)，水平性骨吸収(b)，垂直性骨吸収(c).

根分岐部病変

歯周病や歯内病変によって多(複)根歯の根間中隔が破壊された病態である．根分岐部における歯槽骨の水平的破壊の程度を歯周プローブや根分岐部用プローブを用いて測定する（図9）．

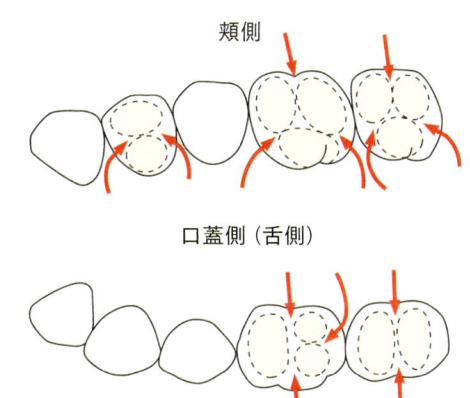

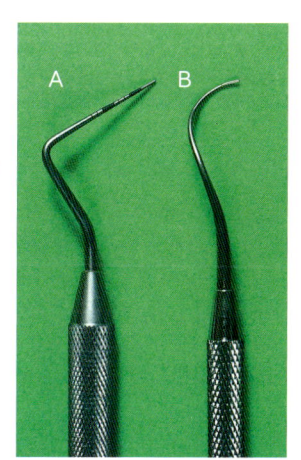

図9a　歯槽骨の水平的破壊の程度をプローブを用いて測定する．
A：歯周プローブ
B：根分岐部用プローブ

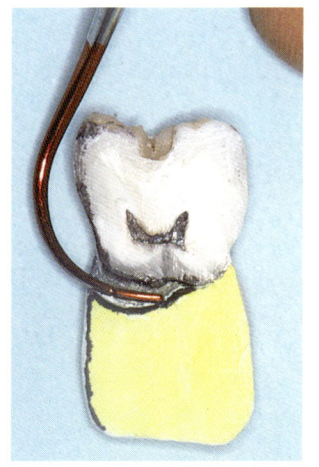

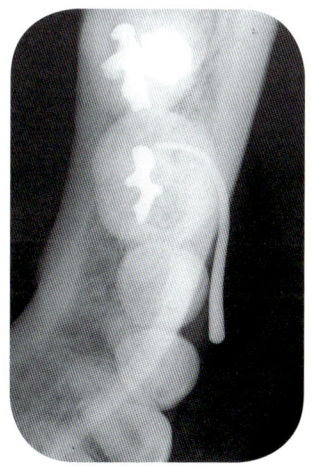

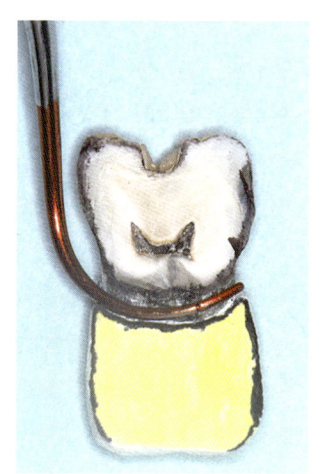

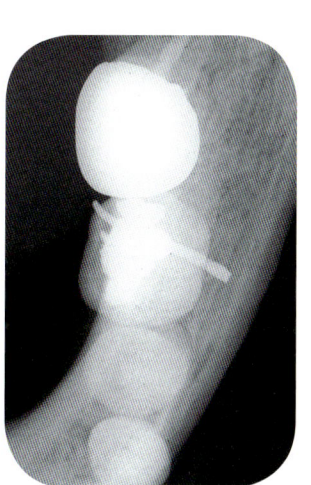

図9b　根分岐部病変2度と3度の診断とエックス線写真．

[Lindhe & Nyman の分類[4]]
1度：水平的な歯周組織破壊が歯の幅径の1/3未満のもの
2度：水平的な歯周組織破壊が歯の幅径の1/3を超えるが，根分岐部を歯周プローブが貫通しないもの
3度：完全な根分岐部の付着が破壊され，頬舌側的あるいは近遠心的に歯周プローブが貫通するもの

根分岐部病変は，歯周病，外傷性咬合，歯周‐歯内病変あるいは歯の解剖学的形態異常などとも関連する．

細菌因子の検査

プラークコントロールレコード(PCR)[5]

プラーク染色液を用いて歯肉縁上プラークを染色し，歯頸部歯面のプラーク付着の有無を測定する(図10)．

歯肉縁上プラークは，歯肉炎の主要な原因であり，歯肉縁下プラークの形成および歯周病原細菌と関係がある．

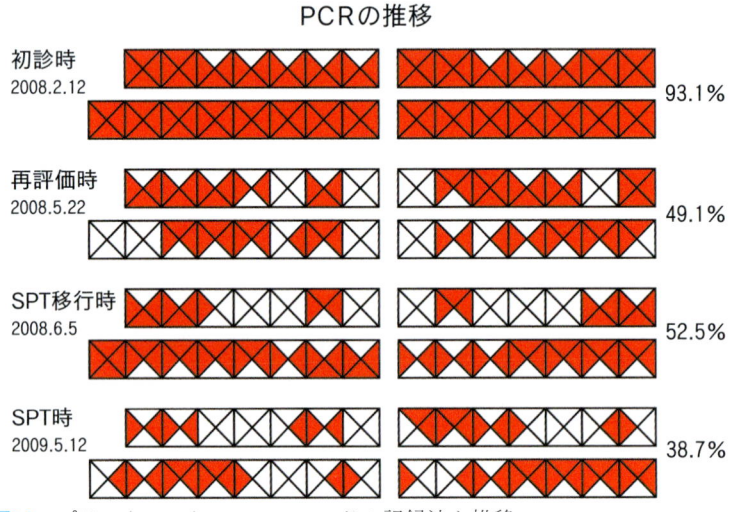

図10　プラークコントロールレコードの記録法と推移．

歯周病原細菌検査

歯肉縁下プラークや刺激唾液を用いて，歯周炎の発症と進行に関わる主要な歯周病原細菌(*Porphyromonas gingivalis, Tannerella forsythia*〈*fortythensis*〉*, Prevotella intermedia, Treponema denticola, Aggregatibacter*〈*Actinobacillus*〉*actinomycetemcomitans, Eikenella corrodens*)を調べる検査である．病原細菌核酸(DNA)定量法やポリメラーゼチェーンリアクション(PCR)法による検査がある(図11)．酵素法による定性細菌検査法もある．歯周治療における薬物治療の選択基準，歯周外科手術の必要性，治癒判定を決定するために検査項目として重要である．

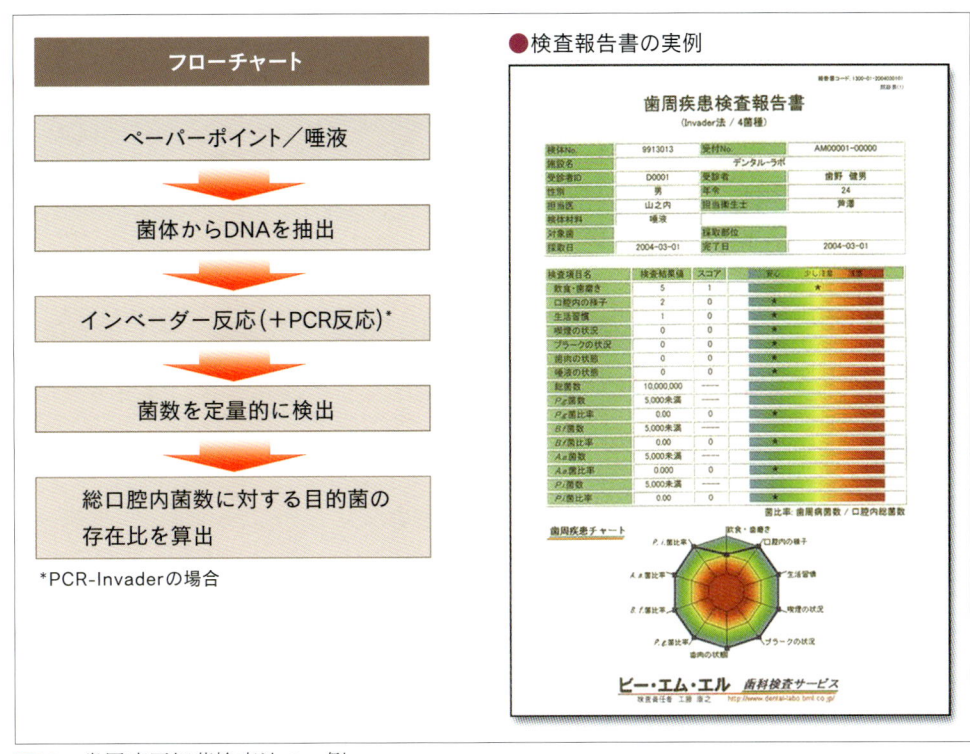

図11 歯周病原細菌検査法の一例.

歯周病原細菌に対する血清抗体価検査

肘正中静脈や指先を穿刺して採血し，その血清中の歯周病原細菌に対するIgG抗体価を酵素免疫測定(ELISA)法で測定する．歯周病原細菌に対する血清抗体価の上昇は，過去に細菌感染が生じていた，あるいは測定時にも感染していることを示す．また，歯周治療によって歯周病原細菌の減少に伴いIgG抗体価は減少するため，歯周治療による口腔内感染度を把握するための指標として活用できる．

咬合因子の検査

歯の動揺度

歯の動揺度は，歯槽骨吸収の程度と歯根膜の状態によって影響を受け，咬合性外傷や急性炎症の際には，とくに動揺が大となる．一般的にピンセットなどを用いて歯冠の動揺の程度や方向を測定する(図12)．

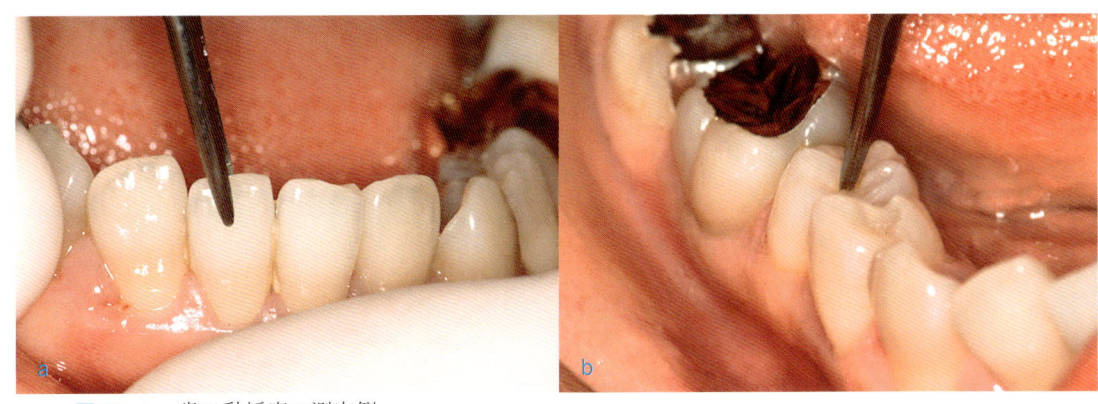

図12a, b　歯の動揺度の測定例.

［Millerの判定基準[6]］
0 ：生理的動揺0.2mm以内
1度：軽度，唇舌的に0.2〜1mm
2度：中等度，唇舌，近遠心的に1〜2mm
3度：高度，唇舌，近遠心的に2mm以上，または垂直方向の舞踏状動揺

［早期接触・咬合干渉］
　下顎の中心位，閉口運動や偏心運動時に特定の歯が他の歯よりも早期に接触したり，干渉される歯を検査する（図13）．

中心咬合位，正面観　　　　　　　　　　　前方運動時

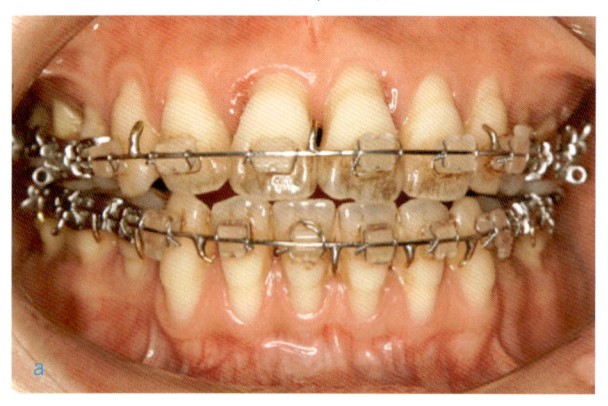

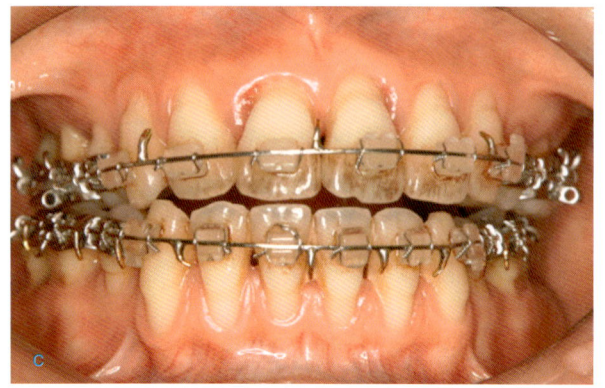

右側方運動時　　　　　　　　　　　左側方運動時

図13a〜d　下顎運動時の早期接触・咬合干渉の検査．

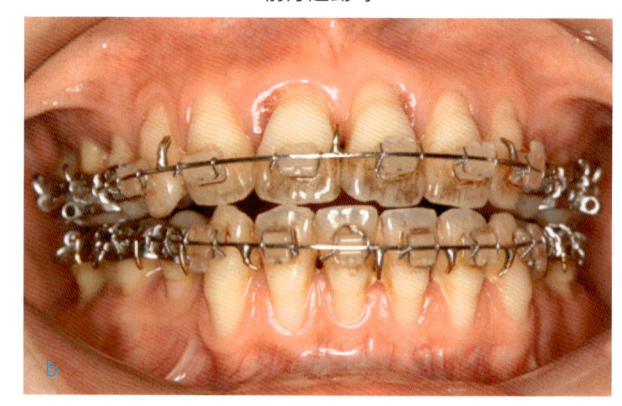

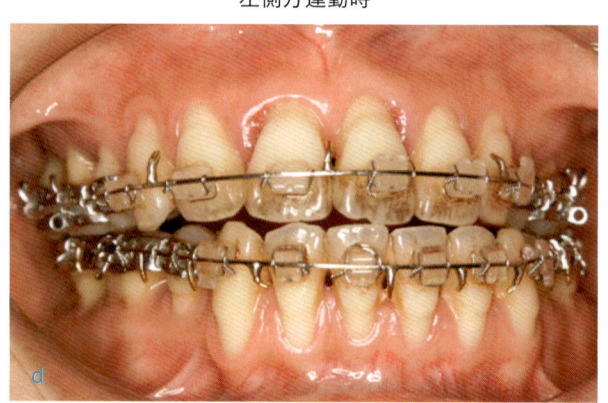

　中心咬合位や偏心運動時における早期接触や咬合干渉のみられる歯の軽微な振動（フレミタス）を歯面に指をあて触診する（図14）．

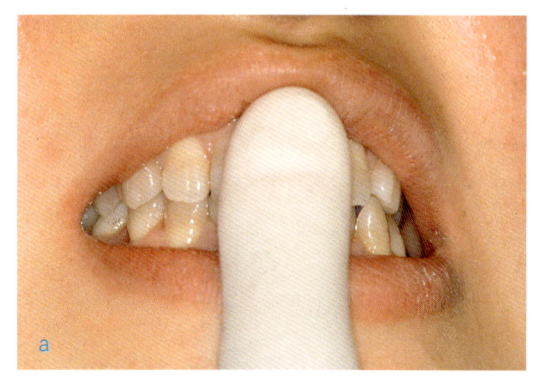

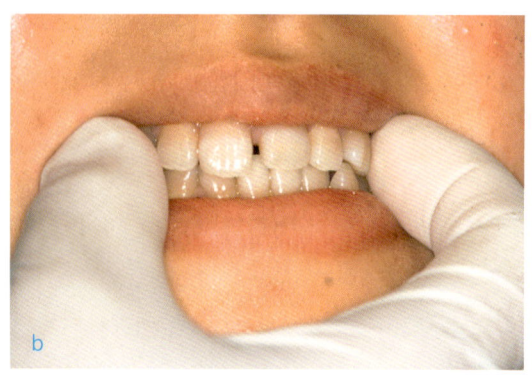

図14a, b　フレミタスの触診．

ブラキシズム

医療面接で本人ならびに同居する家族などからブラキシズムの有無を聴取する．また，過度な咬耗や広範囲な異常咬耗はブラキシズムを行っている可能性が高い．また，頬圧痕や舌圧痕もブラキシズムの既往を示すことがある（図15）．

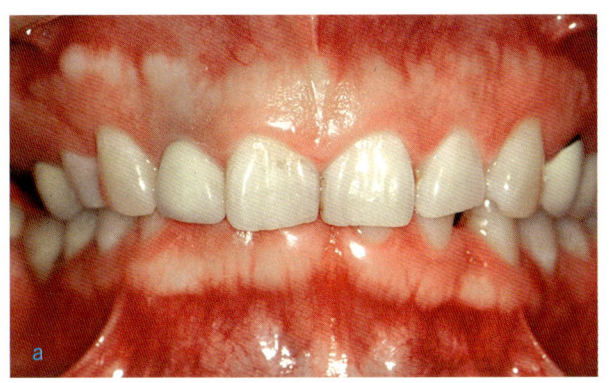

図15a, b　下顎前歯の過度な咬耗を呈するブラキシズム患者．

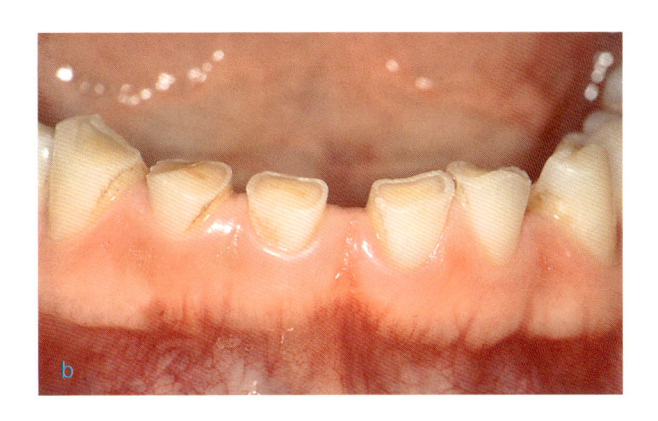

その他の検査

歯周病の発症と進行に関わる全身疾患の有無

歯周病の発症と進行に関与する全身疾患である糖尿病，心臓血管疾患，誤嚥性肺炎，早産・低体重児出産，骨粗鬆症，自己免疫疾患，白血病などの既往や現況．

喫煙の有無

喫煙は歯周病の主要なリスクファクターであり，喫煙者は非喫煙者に比較し，歯周病の罹患率が2～9倍高い．

ストレスの有無

ストレスの原因は，生物学的，社会的，物理化学的に分類され，個人の感受性が著しく異なる．ストレスと歯周病の関係については，いまだ十分に証明されていない．

診断

上記の検査を行った結果，歯周病の原因が，①細菌因子（プラーク）によるものか，②咬合（外傷性咬合）因子によるものか，③その他のリスクファクター（生体因子および環境因子）の影響によるものかについて把握し，以下のように診断する[3]．

細菌因子によるもの

プラーク性歯肉炎

プラークにより生じ，アタッチメントロス[※2]および歯槽骨吸収がなく，歯肉に限局した炎症である（図16）．歯肉炎は歯周炎に移行することが多いが，すべての歯肉炎が歯周炎に移行するとは限らない．歯周炎への移行は，関与する歯周病原細菌，生体防御機能および歯周炎感受性の差異によると考えられている．

※2　アタッチメントロス

歯に付着する上皮組織および結合組織（アタッチメント）の喪失することをアタッチメントロス（付着喪失）という．炎症などによってアタッチメントが喪失し，そのレベルがセメント-エナメル境より根尖方向に移動すること．

1　歯周治療の視点

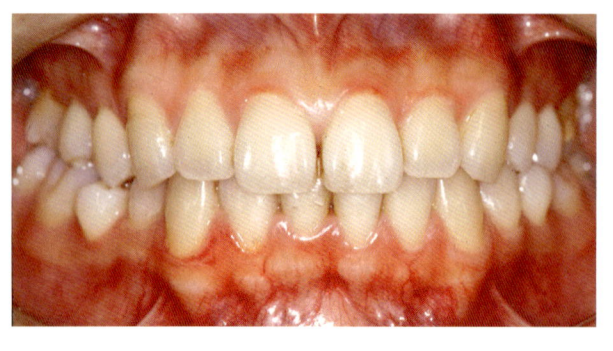

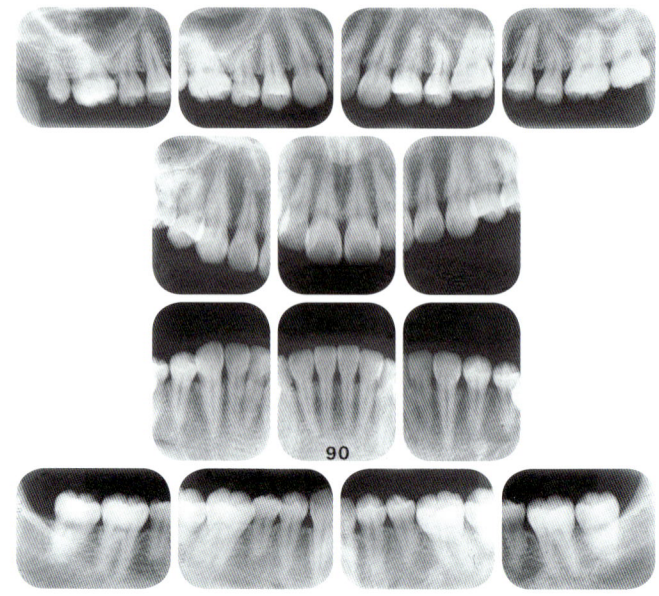

図16a, b　プラーク性歯肉炎.

局所のプラークが単独あるいは主体となって歯肉炎が生じていれば，プラーク性歯肉炎と診断する．

慢性歯周炎

　　プラーク中の歯周病原細菌により生じ，アタッチメントロスおよび歯槽骨吸収を伴う慢性炎症性疾患．発症年齢は35歳以降であることが多く，歯周組織の破壊は緩徐である(図17)．

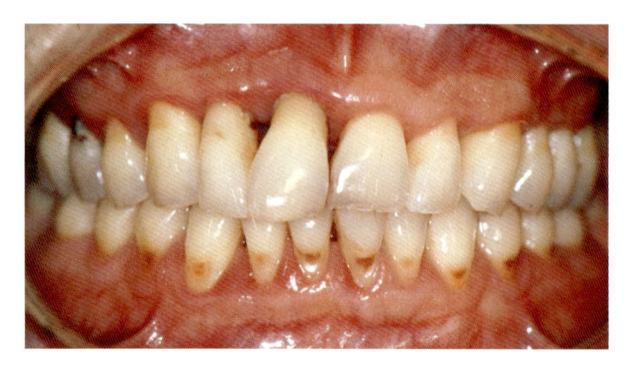

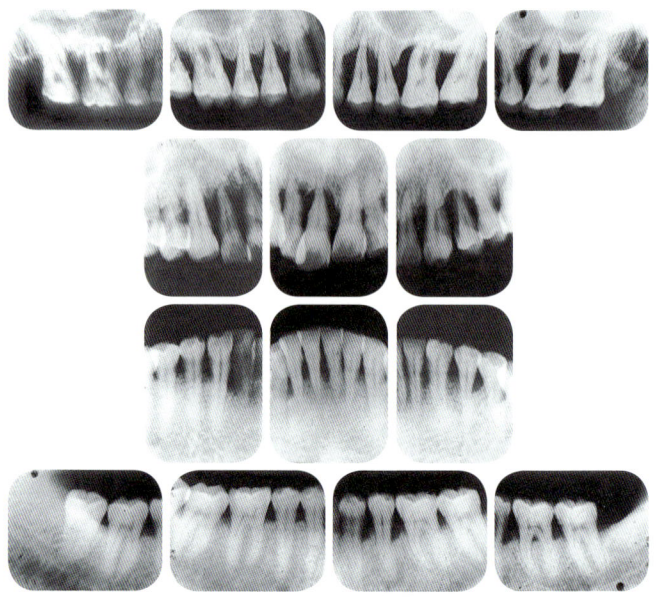

図17a, b　慢性歯周炎．

［1歯単位の診断基準］
軽度歯周炎
　　プロービングポケットデプス(退縮があるときはアタッチメントレベルを使用)が3 mm以下，歯槽骨吸収の程度が歯根長の1/3以下(BL[※3]30％未満)，根分岐部病変がないもの．

※3　**骨レベル(bone level；BL)**
　　34頁の"歯槽骨吸収の有無と型"参照．

中等度歯周炎
　プロービングポケットデプスが4〜6mm，歯槽骨吸収の程度が歯根長の1/3〜1/2以下（BL30〜50％），根分岐部病変があり，動揺のあるもの．

重度歯周炎
　プロービングポケットデプスが7mm以上，歯槽骨吸収の程度が歯根長の1/2以上（BL51％以上），根分岐部病変が2度以上，動揺度2度以上のもの．

[診断上の原則]
・歯肉炎罹患歯と歯周炎罹患歯とが混在している場合は，歯周炎と診断する．
・軽度，中等度および重度の歯周炎罹患歯が混在している場合は，最も重症な歯を基準として診断する．あるいは罹患歯数の最も多い病名とする．
・7歯以下（全部位の30％未満）に局在しているものを限局型とし，8歯以上（全部位の30％以上）を広汎型とする．

侵襲性歯周炎

　歯周炎であることを除いては全身的に健康であるが，急速な歯周組織破壊や家族内発症を認めることを特徴とする歯周炎である．一般的にプラーク付着量は少なく，10〜30歳代で発症することが多い（図18）．患者によっては *A.a.* や *P.g.* の比率が多く，生体防御機能や免疫応答の異常が認められることがある．

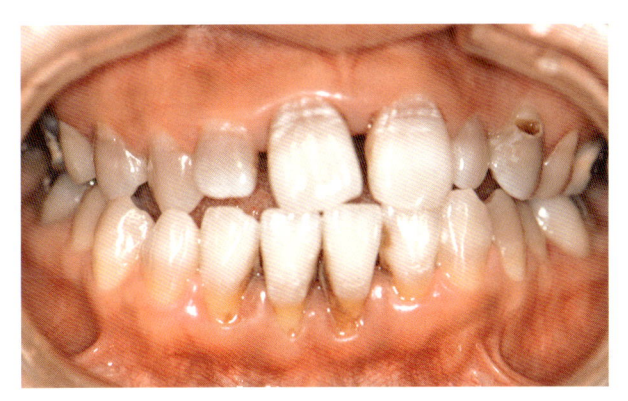

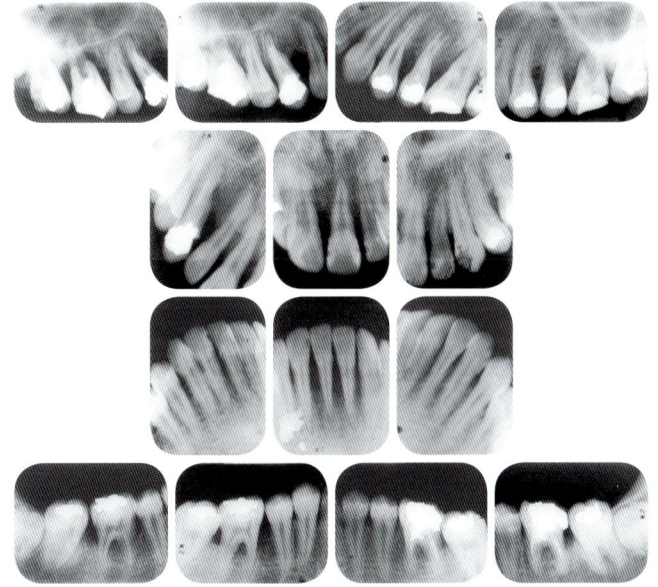

図18a, b　侵襲性歯周炎．

　全身疾患がないか，家族内発症がないかを確認し，年齢に比較して歯周組織の破壊が急速である場合は侵襲性歯周炎と診断する．なお，慢性歯周炎と同様に7歯以下（全部位の30％未満）に局在しているものを限局型とし，8歯以上（全部位の30％以上）を広汎型とする．
　侵襲性歯周炎の罹患率は0.05〜0.1％であるが，一般の歯周治療では難治性を示すことがあるので，歯周病専門医に紹介するのが第一選択である．原因は，*A.a.* などの歯周病原細菌の関与，生体防御機能の低下，歯周炎感受性遺伝子の関与などが考えられている．

咬合によるもの

咬合力によって生じる深部歯周組織(セメント質, 歯根膜, 歯槽骨)の傷害である. 外傷性咬合が認められる歯において動揺度が1度以上で, かつエックス線所見で歯槽骨辺縁部の歯根膜腔の拡大や垂直性骨吸収が認められる歯は咬合性外傷と診断する. 咬合性外傷は1歯単位の診断名である(図19).

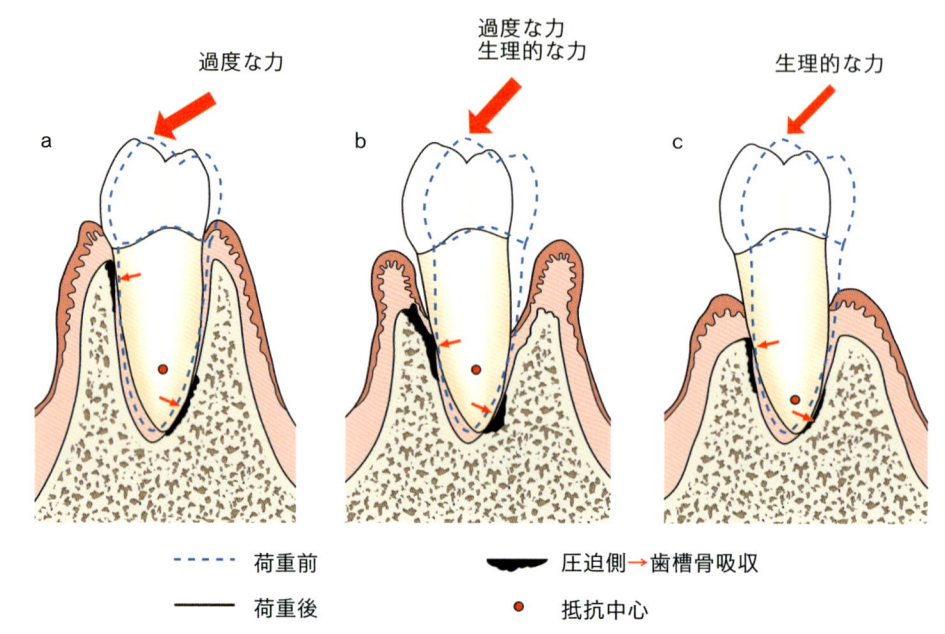

図19 咬合性外傷.

a. 1次性咬合性外傷
　健全な歯周組織に過度な咬合力が加わり生じたもの.

b. 2次性咬合性外傷
　歯周炎による歯周組織破壊のある歯に過度あるいは生理的な咬合力が加わって生じたもの. 歯周組織破壊は急速に進行する.

c. 2次性咬合性外傷
　歯周炎治療後, 炎症は消退しても支持組織の位置は変化しないことが多く, この歯に生理的な力が加わって生じたもの.

その他のリスクファクターによるもの

口腔以外の疾患が関連した歯周炎

白血病, 糖尿病, 心臓疾患, 骨粗鬆症, AIDS, 後天性好中球減少症などの口腔以外の疾患に歯周炎が認められるもの.

遺伝疾患に伴う歯周炎

急速な歯周組織破壊とともに重篤な全身症状が認められる. とくに, 家族性周期性好中

球減少症，Down症候群，白血球接着能不全症[※4]，Papillon-Lefévre症候群[※5]，Chédiak-Higashi症候群[※6]，組織球症候群[※7]，小児遺伝性無顆粒球減少症[※8]，グリコーゲン代謝疾患，Cohen症候群[※9]，Ehlers-Danlos症候群[※10]，低アルカリホスファターゼ血症などが関連することが報告されている．

喫煙関連歯周炎

喫煙者に認められる歯周炎．タバコ臭や歯肉の黒色変化，出血部位が少ないなどの特徴がある．

その他のリスクファクターが関連する歯周炎

ストレス，飲酒，肥満などの因子との関連性が報告されているが，まだ十分に証明されているとはいえない．

予後判定と症例分析

予後判定

予後とは，ある病気に罹ったとき，その後どのような経過，あるいは終末をたどるのかを学問的に予測することである．治療結果あるいは経過とは異なる．予後は，病気の原因とそれに対する個体の反応，治療方法などが関連して決定される．近年，コンピュータを応用した統計処理法の進歩から，病気に対する科学的根拠に基づいた経過や予後，さらに予後を規定する因子やリスク因子などに関する報告が多くみられるようになったが，歯周病のように多因子が発症に関わる病気，原因が不明な病気や根治療法が定まらない病気も多数あることから予後判定は困難であることが多い[7]（表1〜3）．

※4　白血球接着不全症
白血球接着不全症は白血球粘着異常症ともいわれ，常染色体劣性遺伝と考えられている．白血球の細胞膜にあるβ2インテグリン接着分子の欠損症である．好中球や単球などの走化能や貪食能が低下し易感染性となる．臨床症状は，好中球異常を主体として，臍帯脱落遅延，重症皮膚感染，創傷治癒不全，持続性の歯肉炎を特徴とする．

※5　Papillon-Lefèvre症候群
パピヨン・ルフェーブル症候群は，手掌，足蹠角化症と重度歯周病による歯の脱落を主徴とする疾患で，常染色体劣性遺伝と考えられている．乳歯萌出直後より歯周病を発症し，歯槽骨の高度の吸収により，歯の動揺，脱落を生じる．永久歯も萌出するが，同様の結果となり，無歯顎となることが多い．

※6　Chédiak-Higashi症候群
チェディアック・ヒガシ症候群は，常染色体劣性遺伝と考えられており，細胞内顆粒タンパク質の輸送障害によって好中球の殺菌能が低下し，易感染性を呈する．他の症状としては部分的白子が認められる．好中球機能の低下により，歯周炎の際には歯周組織の高度な破壊がみられる．

※7　組織球症候群
好酸球性肉芽腫，Hand-Schüller-Christian病，Letter-Siwe病の3疾患は，Langerhans細胞（組織球histiocyte）の浸潤・増殖を共通の組織学的特徴とすることからhistiocytosis Xと呼ばれてきた．ランゲルハンス細胞の増殖を特徴とする病変は，骨，皮膚，脳，肺などを含む体のどの部位にも生じる．

※8　小児遺伝性顆粒球減少症
末梢白血球の減少，とくに顆粒球の大部分または全部の消失を起こす疾患を顆粒球減少症あるいは無顆粒球症といい，感染を起こしやすいことを特徴とする．小児遺伝性顆粒球減少症は本態性顆粒球減少症のひとつであり，その原因はまだ不明であるが，免疫抗体が関与していると考えられている．

※9　Cohen症候群
コーエン症候群は，肥満，知能障害，筋緊張低下，特徴的顔貌を呈する症候群である．常染色体劣性遺伝と考えられ，網膜異常，近視，四肢の関節や骨の異常も認められる．幼児期に発症し，低身長である．

※10　Ehlers-Danlos症候群
エーラス-ダンロス症候群は，常染色体優性の稀な遺伝性結合組織疾患群である．皮膚の過伸展と脆弱性，関節の過剰可動性，出血傾向を特徴とする．10種類以上の亜型に分類され，Ⅷ型で高度歯周病が生じ，20歳代で無歯顎となることが多い．

表1　予後規定因子.
①病変の広がりと程度
②原因因子の把握・除去の可能性
③治療方法の選択
④術者の技量
⑤患者の理解・協力度
⑥組織の抵抗力
⑦年齢

表2　抜歯判定基準.
①歯周治療的基準
　再発性歯周膿瘍，歯周‐歯内病変，根尖に達するアタッチメントロス
②歯内治療的基準
　歯根の根尖側1/2における穿孔，除去不可能なポストとコアの存在する根尖周囲の病変
③歯科的基準
　歯根の破折，根管に達するう蝕病変
④機能性的基準
　歯周炎／う蝕を伴う対合歯のない第三大臼歯

表3　予後の疑わしい歯の基準.
①歯周治療的基準
　根分岐部病変，垂直性骨欠損，歯根長の2/3以上の水平性骨吸収
②歯内治療的基準
　不完全な根管治療，歯根尖周囲の病変，大きなポスト／スクリューの存在
③歯科的基準
　広範な歯根う蝕

　これらの予後の疑わしい歯については，その原因となっている因子を除去する努力は必要であるが，長期的または全顎的な予後を考慮して，診断を下さなければならない．

症例分析

　来院患者の主訴，動機や問題点が多様性を示すことと合わせて，それぞれの患者の歯周病の原因および進行度も多様であることを理解する必要がある．来院患者の歯周病が，何が原因で起こっているのかを分析し，病態を把握することは，歯周治療計画を立案し，歯周治療方針を決定するうえできわめて重要となる．

　これまでの医師・歯科医師の任務は「患者の病気を診断し，治療すること」と考えられてきたため，科学としての医学と技術としての治療術の開発・普及に主目的とし，患者の心理的背景や社会的諸問題を軽視あるいは無視する傾向にあった．すなわち，医師主導型あるいは病気中心型システム(doctor or disease oriented system：DOS)で医療を行ってきたが，限界と危険性が指摘されている．

　このDOSに対して患者主導型あるいは問題志向型システム(patient or problem oriented system：POS)が実践されるようになってきた(表4)．すなわち，患者はさまざまな問題点を有しているので，何が最も重要な問題点であるのかを明らかにし，それを解決しようと

するPOSに準じて症例分析を行うとよい．すなわち，①問題の発見，②問題点の明確化，③情報の収集，④計画の立案，⑤結果の評価などの作業段階をたどる問題解決の科学的方法である[8]．

担当症例に関する診査データをもとに，いろいろな立場や角度から意見交換できるスタッフミーティングや，カンファレンスが歯科診療所や勤務先にあると，参加・発言・討論を通しての能動的学習が可能となる．また，具体的な症例に対して異なる立場や経験豊富な先輩の考え方に接することができる．

表4　DOSとPOS(医療と医学教育における過去と現在)．

DOS(過去) (D-Oriented System) D　中心主義		POS(現在) (P-Oriented System) P　中心主義	
doctor	医師	patient people	患者 国民
disease	疾患	problem psychology psychosocial psychosomatic	問題 心理 心理社会 心理医療
discipline	専門	person	全人医療
diagnosis drug	診断 薬づけ	primary care prevention	プライマリケア 予防医療
didactics	講義	practice program	実習 プログラム学習
department	講座	project	共同研究

歯周治療計画

歯周病は，原因因子や病変の進行度を例にとってみても多様性を示すので，以下に示す歯周治療の目的を念頭におき，個々のケースに見合った合理的かつ系統的な歯周治療が行えるような治療計画を立案すべきである[3]（表5）．

表5　歯周治療の目的．
①原因因子および病変の除去
②病変の進行停止
③治癒促進
④口腔機能の回復
⑤組織抵抗力の増強
⑥改善された歯周環境の維持・増進
⑦初発・再発の防止

歯周治療計画は，診断結果に基づき患者に必要な治療や予後を推定し，さらに患者の主訴，希望や術者の技量などを総合して，患者に最も見合った治療内容や治療順序を立案する．歯周治療計画が決定したら，患者に歯周病とは，歯周病治療の内容などの説明を十分に行うことが大切である．歯周治療計画は，歯周病の重症度によって異なるが，歯周治療の基本体系は以下のとおりである（図20）．

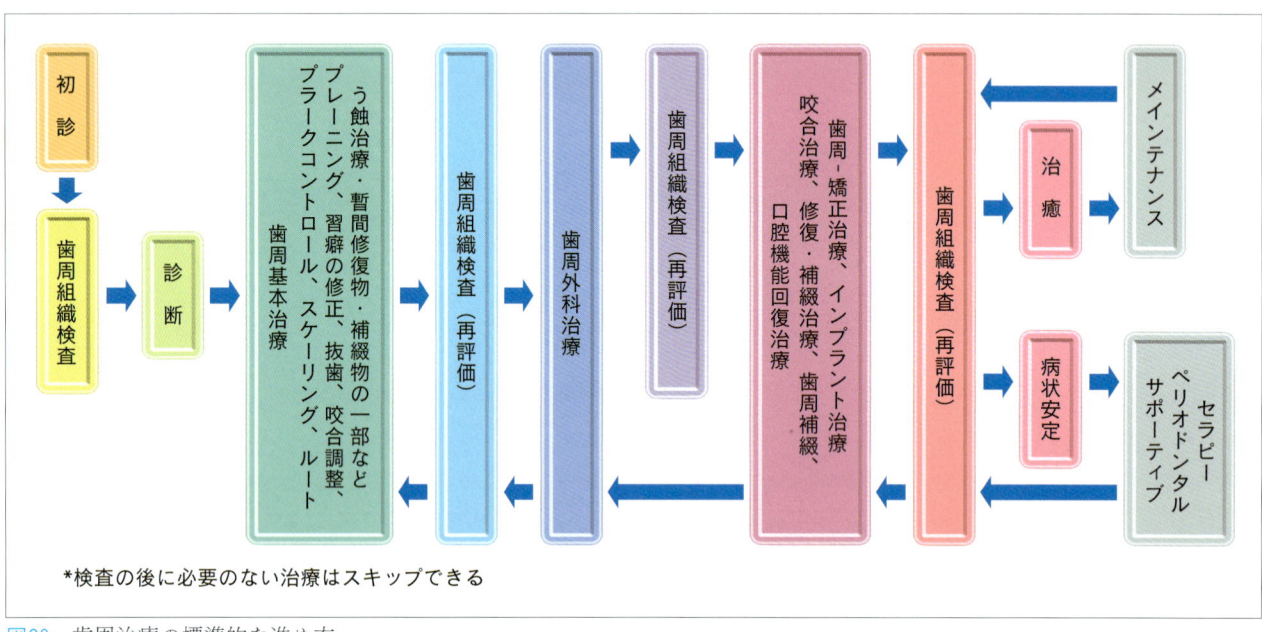

図20　歯周治療の標準的な進め方．

歯周基本治療（原因除去療法）

プラークコントロール，スケーリング・ルートプレーニング，プラークリテンションファクターの除去（不適合修復物・補綴物の修正，歯面研磨，う蝕治療，暫間修復・補綴物），咬合調整，暫間固定などからなる．原因除去療法であることから，すべての歯周病患者に対して行う治療である．

歯周基本治療後の再評価検査

本検査は，原則的に歯周組織検査と同じ内容で行い，両者を比較検討することによって，歯周治療に対する患者の反応と病態の変化を把握し，予後判定と歯周治療計画の修正に役立てる．本検査の結果をもとに，歯周基本治療によって除去できた原因とできなかった原因を判別し，次にどの治療を行ったらよいかを決定する．

歯周外科治療

歯周基本治療を行っても，4mm以上の活動性の歯周ポケットが存在している場合や破壊された歯周組織の再生を期待する場合に歯周外科治療を行う．歯周外科治療は，切除療法，組織付着療法，再生療法および歯周形成手術のなかから目的に応じて選択する．

歯周外科治療後の再評価検査（部分的再評価）

本検査は，歯周外科手術を行った部位を対象として，その部位の治癒状態を評価する検査である．原則として，歯周外科手術後4週以降に行い，歯周組織検査と同じ内容でよい．

本検査の結果をもとに，次にどの治療を行ったらよいかを決定する．

口腔機能回復治療

　　口腔機能回復治療は，一連の歯周治療の後に必要に応じて，適切な咬合，咀嚼，発音機能ならびに審美障害の回復のみならず，改善した歯周組織を長期間にわたって安定させ，機能を維持・増進することを目的として行う．とりわけ，歯周‐矯正治療は，歯列不正，外傷性咬合などの咬合不全，プラークリテンションファクターの除去や改善をするために行う．

口腔機能回復治療後の再評価検査

　　本検査は，原則的に歯周組織検査と同じ内容で行い，その検査結果をもって，これまでに行ってきた歯周治療の効果判定を行う．換言すれば，歯周組織の状態が病状安定なのか治癒なのかを判定する．

メインテナンスとサポーティブペリオドンタルセラピー

　　メインテナンスとは，一連の合理的な歯周治療の結果，歯周組織のほとんどが臨床的に健康を回復した状態を長期間にわたって維持させるための管理である．患者が行うセルフ（ホーム）ケアと歯科医療従事者が行うプロフェッショナルケアからなる．プロフェッショナルケアの内容は，プラークコントロール，スケーリング・ルートプレーニング，咬合調整などである．

　　一方，サポーティブペリオドンタルセラピーとは，一連の合理的な歯周治療の結果，歯周組織のほとんどは病状が安定したが，病変の進行が休止したポケットや根分岐部病変が残存している場合，長期にわたって病状を安定させるために行う治療である．原則として，メインテナンスの際に行う内容と同じでよい[1]．

参考文献

1. 特定非営利活動法人日本歯周病学会（編）：歯周病の診断と治療の指針2007．東京：医歯薬出版，2007；6‐34，30．
2. Wolff L, Dahlen G, Aeppli D: Bacteria as risk markers for periodontitis. J Periodontol. 1994；65：498‐510.
3. 特定非営利活動法人日本歯周病学会（編）：歯周病の検査・診断・治療計画の指針2008．東京：医歯薬出版，2009；1‐24．
4. Hamp SE, Nyman S, Lindhe J: Periodontal treatment of multirooted teeth. Results after 5 years. J Clin Periodontol. 1975；2：126‐135.
5. O'Leary TJ, Drake RB, Naylor JE: The Plaque control record. J Periodontol. 1972；43：38.
6. 特定非営利活動法人日本歯周病学会（編）：歯周病専門用語集2006．東京：医歯薬出版2007；71．
7. 特定非営利活動法人日本歯周病学会（編）：歯周病患者におけるインプラント治療の指針2008．東京：医歯薬出版，2009；22．
8. 日野原重明（監修）：POSによる歯科診療録の書き方．東京；医歯薬出版，2005；18‐21．

1 歯周治療の視点

参考症例　症例提供：岩野義弘（歯周病専門医／日本大学歯学部付属歯科病院歯周病科）

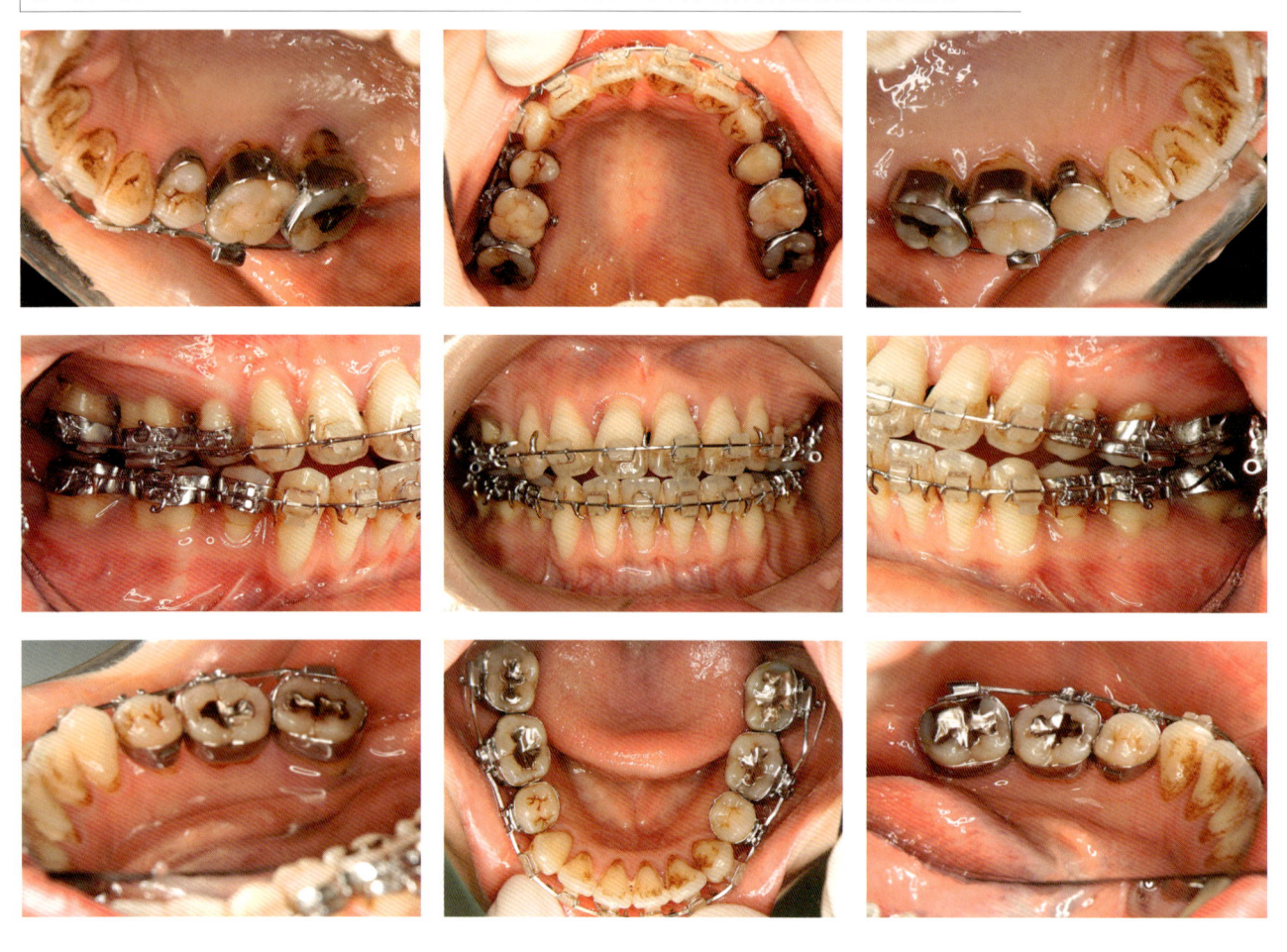

初診時チャート

歯周ポケット（mm）

B	6 6 7	5 7 6	3 2 3			3 2 3	3 2 3	7 2 3	3 2 6	4 2 3	3 2 3		3 2 4	3 3 4	3 3 8
P	11 7 12	7 6 5	6 4 4			3 2 4	3 3 3	7 2 3	4 3 8	6 2 3	3 2 4		4 2 4	3 2 3	3 2 5
	8	7	6	5	4	3	2	1	1	2	3	4	5	6	7	8
	8	7	6	5	4	3	2	1	1	2	3	4	5	6	7	8
L		9 8 8	4 2 2	2 2 2		2 2 2	2 2 2	2 2 2	2 2 2	2 2 2	2 2 2		3 2 2	3 2 3	6 2 9
B		10 3 9	4 2 6	2 2 2		2 2 2	2 2 2	2 3 2	2 2 3	3 2 3	2 2 3		3 2 3	4 2 4	9 7 7

歯の動揺度（Miller）

B/P		3	3	1		0	0	2	2	2	1		0	0	0	
	8	7	6	5	4	3	2	1	1	2	3	4	5	6	7	8
	8	7	6	5	4	3	2	1	1	2	3	4	5	6	7	8
L/B		2	0	0		0	0	0	0	0	0		0	0	2	

根分岐部病変（Hamp et al, 1975）

B		Ⅱ	Ⅰ										Ⅰ			
P		Ⅱ Ⅱ	Ⅱ Ⅱ											Ⅰ		
	8	7	6	5	4	3	2	1	1	2	3	4	5	6	7	8
	8	7	6	5	4	3	2	1	1	2	3	4	5	6	7	8
L			Ⅰ										Ⅰ			
B			Ⅰ										Ⅰ			

診断名
　　　　　　広汎型侵襲性歯周炎，咬合性外傷
症例分析
　　　　　　主因子：プラーク
　　　　　　修飾因子：歯石，不適切な矯正歯科治療，外傷性咬合
予後判定
　　　　　　hopeless：7⌋，6⌋，1⌋，⌊1，⌊2，⌈7，7⌉
　　　　　　poor：⌊7，⌈6，⌈6
　　　　　　questionable：5⌋，2⌋，⌈6
　　　　　　fair：3⌋，⌊3，⌊5，⌈5，⌈3，⌈2，⌈1，1⌉，⌊2，⌊3，⌊5
　　　　　　good：
治療計画
　　　　　1．歯周基本治療
　　　　　　　プラークコントロール＆モチベーション
　　　　　　　　バス法の指導
　　　　　　　　補助的清掃用具（ワンタフトブラシ，デンタルフロス）の使用方法の指導
　　　　　　　細菌検査（刺激唾液，BMLにて測定）
　　　　　　　予後不良歯の抜歯
　　　　　　　細菌検査（刺激唾液，BMLにて測定）
　　　　　　　⌊6咬合調整
　　　　　2．再評価
　　　　　3．歯科審美治療
　　　　　　　1⌋2 extrusion および 5⌋～⌊5 支台歯形成，歯周治療用装置装着
　　　　　　　1⌋1 抜歯および diagnostic wax-up
　　　　　4．再評価
　　　　　5．歯周外科治療およびインプラント埋入手術
　　　　　　　3⌋，2⌋根面被覆術
　　　　　　　⌊3根面被覆術
　　　　　　　7⌋，6⌋相当部インプラント1次手術
　　　　　　　⌈7相当部インプラント1次手術
　　　　　　　⌊7相当部インプラント1次手術
　　　　　　　7⌋，6⌋相当部インプラント2次手術
　　　　　　　⌈7，⌊7相当部インプラント2次手術
　　　　　　　細菌検査
　　　　　6．再評価
　　　　　7．口腔機能回復治療
　　　　　　　7⌋，6⌋，⌈7，⌊7インプラント上部構造（メタルボンドポーセレンクラウン）
　　　　　　　5⌋～⌊5メタルボンドポーセレンブリッジ
　　　　　8．再評価
　　　　　9．メインテナンスあるいはSPT

2 矯正歯科治療の視点

八木　孝和／友成　博／小山　勲男／宮脇　正一

　歯周治療を必要とする矯正患者は，歯の本数や歯周組織の状態に制限があるため，しばしば固定源の確保が難しくなる．したがって以前であれば，矯正歯科治療が敬遠されていたことも多かった．しかし近年，矯正用マイクロインプラントが絶対的な固定源として応用されるようになり，一般的な矯正歯科治療でも使用され，従来では矯正歯科治療が不可能と考えられていた症例にも対応することが可能となってきた[1, 2]．

　矯正歯科治療の視点で行うべき検査は，通常の症例に施される検査とほぼ同様であるが，歯冠長と歯根長の比が通常の症例とはしばしば異なることから，矯正歯科治療の力学的メカニズムには注意を要する．そのため，一般的な矯正歯科治療に必要と思われる検査項目だけでなく，歯槽骨の状態，とくに骨吸収の程度を知ることは重要である[3]．したがって，すべての症例に同一の検査を行う必要はないものの，初診時に十分な検査を行い，検査結果を記録・保存しておくことが重要である．

　一般的に歯周病の進行中に矯正歯科治療を行うことは，炎症を増悪させる可能性があり禁忌であるが，歯周病がうまくコントロールされていれば，歯周病に罹患している患者であっても矯正歯科治療を行ってもよい．矯正歯科治療を行うことにより，プラークコントロールが行いやすくなるからである．また，歯の部分的な欠損などですれ違い咬合となり，さらに歯の挺出や欠損部への傾斜などにより咬合平面がひずんで咬合崩壊を引き起こしている場合は，矯正歯科治療により咬合平面を整え，欠損部への補綴治療を行いやすくすることができるため，咬合支持の獲得と咬合性外傷や類似症状の緩和に役立ち，歯周病の進行を遅らせる可能性がある．精査の結果，急性期にあると考えられる場合，Chapter 2のフローチャートにしたがい，無理に矯正歯科治療を行わず，再度，歯周組織の安定を得るために，歯周病の専門医に診てもらうことが必要である[4]．

　本稿では，矯正歯科治療に必要な検査から治療計画の立案にいたるまでの内容を紹介する．

　まず，一般的な診療室でよくみる歯周組織に影響が大きい症例を示す（図1〜9）．

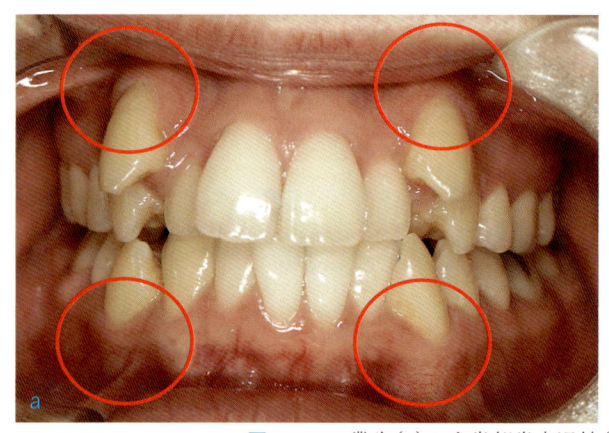

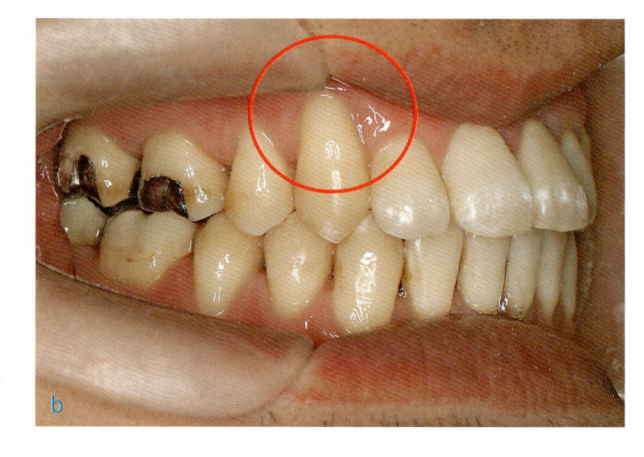

図1a, b　叢生（a）と犬歯部歯肉退縮（b）．
　若年齢症例では歯周組織の状態はそれほど問題がないようにみえるが，歯槽骨の菲薄な部分では歯肉の退縮を初診時から認めることがある．成人症例では，矯正歯科治療中にさらに歯肉が退縮する可能性がある．

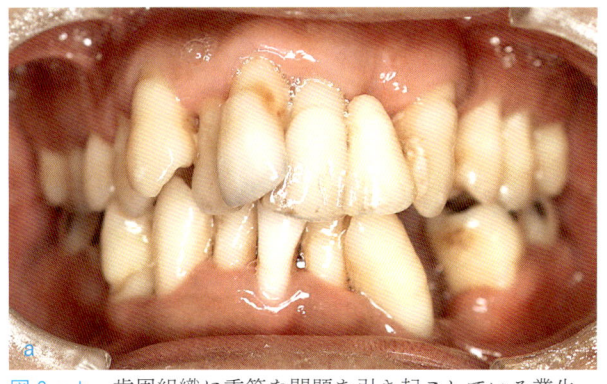

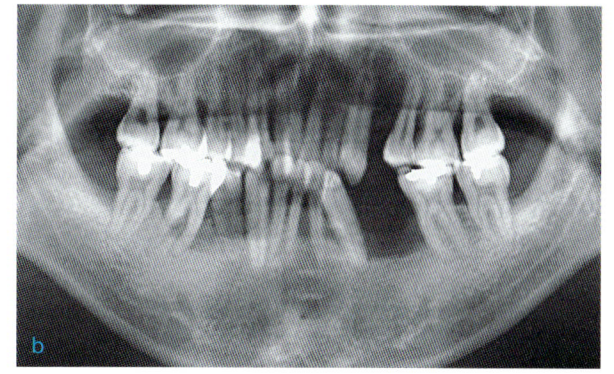

Chapter 4／患者の希望をかなえるために

図2a, b　歯周組織に重篤な問題を引き起こしている叢生.
　このような状態まで歯周組織が悪化すると，歯冠／歯根比が悪化する部位が増えるため，矯正力のコントロールが難しくなる.

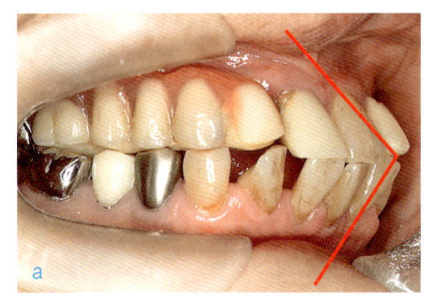

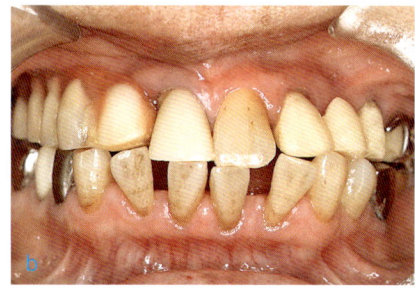

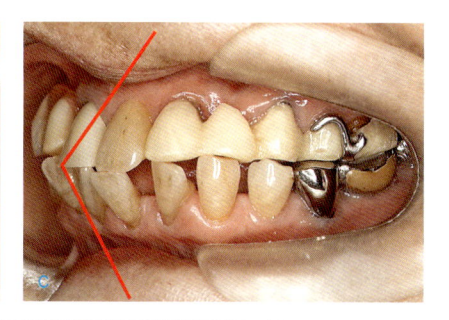

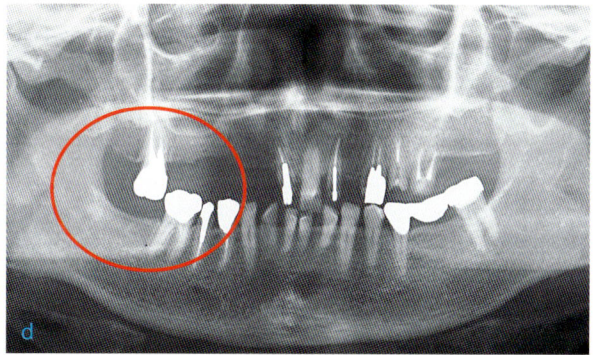

図3a〜d　臼歯の咬合支持低下と前歯部の唇側傾斜を伴う空隙歯列.

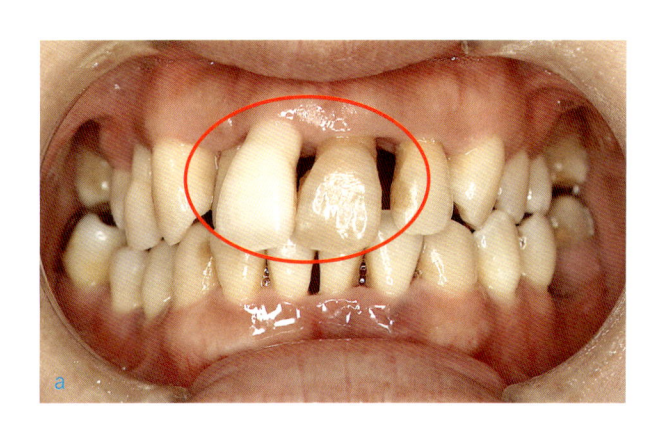

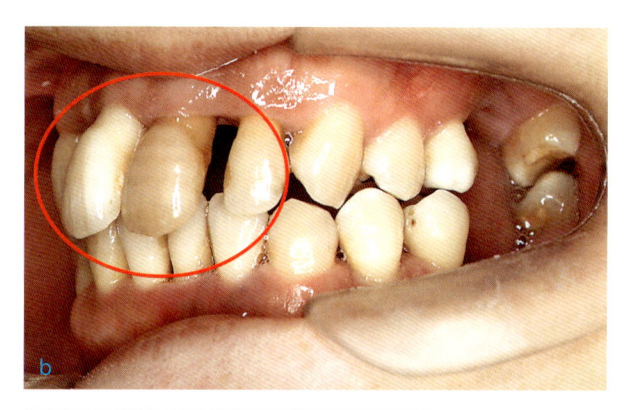

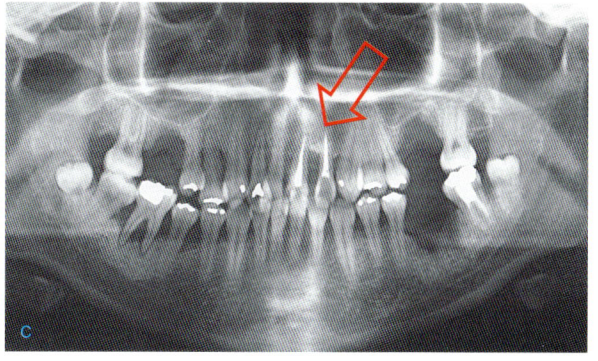

図4a〜c　唇側傾斜の結果生じた前歯部の空隙歯列.
　食塊の流れが悪く，歯周組織がますます損傷しやすくなり，歯槽骨の吸収が進行する(⇦).

51

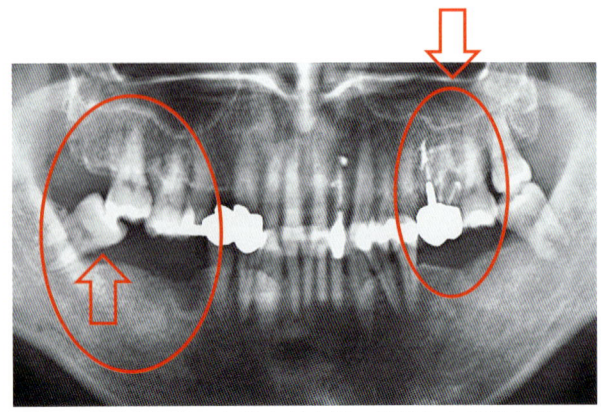

2 矯正歯科治療の視点

図5 下顎臼歯部の欠損と対合歯の挺出および隣在歯の欠損部位への近心傾斜.
　補綴治療を行う前に残存歯を整直し，咬合平面を平坦にすることが望まれる．

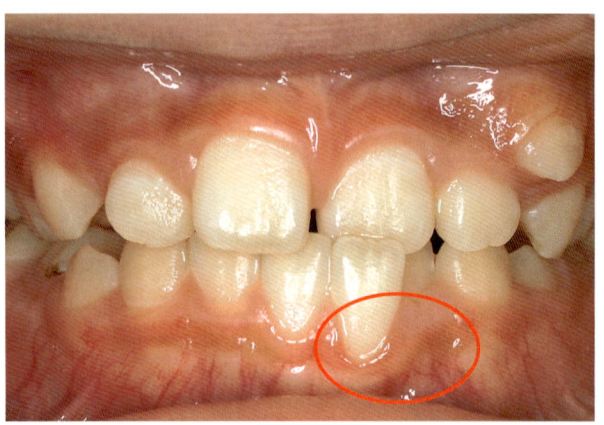

図6 前歯部交差咬合と左側下顎中切歯の歯肉退縮.
　若年症例でもしばしば認める．咬合性外傷による著しい歯肉退縮症例．

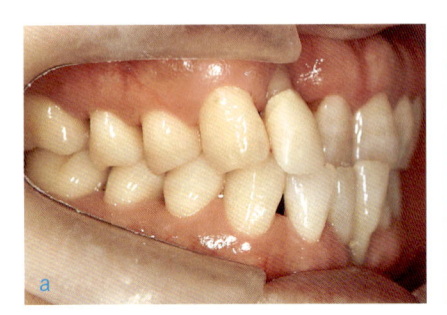

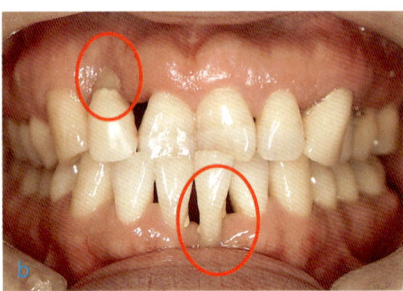

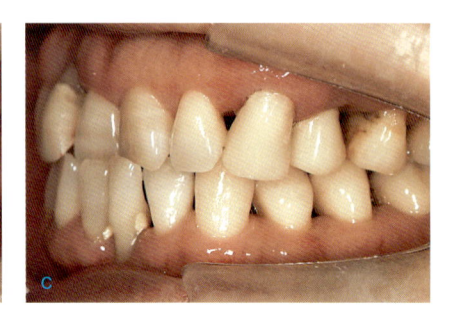

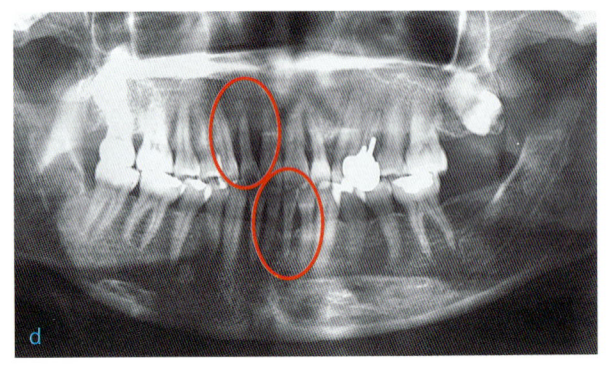

図7 a〜d 前歯部反対咬合と上下顎前歯の歯肉退縮.
　咬合性外傷が放置されていたため，著しい部分的な歯槽骨の吸収を認める．このままでは矯正歯科治療が困難となる．

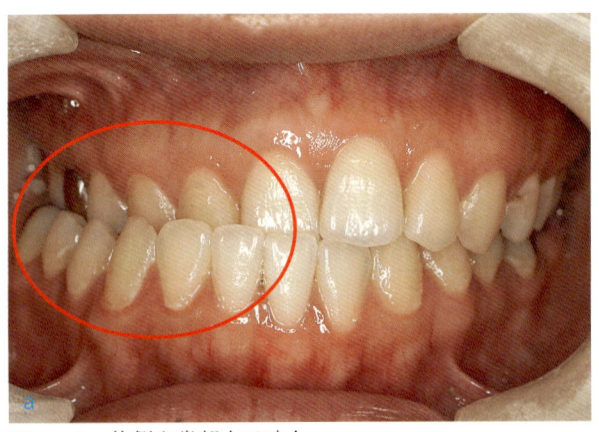

図8 a, b 片側臼歯部交叉咬合.
　左右の咬合のバランスを欠いた状態，将来において，歯周組織の異常を引き起こしやすい．

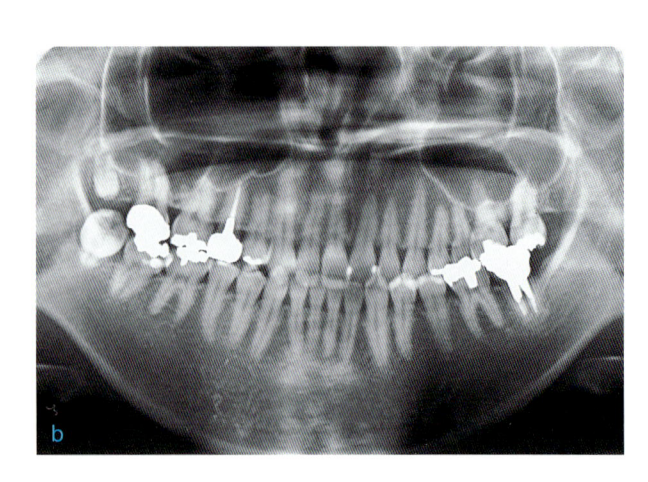

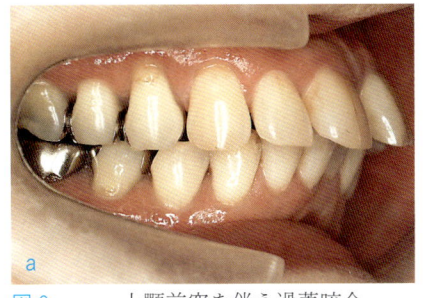

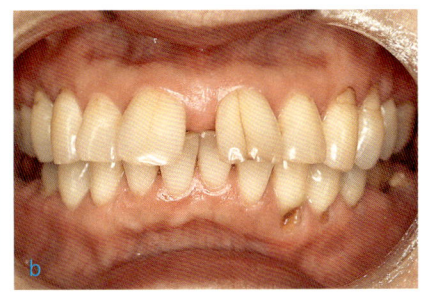

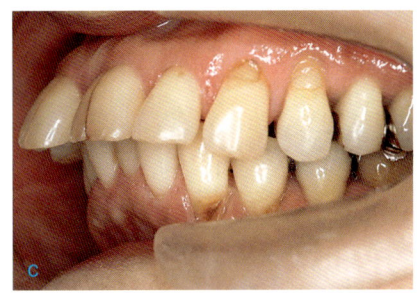

図9a〜c　上顎前突を伴う過蓋咬合．
　臼歯部の咬合支持が少なくなれば，前歯がさらに唇側に傾斜を強めやすく，正中離開を生じる．また上顎前歯の口蓋側歯頸部に下顎前歯が咬み込み歯肉も痛めやすい．本症例では，上顎中切歯のヘアラインクラックおよび犬歯・小臼歯部にくさび状欠損の修復を認め，ブラキシズム症状を有している症例でもある．

歯科矯正学的検査・咬合検査

　ここでは成人の矯正歯科治療を行うにあたり，とくに必要と考えられる項目について重点をおいて説明する．

医療面接

主訴と現病歴

　主訴を聞くことは非常に重要なことである．患者の訴えは必ずしも具体的に明示されるものばかりではなく，歯科医師側が類推する場合も少なくない．とくに歯周-矯正治療を希望する患者の場合，単純な歯並びの異常を主訴としていることは稀で，補綴治療による審美的な改善が望まれる症例，補綴治療の前処置や口腔衛生上の問題の改善策の一つとして，紹介されてくる場合が多い．

　したがって，患者自身は矯正歯科治療に対するモチベーションが必ずしも高くない可能性を念頭において，ここでは問題となっている状態(咬合異常)が，いつから，どのような不具合を生じるようになったか，他に症状を呈していないか，審美的要求度合いや患者の治療に対する期待感など，細部にわたって正確に聞きとることが必要である[4]．

既往歴

[全身的既往歴]

　患者の全身状態を把握しておくことも重要である．とくに歯周病罹患のリスクファクターである糖尿病や心疾患などの全身的症状に対する矯正医側と患者側の認識度合いを一致させておくことは，歯周組織に対する影響や矯正歯科治療における潜在的な能力をお互いに理解する上で非常に重要である[5]．

　また，最近の通院歴や入院歴を記録しておくことは重要であり，投薬歴(心臓疾患治療の各種薬剤，ワーファリンなどの抗凝血剤，ステロイド剤，鎮痛剤，消炎剤)には注意を払うことが必要である．もし，血液検査などの検査データを患者が所有しているのであれば，必ず確認する．また金属アレルギー，アレルギー性鼻炎や睡眠時無呼吸症候群ならびに，ブラキシズムなどのパラファンクションとの関連性から注目度の高い逆流性食道炎[6][※1]なども十分に確認しておくことが望ましい．

※1　逆流性食道炎
胃酸が逆流することで食道に炎症が起こる病気．

2　矯正歯科治療の視点

[歯科的既往歴]

　患者の歯科的既往歴は，患者の歯に対する関心の程度を知る上で貴重な情報を矯正歯科医に与える．過去の歯科治療(保存治療，補綴治療および矯正歯科治療)の状況は，治療計画や予後に影響するため，十分に把握しておくことが求められる．叢生や前歯部の空隙が認められる場合は，成人以降の同部位の変化を知ることが大変重要で，幼少期に生じる咬合異常と鑑別する必要がある[3]．

　とくに外傷歴のある歯は，骨と癒着(アンキローシス／図10)している可能性があるため，歯を移動することが極めて困難である[5]．これらの情報は，可能であれば治療を担当した一般歯科医からも得られれば，治療計画や予後判定に有益であるばかりでなく，矯正歯科治療に伴い発生する多くのトラブルを避けることができる．

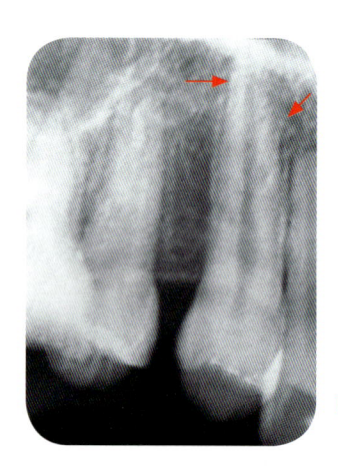

図10　根尖部のアンキローシスを示す歯のエックス線写真．歯槽硬線が消失している．外傷の既往にはとくに注意する．

社会行動学的検査

　患者を取り巻く社会的な環境を把握することも重要である．患者の職業からは，審美性の問題，会話に対する障害や管楽器演奏などが矯正装置の装着を困難にする可能性がある．喫煙の習慣がある場合には，歯周組織の血流が減少するため，細胞活性を低下させる．この結果，歯の移動に伴う歯肉退縮を招きやすくなる[7]．同様にアルコール摂取の有無も調べておく必要がある[5]．

　ストレスに対しても十分に配慮する必要がある．現在の生活習慣，職場や受験勉強などストレスを有する場合，矯正歯科治療に影響を及ぼす可能性がある．治療が長期にわたることも考慮する必要があり，来院頻度とモチベーションの維持に対する評価も行う[3]．

臨床検査

顔貌検査

　歯周 - 矯正治療を受ける患者は，基本的に成人が多いため，子どもの治療のような成長による変化は期待できない代わりに，軟組織の状態からある程度の骨格性の評価を行うことが可能である．

　正面観からは左右の対称性を評価する．多くの症例では左右どちらかに非対称性を有することが知られているが[3]，患者は初診時に気がついていないことが多いため，治療開始前に患者の理解を得ておく必要がある．

Chapter 4／患者の希望をかなえるために

側面観からは口元の評価と古典的な側貌型3分類(凹顔型，直線型，凸顔型)または垂直方向の評価も加えた9分類[8]や口唇周囲の緊張状態を評価する[9](図11, 12)．

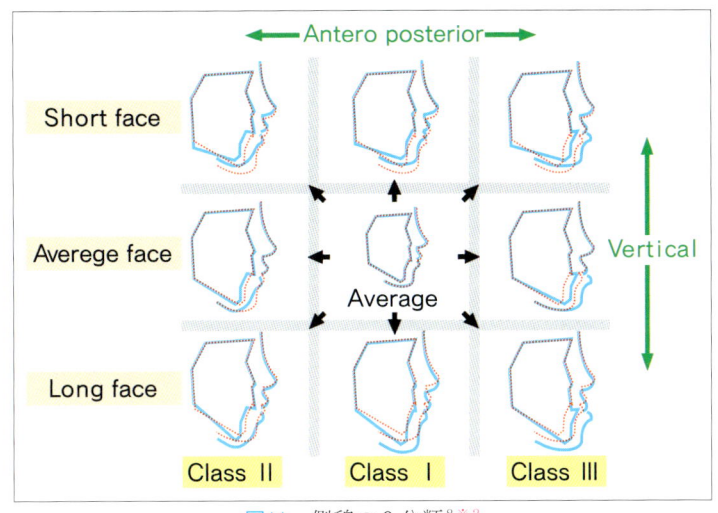

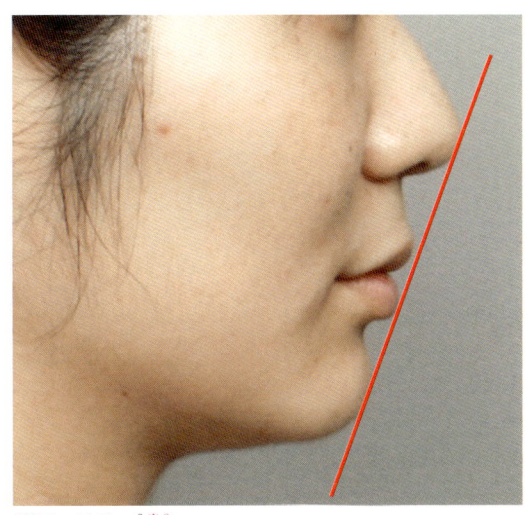

図11　側貌の9分類[8]※2．

図12　E-line[9]※3．

咬合採得時の早期接触の検査

　早期接触がある場合，習慣性中心咬合位(咬頭嵌合位：CO)と中心位(CR)にズレが生じている場合がある．少し開口させて咬合接触による求心性刺激を一時遮断し，静かに閉口させていくと早期接触による下顎位の誘導をみつけることもできる．また，必要であればスタビライジングスプリントなどを装着させて習慣性の下顎の動きを排除することで，下顎本来の位置を確かめることもできる．早期接触部位を記録する方法として，馬蹄形または前歯部の状態がよりわかるように改良したワックスバイトを作製してファンクショナルワックスバイト法※4を行うのが簡便である[10](図13)．

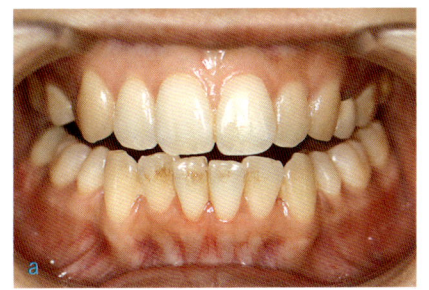

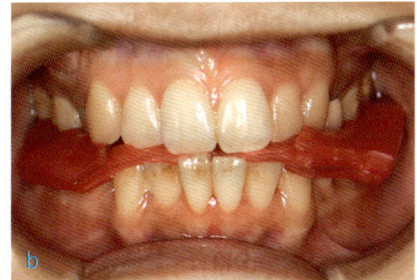

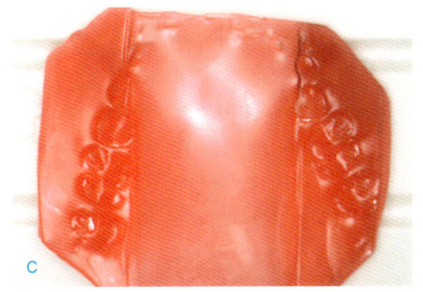

図13a～c　早期接触部位の写真とファンクショナルワックスバイト採得写真．

※2　**側貌の9分類**
　Sassouniによって骨格的な状態を垂直方向と前後方向に分類した．
※3　**E-line**
　Rickettsによって提唱された側貌分析の1つ．口唇部分を評価するのに有用である．
※4　**ファンクショナルワックスバイト法**
　Moyersが提唱した早期接触や咬頭干渉を排除した咬合位をとるための方法．

55

顎関節検査

過去に顎関節症状を有していた場合や，小さな下顎頭など潜在的に脆弱な関節組織を有している場合は，とくに注意が必要で，治療中の咬合の変化に伴い顎関節に悪影響を与える可能性がある[11]．最大開口量，開閉口運動時の偏位および左右のクリック音や疼痛・運動時の自発痛を記録する．その他，筋痛の部位も記録する．これらは記録用のチャートを作成しておくと検査漏れが少なくなる(図14)．

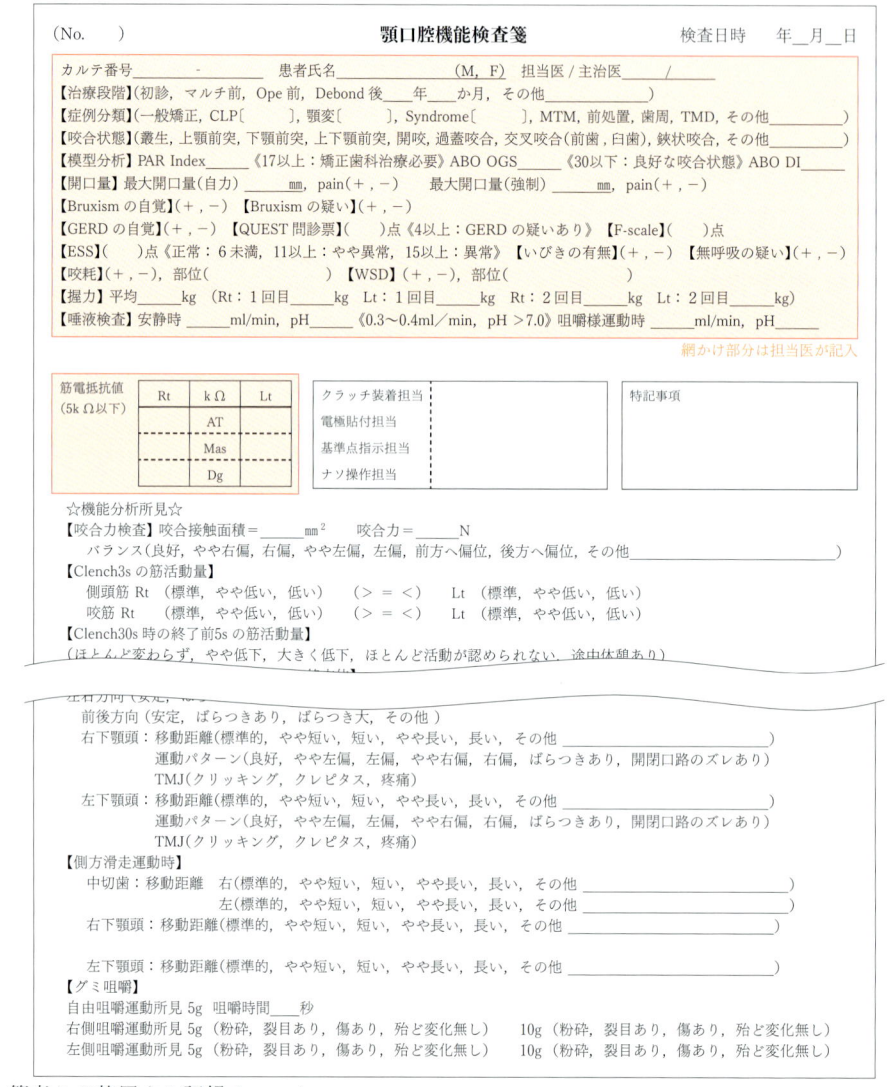

図14 筆者らが使用する記録チャート．

その他の検査

習癖の検査は成人症例でも必要である．口呼吸は口腔乾燥症の原因となり，また舌突出癖や異常嚥下癖，咬唇癖が上下前歯の歯軸傾斜に悪影響を与えている場合があり，口唇が翻転した結果，口唇閉鎖が困難になり口呼吸を生じやすくなる．歯ぎしりや食いしばりなどパラファンクションは矯正歯科治療の妨げになる可能性が高いため，とくに注意が必要である．本人に自覚症状がない場合があるが，夜間に行う睡眠時ブラキシズムは患者本人より家族(ベッドパートナー)に尋ねた方が正確な情報を得やすい[12]．

Chapter 4／患者の希望をかなえるために

形態検査

顔面，口腔内写真

　顔面写真は正面観，左右45°斜位観，左右側面観および笑顔の正面写真を治療前後に必ず記録する．とくに，審美面で影響を受けやすい上下口唇の突出状態や，前歯の唇側傾斜に伴い，口唇を閉じた状態でも前歯部がみえる状態かどうかは，治療計画を立てる上で重要である（図15）．

　口腔内写真は，正面観，左右45°斜位観，前歯部の被蓋関係および上下の咬合面を一定条件の規格で撮影する．また，症例の状態により特定部位の歯周組織のクローズアップ写真を追加するとよい[4]（図16）．できれば歯周基本治療前後，矯正歯科治療前後と動的治療後１年ごとの経過記録がある方が望ましい．

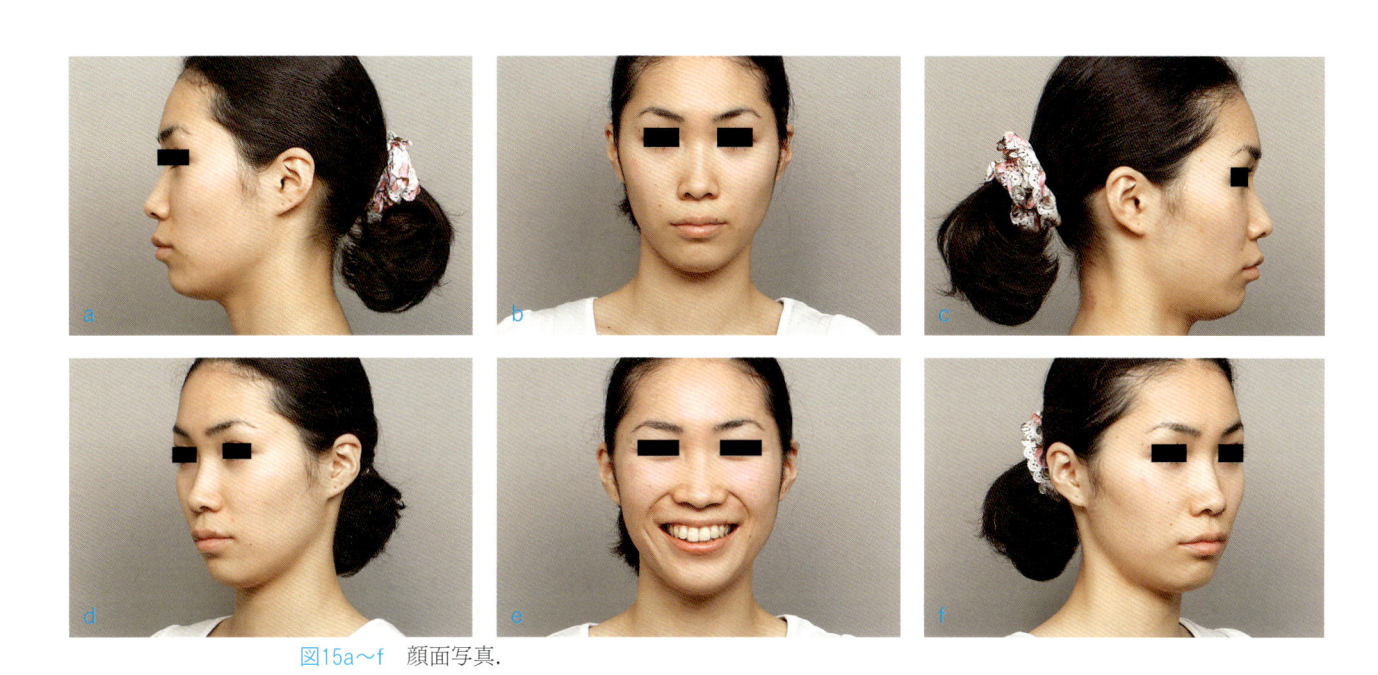

図15a〜f　顔面写真．

図16a〜f　口腔内写真．

咬合模型

スタディーモデルによる記録は一般歯科でも必要とされるが、患者に説明する際に非常に説得力が高いため、初診時、矯正歯科治療開始時、動的治療終了時および保定時（動的治療後2年経過時）の模型（図17）は必ず一定期間にわたって記録し、保存する。咬合採得は、ワックスバイトまたはシリコーンバイトを用いて習慣性中心咬合位で行う。ただし、開口状態から習慣性中心咬合位に至るまでに側方や前後的に歯による誘導が認められた場合は、歯の移動に伴い習慣性中心咬合位が変化する可能性があるため注意が必要である。また咬合模型は、治療に伴う変化や変化していない部分に対する認識を共有できるため、患者とのトラブルを回避するためにも非常に有効な手段である[3]。

模型を咬合器に装着する目的（図18）は、習慣性中心咬合位と中心位の相違を調べるためである。もう一つの目的は、咬合位に至るまでの閉口路を確認できることから、早期接触の発見や補綴治療を計画している場合のガイド付与に有効である。また、顎関節部に不調和を潜在的に抱えている症例において、その可能性をチェックできるだけでなく（図19）、矯正歯科治療を行う前のスプリントの作製時にも利用できる[13]。

セットアップモデルは、あくまでも想定された現実的な範囲で歯が動いた場合に、どのような治療のゴールが設定できるかを把握することや、患者の動機づけとして作製する[3]。したがって、歯周治療や補綴治療が必要な症例では、歯周治療や補綴治療を主に専門としている先生と十分な協力体制を確立し、最終的な咬合状態を確認する。

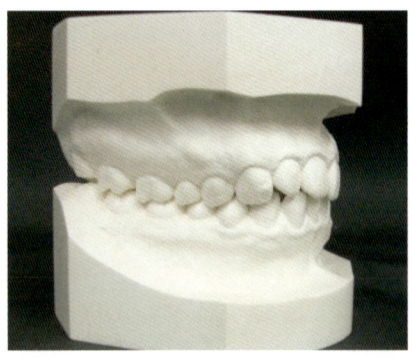

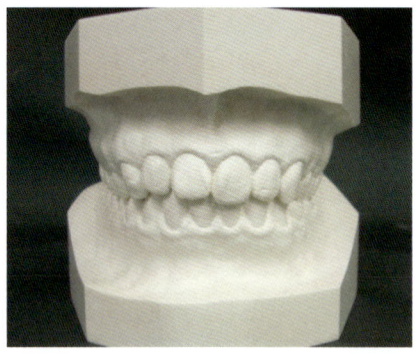

図17 平行模型. 矯正診断用口腔模型の一種. 咬合平面と平行な上下顎の基底面を有する模型.

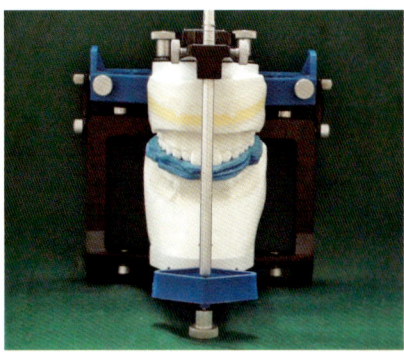

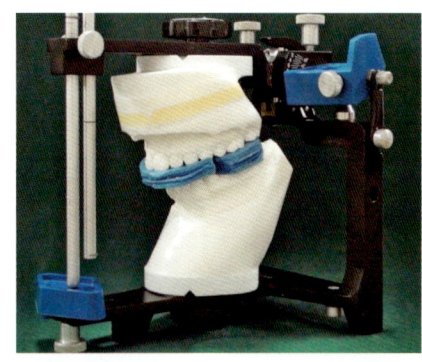

図18 半調節性咬合器に装着された模型.

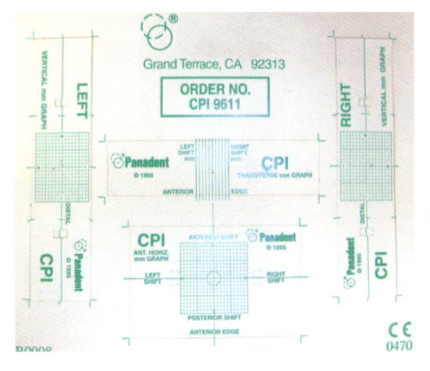

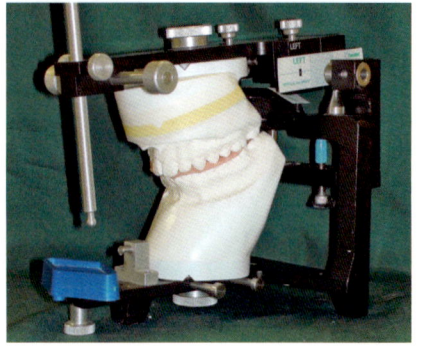

図19 下顎頭位の診査(condyle position indicator).

エックス線写真

デンタルエックス線写真とパノラマエックス線写真

　　　　デンタルエックス線写真（以下，エックス線写真）で全顎撮影する場合は10枚法か14枚法で行う（図20）．またパノラマエックス線写真は，上下顎歯列と顎骨の状態を全体的な把握に使用する（図21）．これらは初診時だけでなく，治療中も必要に応じて撮影し，計画どおり歯の移動が行われているか，歯根や歯槽骨の状態は維持されているのかを確認する[4]．

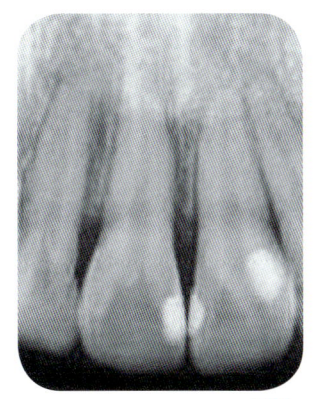

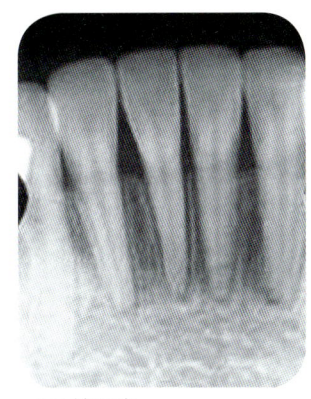

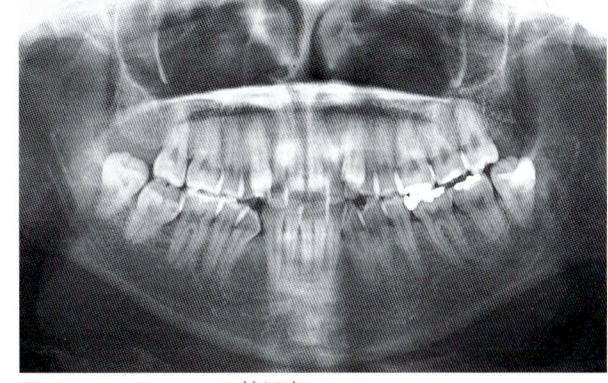

図20　エックス線写真．

図21　パノラマエック線写真．

頭部エックス線規格写真（セファログラム）

　　　　1931年にBroadbentとHofrathによって，ほぼ同時に発表されて以来[14, 15]，歯科矯正学領域では欠かせないものになったが，近年，患者の個性に適合する咬合と容貌を手に入れることが矯正歯科治療の目標になった[16]ことから，矯正歯科治療の計画立案におけるセファロ分析の比重は大きくはない[3]．しかし，基本的な顎顔面の骨格的・軟組織的情報を得るのに有用な手段であることは変わりない（図22）．

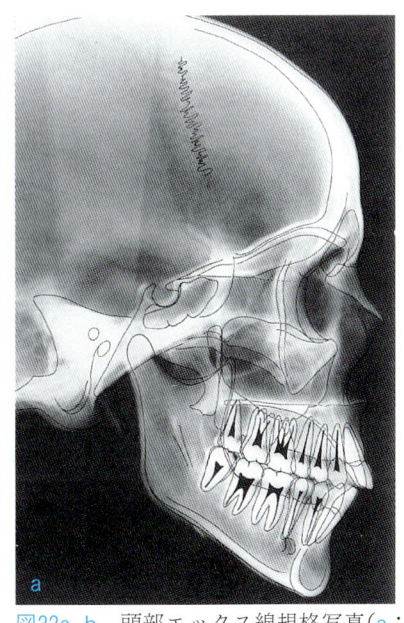

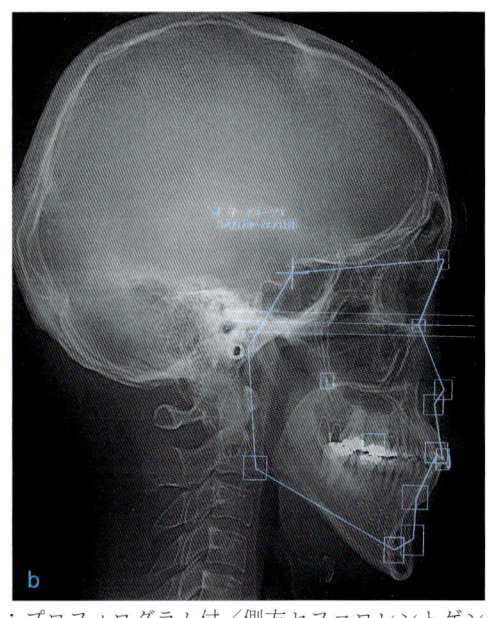

図22a, b　頭部エックス線規格写真（a：トレース付，b：プロフィログラム付／側方セファロレントゲン写真をトレースし，各計測点を結んでできた多角形）．

顎関節部エックス線写真

横断的研究や縦断的研究から矯正歯科治療と顎関節症との関連はほとんどないことが報告されているが[11]，顎顔面形態や顎関節病態の特徴により，矯正歯科治療中に顎関節症状が発症する報告[17]がある．歯周 - 矯正治療を行う患者の一部においては，現在または過去において顎関節部に臨床症状を有している可能性があり，矯正歯科治療時の咬合変化に対して何らかの症状を示す可能性がある．あるいは既に顎関節部が変形してしまっている可能性もあるため，顎運動に何らかの異常を示す症例ではとくに精査が必要である．

画像検査には，各種エックス線写真および断層エックス線写真があり，主に顎関節部の骨組織の形態異常および下顎窩内の下顎頭位の評価に用いる[11, 17]（図23）．

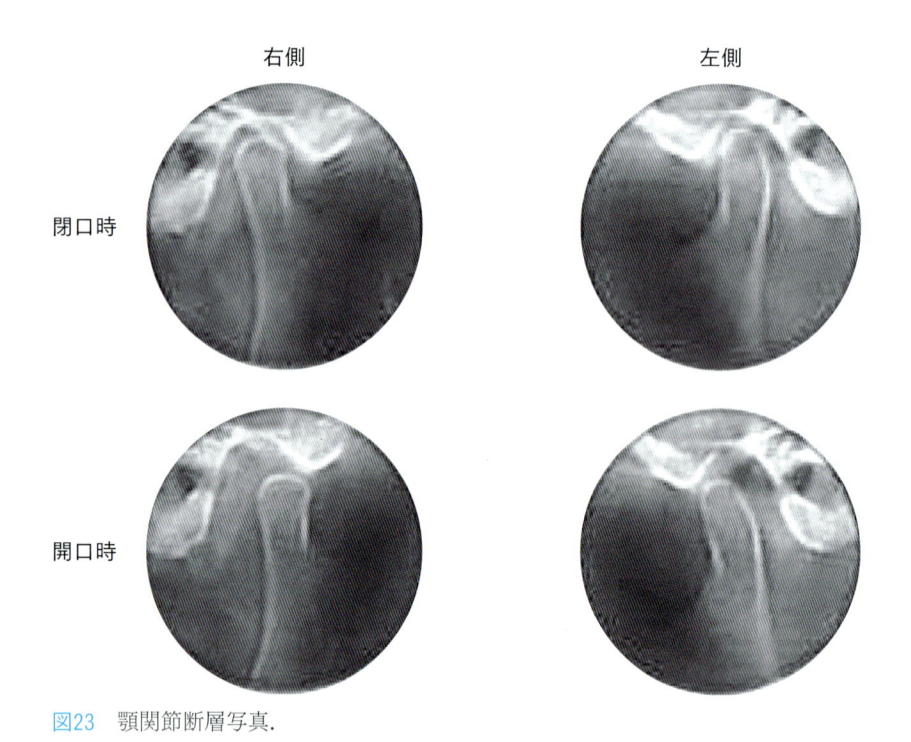

図23　顎関節断層写真．

その他の画像検査

エックス線 CT あるいは MRI などの撮影も有効な資料となるが，術者が資料として必要であると考えた場合，撮影するとよい．

機能検査

顎口腔機能検査には医用工学機器を用いるのが一般的である[18]．術者が資料として必要であると考えた場合，採得するとよい．

心理検査

患者が抱えている問題は単に咬合だけに限らず，精神面での不安を反映していることもあり，心理面を把握することも患者管理の面でとても重要である．国内でも自己評価するタイプの検査シートなどが販売されており，手軽に使用することができるようになっている．歯周治療を必要とするような成人患者に対しては，自己の満足度などを治療を行う側と受ける側が共有することによって，治療のゴールの設定が変わる可能性がある．評価尺度により種々の検査シートがあるが，検査結果次第では，心療内科などの専門医に紹介することをお勧めする[3]．筆者らが診療室で使用している検査シートを参考としていくつか列挙する（図24）．

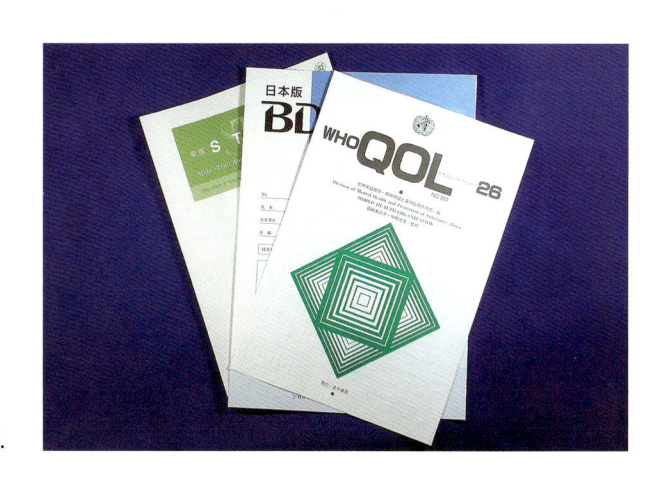

図24　心理検査の質問票の例.

BDI-II

ベック抑うつ質問票：世界的に最も広く使用されている自記式抑うつ評価尺度．DSM-IVの診断基準に沿って作成されており，過去２週間の状態について21項目の質問によって抑うつ症状の重症度を短時間で評価することができる[19].

STAI-JYZ

英語版『STAI(Form Y)』を日本人用に改良したもの．状態不安と特性不安を測定する．加えて，それぞれの尺度における不安の存在と不在を示す感情を測定する下位尺度を備えている[20].

WHO QOL26

疾病の有無を判定するのではなく，受検者の主観的幸福感，生活の質を測定する[21].

診断

近年，あらゆる医療分野で行われる問題指向型アプローチを応用し，検査データに基づき診断資料を分析し，問題リストを作成することで，包括的な患者全体像を明確にすることが求められている[13]．診断は，治療する側の特定の関心事から問題点の一部を特別に重視し，偏った治療の方向性を示す可能性が否定できないため，他の重要な問題が見過ごされるほどあまり１つのことにこだわらないように[3]，歯科矯正学的な分類システムに基づいて行う必要がある．歯周治療を受けながら矯正歯科治療を必要とするからといって，あまりに咬合や口腔内のことばかりに囚われないように注意することが必要である．

矯正歯科治療，補綴治療や歯周治療が必要な患者の問題は多岐にわたる可能性があるが，問題リストを作成する際は，AckermanとProffitがVennのダイアグラムを用いて示した咬合異常分類[22](図25)上の９つの領域内に咬合異常問題を集約できるように種々の問題を簡便化していくと，患者の咬合異常に対する全体像が把握しやすくなる[13].

歯周治療を要する患者の場合，問題リストには，成長に関する問題項目を持つ患者はほとんどなく，疾患や病的過程に関連する問題が多く含まれることが予測される．とくに，成長期に生じた咬合異常か補綴物や歯周病などによる後天的な要因で咬合異常が生じているのかの鑑別診断が求められ，加えて患者の口腔内は年齢に相応した状態であるのかどうかを把握することは，治療の必要性や予後を考える上で重要な要素となる[4]．また繰り返しになるが，現状の歯周組織の炎症の状態の程度は十分に把握しておく必要があり，とくに歯周組織検査時のプロービング(20～25g程度の力)で出血していたかどうかは，歯周病が今後，進行していくのかどうかを見極めるための指標となるので，予後を判定するために診断用資料に盛り込むべきである[5, 23].

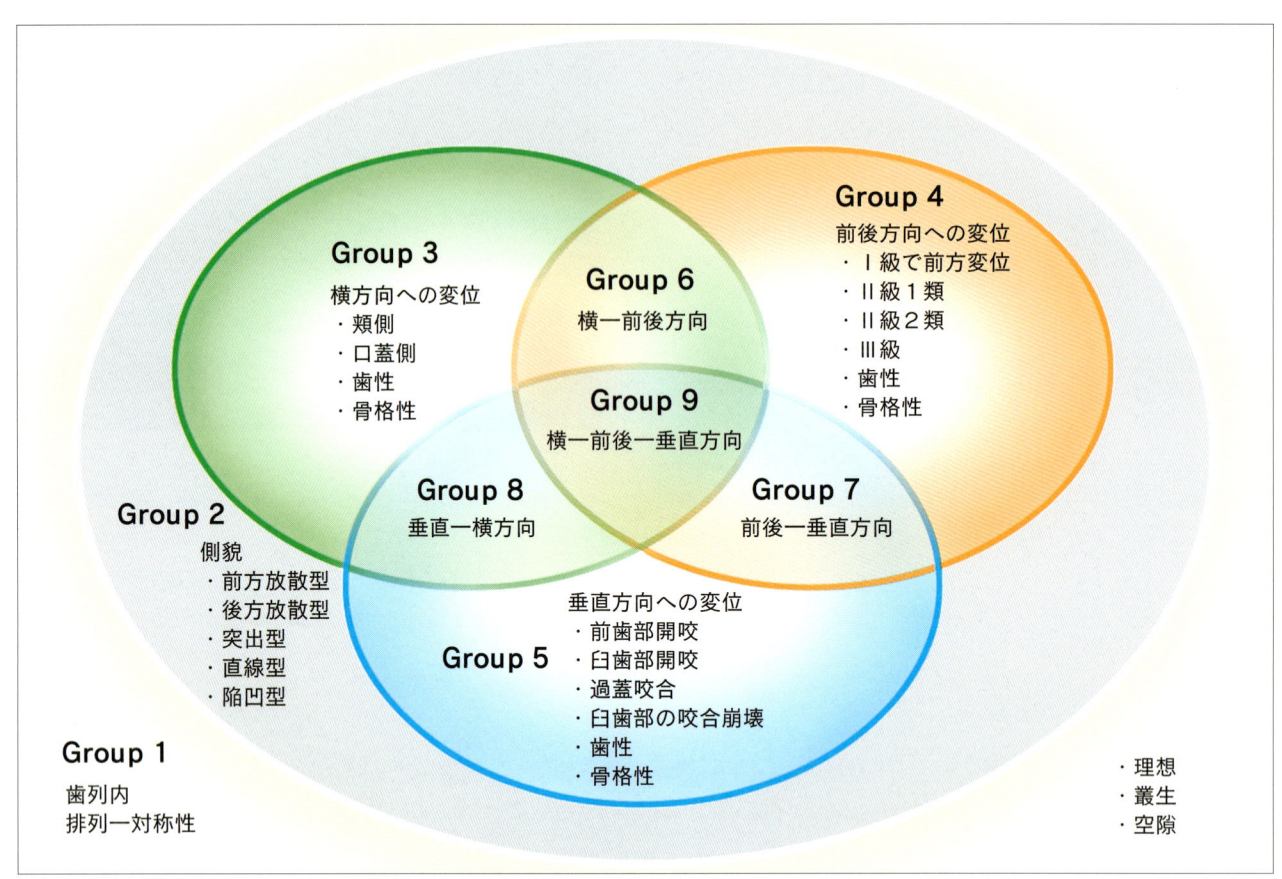

図25 Ackerman-Proffit の咬合異常の分類[22].

矯正歯科治療計画

治療計画を立案する際には，患者を中心に歯周治療計画と補綴治療計画との連携を図った包括的な計画を準備する．歯周治療の担当医と矯正歯科治療前，治療中および矯正歯科治療後を含めた案を相談し，同時に欠損部分に対する補綴治療計画が必要であれば暫間補綴物の作製をどのタイミングで組み込むのか，インプラントを組み込むのであれば，インプラント体を埋入する位置を補綴治療の担当医と相談しておく必要がある．その上で矯正歯科治療計画には具体的に次の項目を盛り込む[4]．

①具体的な歯の移動量と方向
②力系（フォースシステム）※5 と固定源の確保
③保定方法およびメインテナンス手段
④矯正装置の組み合わせ
⑤前準備（補綴治療など）の有無
⑥治療期間と開始時期のタイミング
⑦治療中の咬合機能の確保

※5 **力系**
歯や顎骨の成長をコントロールするための力の作用する仕組み．

⑧審美性の確保
⑨喪失歯部分へのアプローチ

　矯正歯科治療計画を立案するにあたって，歯周病の進行状態により，矯正歯科治療の難易度を判断し，矯正歯科治療による介入をどの程度行うか十分に考える．基本的に歯周病初期で炎症がおさまった患者の矯正歯科治療は一般の矯正患者の矯正歯科治療に準じて行うことができるが，歯の移動距離が大きい症例は歯槽骨の骨吸収が進みやすく，付着歯肉の幅が狭く，付着部が歯槽粘膜のみの場合に切歯の唇側移動や歯列の拡大を行うと，歯肉の収縮と菲薄化などによって歯肉退縮や付着歯肉の喪失が生じ，歯冠乳頭部の退縮によるブラックトライアングルの出現および根面露出に伴う知覚過敏の発症を招く恐れがある[24]．したがって，炎症が治まったことが確認できていても，できるだけ歯の移動距離は最小限に抑え，歯列の拡大も避けるような治療方針にする[17]（図26）．

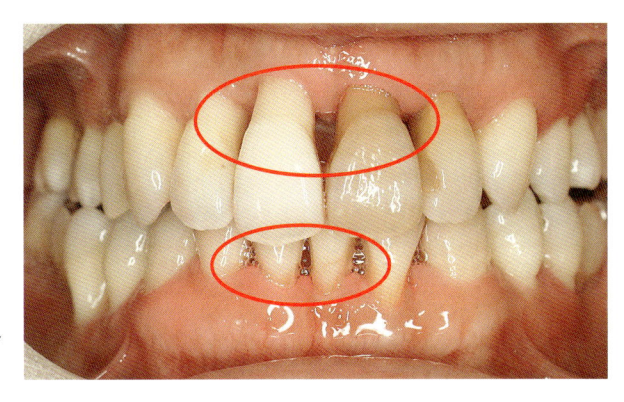

図26　歯肉退縮とブラックトライアングルの例．

　歯周病患者では，歯根と歯根の間が広くなっていて，コンタクトポイントもなくなっているケースが多いため，できるだけ歯根と歯根の間を狭くすることで，結果的にブラックトライアングルを最小限に抑えることにつながる．また歯の移動量を最小限にする観点から，抜歯をできるだけ避ける必要性が生じ，その代わりに歯の隣接面のエナメル質を削除するストリッピングが治療計画で多用される[4]．

　近年のインプラント治療の普及に伴い，歯周治療を必要とする患者にも欠損部分の回復にインプラントが使用される機会が増えている．治療計画にインプラント治療が組み込まれる場合，インプラントを矯正歯科治療の絶対固定源に応用することが可能である[25]（図27）．インプラントを固定源に利用する適応症としては，歯の圧下や近遠心移動や上下顎間の牽引が挙げられる[26]．

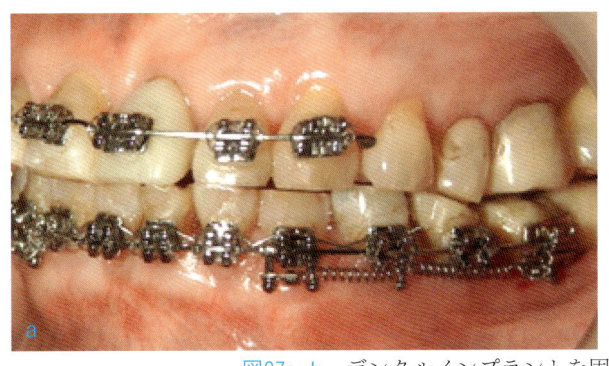

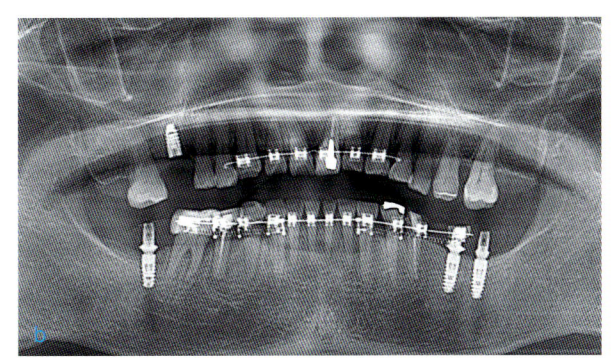

図27a, b　デンタルインプラントを固定源にした歯の移動例．

治療計画は問題リストとその解決策を，個々の歯および歯周組織の状態に留意し，通常の矯正歯科治療計画より個々の部分に特化した形で立案することが求められる．また喪失歯がある場合は，経過の長い抜歯部位や歯周病により歯を喪失した空隙を無理に閉じない方が賢明である．この空隙は歯槽骨の高さを失っており，頰舌的な幅も狭くなっているため，歯の移動が困難なことが多いためで，この空隙部位にどうしても歯を移動する必要がある場合は絶対的な固定源が必要となる．その意味で，矯正用インプラントはわれわれにさまざまな治療法を提供してくれる[27,28]（図28）．

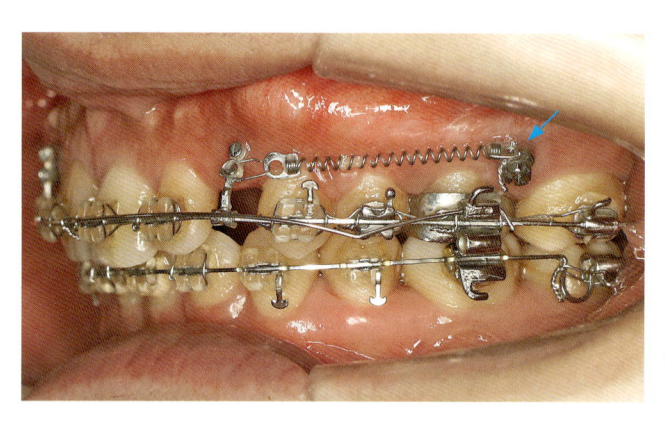

図28 矯正装置と矯正用マイクロインプラント（→）．

予後判定

　矯正歯科治療を開始するにあたって，目標の咬合状態が得られた場合にどの程度維持できるか，また目標どおり歯が移動できない可能性についても，事前および事後に評価することが必要である．保定中の装置選択や配慮については後章に委ねる．ここでは矯正歯科治療における治療計画および結果との差異をどのように判定するのかについて記す．

　基本的には，動的治療が終了した段階で，初診時と同様の検査を行い，治療計画どおり歯の移動が得られたか，歯根尖や歯周組織に特記すべき変化を認めていないかどうかを見極める．治療経過が長期にわたる場合は，その間に患者の全身状態，加齢や口腔清掃状態により当初計画していた以上に種々の変化を認めるものである．歯槽骨の高さの減少が著しい場合は，再度，歯周病専門医に紹介し，積極的な歯周治療を行い，歯周組織の改善に努めることが求められる．たとえば治療後，ブラックトライアングルが顕著な場合であれば，GBRなどの処置が可能かどうかを判断することが必要となる[17]（図29）．

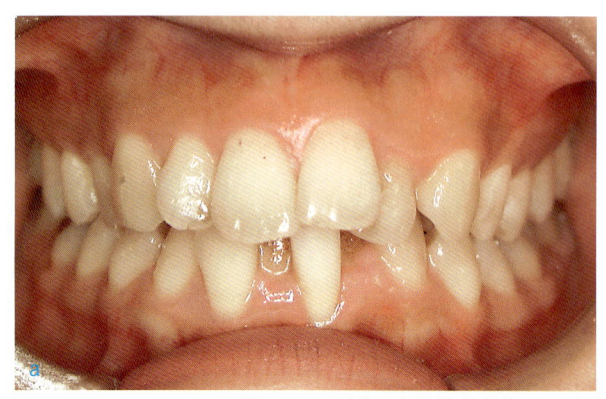

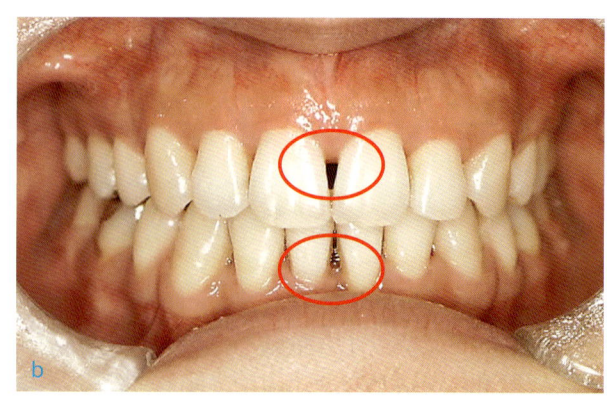

図29a, b 矯正歯科治療前後の口腔内写真とブラックトライアングル．

顔貌全体や咬合全体については，顔貌評価や咬合論などの専門の知識が少し必要ではあるが，頭部エックス線規格写真トレースの重ね合わせを行い評価する方法が患者にわかりやすくてよい（図30）．歯・咬合・歯列弓の変化は，咬合模型を用いて評価する．また，機能的な変化も見逃してはならない．顎機能検査を初診時同様に行い，下顎運動の軌跡変化を確認する．同時に中心位や習慣性中心咬合位がどの程度一致するようになっているかについて評価する[11, 18]．さらに，良好な咬合関係を獲得すると咀嚼時の顎運動が改善することも多い（図31）．

最後に，矯正歯科治療中も歯周治療や補綴治療を主に専門とされている先生と常に連携をはかり，治療計画に変更が生じていないか，とくに歯周病のコントロールが予定どおりであるのかについて細心の注意を払うことが必要である．矯正歯科治療中に歯周病の悪化や著しい歯の動揺が起こった場合は矯正歯科治療を一時中断し，必ず歯周治療を専門とする先生に相談するのが確実な治療の進め方である．

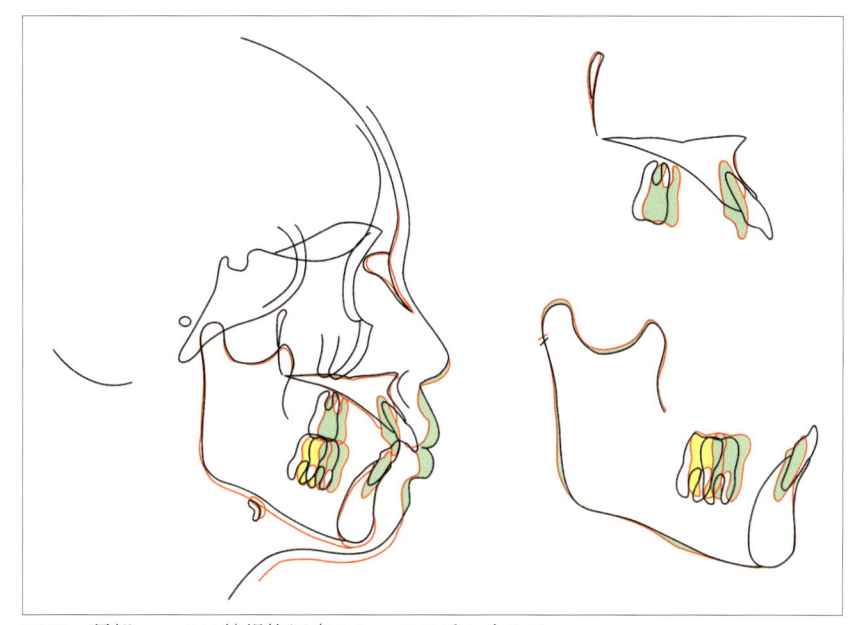

図30　頭部エックス線規格写真トレースの重ね合わせ．

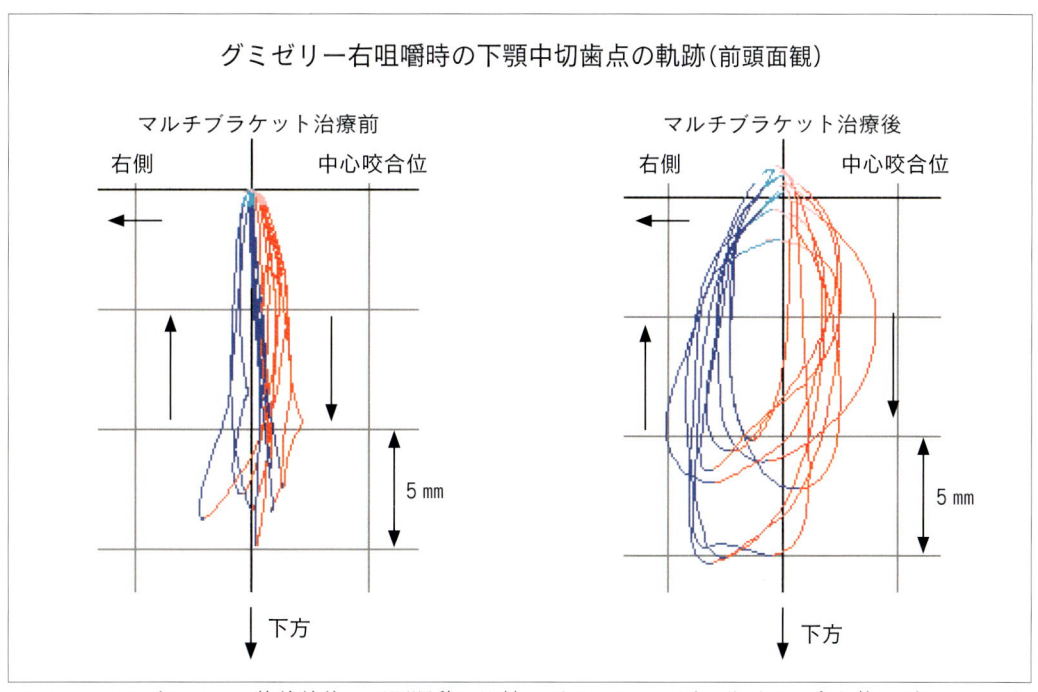

図31　マルチブラケット装着前後の下顎運動の比較．グミゼリーの厚み分だけ，中心位にばらつきを認めるものの，咀嚼運動の軌跡全体はチョッピングパターンからグライディングパターンに変化した．

参考文献

1. Miyawaki S, Koyama I, Inoue M, Mishima K, Sugahara T, Takano-Yamamoto T : Factors associated with the stability of titanium screws placed in the posterior region for orthodontic anchorage. Am J Orthod Dentofacial Orthop. 2003；124：373-378.
2. 友成博，八木孝和，北嶋文哲，小山勲男，山本照子，宮脇正一：矯正用インプラントアンカーの安定性に影響する因子の文献的考察. Orthod Waves-Jpn Ed. 2011. in press.
3. 高田健治：Element of Orthodontics, 高田の歯科矯正の学び方：わかる理論・治す技術. 大阪：メデジットコーポレーション，2010.
4. 前田早智子：歯周矯正. 東京：クインテッセンス出版，2007.
5. Heasman PA, Millett DT, Chapple IL, eds : The periodontium and orthodontics in health and disease. Oxford ; New York : Oxford University Press, 1996.
6. Miyawaki S, Tanimoto Y, Araki Y, Katayama A, Fujii A, Takano-Yamamoto T : Association between nocturnal bruxism and gastroesophageal reflux. Sleep. 2003；26：888-892.
7. Bayat E, Bauss O : Effect of smoking on the failure rates of orthodontic miniscrews. J Orofac Orthop. 2010；71：117-124.
8. Sassouni V : A classification of skeletal facial types. Am J Orthod. 1969；55：109-123.
9. Ricketts RM : Divine proportion in facial esthetics. Clin Plast Surg. 1982；9：401-422.
10. Moyers RE : Handbook of orthodontics. Chicago : Year Book Medical Publishers；1988：xv, 577.
11. 日本顎関節学会（編）：顎関節症. 東京：永末書店, 2003.
12. Lavigne GJ, Khoury S, Abe S, Yamaguchi T, Raphael K : Bruxism physiology and pathology : an overview for clinicians. J Oral Rehabil. 2008；35：476-494.
13. William.Proffit R, Henry. Fields W, David. Sarver M(eds) : Contemporary orthodontics. 4th ed. St. Louis : Mosby Elsevier, 2007.
14. Broadbent BH : A new x-ray technique and its application to orthodontia. The Angle Orthodontist. 1931；1：45-66.
15. Hofrath H : Beteutung der Rontgenfern und Abstandsaufnahme fur die Diagnostik der Kieferanomalien. Fortschr Orthop. 1931；1：27.
16. Ackerman JL, Proffit WR, Sarver DM : The emerging soft tissue paradigm in orthodontic diagnosis and treatment planning. Clin Orthod Res. 1999；2：49-52.
17. Proffit WR, Fields HW : Contemporary orthodontics. St. Louis : Mosby；2000：x, 742.
18. 平下斐雄，山本照子：歯は動く，矯正歯科臨床の生物学的背景. 東京：医歯薬出版，2006.
19. Beck AT, Steer RA, Brown GK：日本版 BDI-Ⅱ. 日本文化科学社, 2003.
20. 肥田野直，原真知子，岩崎三良，曽我祥子：Spielberger CD：新版 STAI. 東京：実務教育出版，2000.
21. Sell H, Nagpal R : WHO SUBI. 東京：金子書房，2001.
22. Ackerman JL, Proffit WR : The characteristics of malocclusion : a modern approach to classification and diagnosis. Am J Orthod. 1969；56：443-454.
23. Palomo L, Palomo JM, Bissada NF : Salient Periodontal Issues for the Modern Biologic orthodontist. Semin Orthod. 2008；14：16.
24. Graber TM, Vanarsdall RL, Vig KWL : Orthodontics : current principles and techniques. St. Louis : Elsevier Mosby, 2005：901-936.
25. Roberts WE, Engen DW, Schneider PM, Hohlt WF : Implant-anchored orthodontics for partially edentulous malocclusions in children and adults. Am J Orthod Dentofacial Orthop. 2004；126：302-304.
26. Kokich VG : Managing complex orthodontic problems : the use of implants for anchorage. Semin Orthod. 1996；2：153-160.
27. Ohnishi H, Yagi T, Yasuda Y, Takada K : A mini-implant for orthodontic anchorage in a deep overbite case. The Angle Orthodontist. 2005；75：444-452.
28. Koyama I, Iino S, Abe Y, Takano-Yamamoto T, Miyawaki S : Differences between sliding mechanics with implant anchorage and straight-pull headgear and intermaxillary elastics in adults with bimaxillary protrusion. Eur J Orthod. 2011；33：126-131.

3 患者の視点

伊藤　公一／保田　好隆／保田　好秀

インフォームドコンセントと矯正歯科治療

矯正歯科治療の特殊性

　矯正歯科治療は，患者と術者との間の取り決めが，状況の変化によって修正しなければならない，いわゆる不完備契約[1]であるとされている．高田[2]は契約の不完備性を特徴づけるリスクとして，①時間的要素，②生物学的要素，③社会的要素，④心理学・精神医学的要素の4つの要因を挙げている．さらに高田は，以下のように説明を加えている．

時間的要素

　一般に矯正歯科治療に要する時間(期間)は長く，その間に，治療開始時に説明した内容が忘れられる，あるいは違う内容にすりかえられるといったことが生じる可能性がある．そのため歯科医師は，患者のモチベーションを高める努力を行うことが大切である．

生物学的要素

　治療中に顎骨の成長，乳歯から永久歯への交換，第二および第三大臼歯の萌出，あるいは歯槽骨の吸収といった生体の変化や精神発達といった個体の変化があることを認識していなければならない．

社会的要素

　治療期間中に進学，就職，結婚および出産などによって患者を取り巻く社会的環境が変化することも考慮しなければならない．

心理学・精神医学的要素

　患者の評価と術者の評価が一致するとは限らない．このように矯正歯科治療を取り巻く環境が複雑なため，状況によっては，患者との取り決めを変更しなければならなくなる可能性がある．これらの変更がスムースに行えるよう，患者や患者の保護者と良好な信頼関係を築く努力を惜しんではいけない．

オーラルケアの動機づけ

　歯科医院でのオーラルケアは，およそ1か月に1回程度行うことが多い．そのためホームケアは，矯正歯科治療の成否に関わる大変重要なファクターの1つである．しかし，患者のオーラルハイジーンに対するモチベーションの維持は，時間的要素の項で示したように，矯正歯科治療に要する時間が長いため，容易ではない．とりわけ外的内的動機づけによって，矯正歯科治療を希望された場合は難しいとされている．また，歯科医師や歯科衛生士からの指導方法によっても大きく左右されることが多いので注意が必要である．

　具体的[3]には，
①矯正歯科治療中の患者が，う蝕や歯周病などの歯科疾患に罹患したことを非難すると，患者がストレスを受け，動機づけがうまくできなくなる．

②オーラルハイジーン・コントロールの目的を具体的に，理解しやすい表現で説明する．
③毎回担当したスタッフから，異なる指導を受けると患者は混乱し，歯科医院の信頼は低下する．そのため歯科医院のすべてのスタッフには，統一した見解を持たせなければならない．
④矯正歯科治療は時間を要するので，時間をかけて信頼関係を築いていけばよい．
⑤患者に敬意を持って接して，言葉遣いには十分配慮しなければならない．
⑥一度教えたからといって，すぐに実行できるものではないので，寛容な態度で接しなければならない．
⑦マニュアルどおりの指導法でうまくいかない場合，どのようにしたら上手にホームケアができるようになるかを考え，個々の患者に対して，最適なアドバイスをするようにする必要がある．
⑧上手にできるようになれば，評価し，誉めることが大切である．また改善がわずかでも認められた場合は，患者を励ます意味で誉めることが重要である．
⑨よい結果は，より強い動機づけにつながる．
といったことが挙げられる．

　ホームケアは非常に重要である．うまくいかない場合，矯正歯科治療を中断した方がよいと判断することも場合によっては必要である．治療をはじめる前に，家庭でのオーラルケアの重要性と必要性を患者に対して十分に説明を行い，理解してもらう必要がある．その上で，ホームケアがうまく行われていない場合には，矯正歯科治療を中断して，歯肉炎，歯周病あるいはう蝕に対する治療を行い，治療費用が矯正歯科治療以外に必要となることについて，あるいは矯正歯科治療自体を中止する可能性について説明をし，書面で確認しておく必要がある．

インフォームドコンセントと歯周治療

　これまでの医師や病気を中心にした医療(doctor or disease oriented system；DOS)に対し，患者中心の医療(patient or problem oriented system；POS)では，患者の生活の質(quality of life；QOL)を重視し，患者の自主性，自己決定権などを尊重することになる．そのためには，インフォームドコンセント(informed consent；IC)が重視される．ICとは，医師が行う診療行為を患者によく説明し，患者がその説明をよく理解し，納得し，同意したうえで，医師は医療行為を行うことができることを意味している．ICは，医療の現場における意志決定の中核をなすものであり，これを促進することが患者および医師の双方にとって有益であり，患者と医師がよりよい信頼関係を構築するために必要である．すなわちICは，医師のパターナリズム(paternalism，父権主義，温情主義)[※1]と患者のお任せ主義の関係から脱皮して，理解し合う医療の実現に向けて不可欠である[4]．

※1　**医師のパターナリズム(paternalism)**
　医師は患者の父親もしくは指導者であり，患者はその子どもである．医療の現場では，患者の最善の利益の決定の権利と責任は医師側にあり，医師は自己の専門的な判断を行うべきで，患者はすべて医師に委ねればよいという考え．

例をあげてみると，DOSでは，歯科医師が歯周外科手術に長け，この方法が最善である，これしかないと信じて，歯周治療の選択肢として，それしかないことを強調すれば，患者は好むと好まざるとに関わらず，歯科医師に従うことを意味する．一方POSでは，歯周外科手術以外に複数の治療内容のメリット，デメリットを科学的根拠に基づいてICすることが必要となる．そして患者が歯科医師の説明を理解し，説明された歯周治療のなかから納得のいく歯周治療を選択したことを確認して，初めて歯周治療を開始することができる．

したがって歯科医師は，歯周治療を行う前に歯周病の症状，進行度，治療内容などを患者に十分説明し，同意を得たうえで歯周治療を開始しなければならない[5]（図1）．

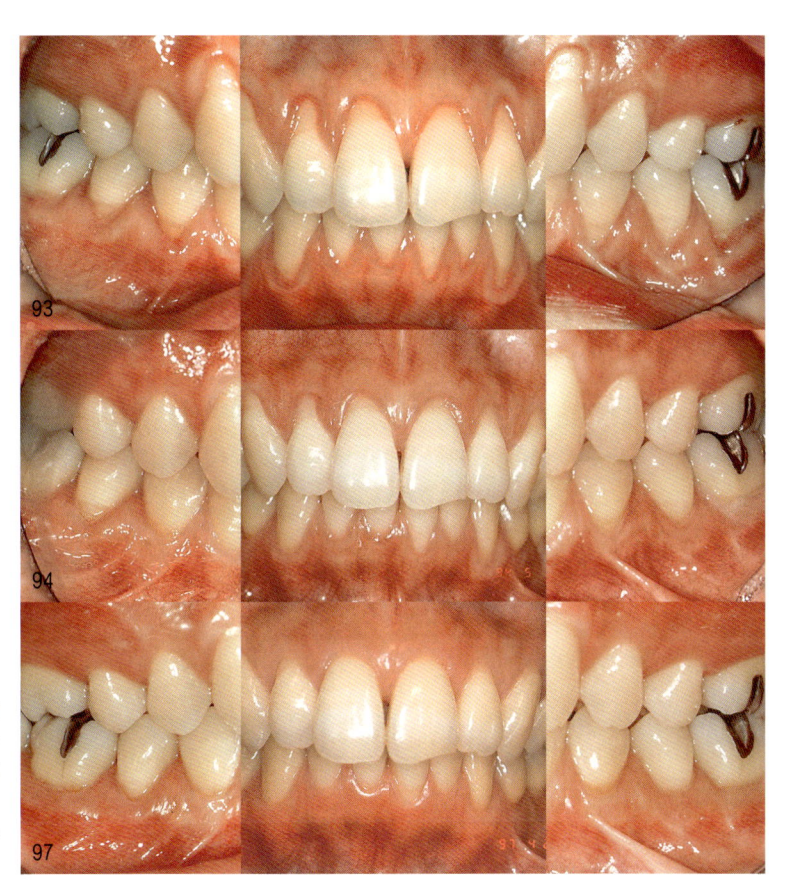

図1　歯科医師は，歯周治療を行う前に歯周病の症状，進行度，治療内容などを患者に十分説明し，同意を得たうえで歯周治療を開始する[5]．

ホームケアと矯正歯科治療

ホームケアを適切に行うためには，患者に"適した道具"を使用させ，"適した方法"を伝えないといけない．成人の矯正歯科治療を行う場合，図に示す"エッジワイズ装置（図2）"を使用する場合が多い．最近は，セットアップモデルに透明なシートを圧接して作製した装置（図3）を使用する患者も多いが，このような装置は，可撤式であるため，ブラッシングを行うことは難しくない．しかし可撤式装置であるからといって，ホームケアの方法を教える必要がないというわけではない．毎日，長時間の装着が義務づけられた装置の手入れの方法や，適切なホームケアの方法を指導しなければならない．患者に装着した装置，患者の社会的環境などに応じたホームケアの方法を指導し，またそれに適した"道具"を提供，あるいは紹介しなければならない．

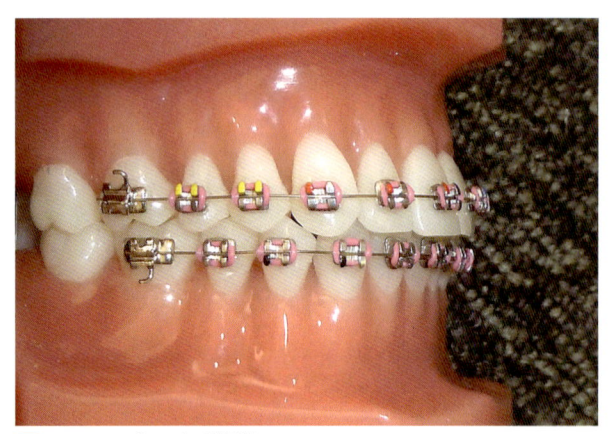

図2　エッジワイズ装置.

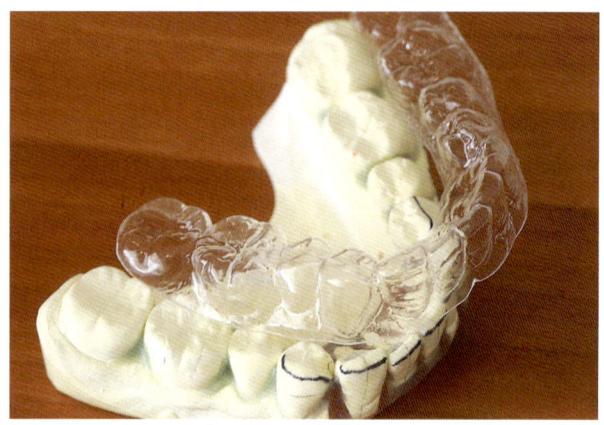

図3　セットアップモデルに透明なシートを圧接して作製した装置.

　エッジワイズ装置が装着された状態が，治療中で最もホームケアが難しいとされている．この装置が装着された場合のホームケアについて述べる．

エッジワイズ装置とホームケア

　エッジワイズ装置も多様化し，従来のモジュールやリガチャーワイヤーを用いて結紮するタイプ(図4)，シャッターのような構造を備えたもの(図5)，樹脂製のキャップをアタッチメントの頰側面から被せるようにして使用するもの(図6)，アタッチメントの溝に組みこまれた金属によってアーチワイヤーを挟み込むタイプ(図7)など，さまざまな種類がある．

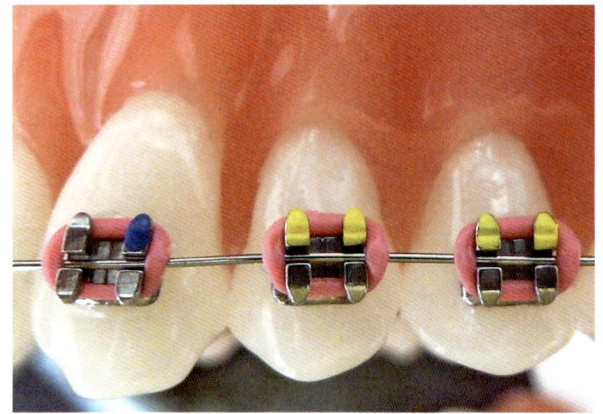

図4　従来の結紮するタイプ.

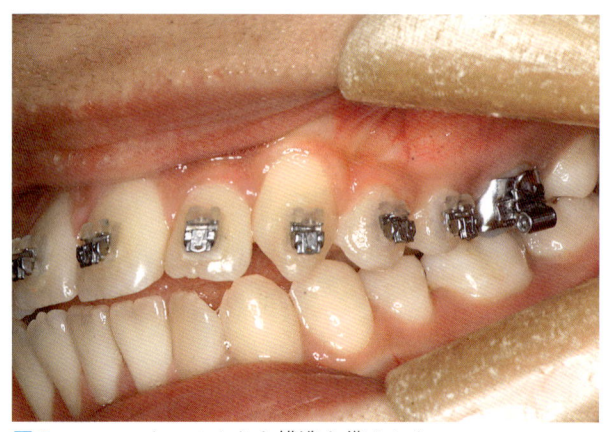

図5　シャッターのような構造を備えたもの.

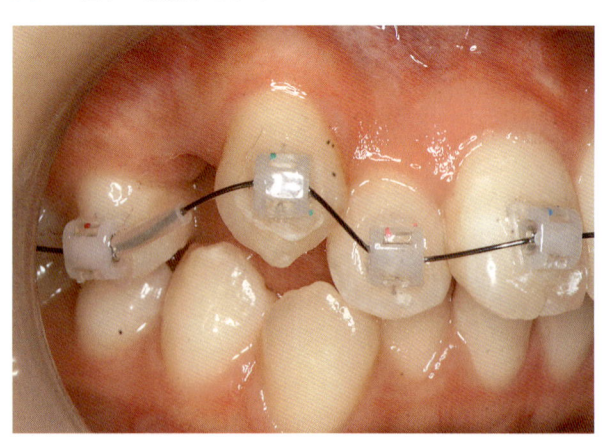

図6　樹脂製のキャップをアタッチメントの頰側面から被せるようにして使用するもの.

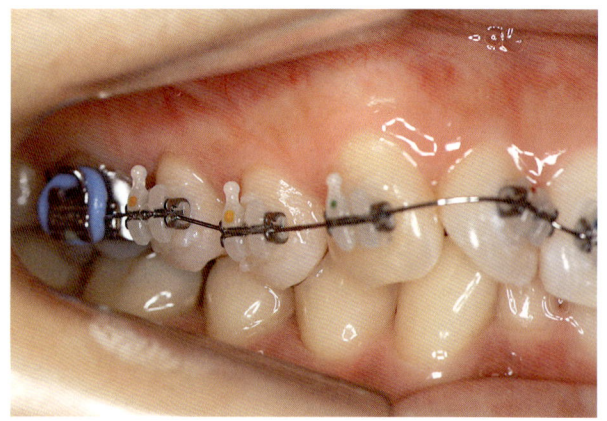

図7　アタッチメントの溝に組みこまれた金属によってアーチワイヤーを挟み込むタイプ.

一般的に，エッジワイズ装置を構成する要素としては，切歯，犬歯，小臼歯部にはブラケット(図8)，大臼歯部にはチューブ(図9)，そしてアーチワイヤー(図10)が挙げられる．ブラケットやチューブは図に示したように複雑な構造をしており，アーチワイヤーの下部についても，清掃が困難な部位として認識しなければならない．このようにエッジワイズ装置が装着された患者は，オーラルハイジーン・コントロールを行うことが物理的に難しく，プラークが付着，停滞しやすくなる．とりわけ大臼歯部のチューブを装着する場合，バンドを用いた場合は嫌気性菌が繁殖しやすい環境となることが知られている．

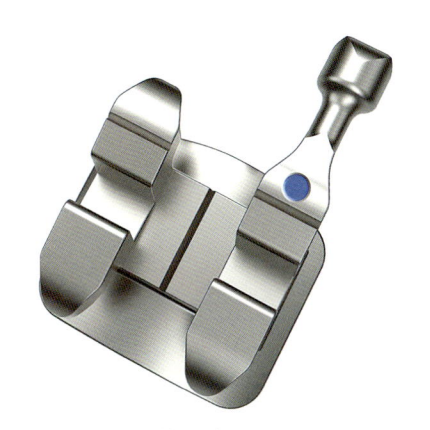

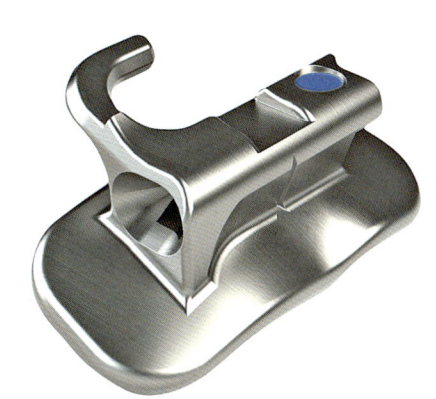

図8　フック付のブラケット．

図9　チューブ．

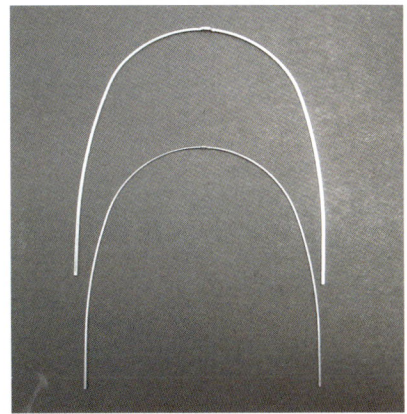

図10　アーチワイヤー．

歯ブラシを使用する場合

［どのような歯ブラシがよいのか？］

歯ブラシのヘッドの大きさについては，患者の人差し指と中指をあわせた幅よりも小さなものがよいとされている．またステンレス，セラミックあるいは樹脂製の装置の周囲を磨かなければならないため，少し硬めの毛先を用いなければならない．

歯ブラシのヘッドは山型(図11)やシングルタフトブラシ(図12)が，装置周囲に関しては磨きやすい．しかし，装置のついていない歯面に関しては，フラットなヘッドの方が磨きやすいため，2種類の歯ブラシを併用することで，効率的なブラッシングを行うことができる．装置を磨くことになるため，ブラシの毛先が傷みやすい．そのため3〜4週間に1回，新しいものに取り換えるとよい．

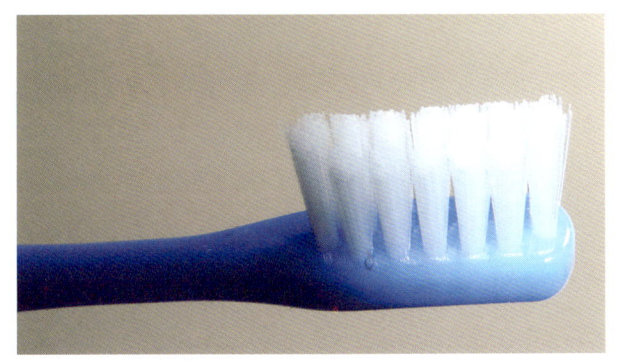

図11　山型の歯ブラシのヘッド．

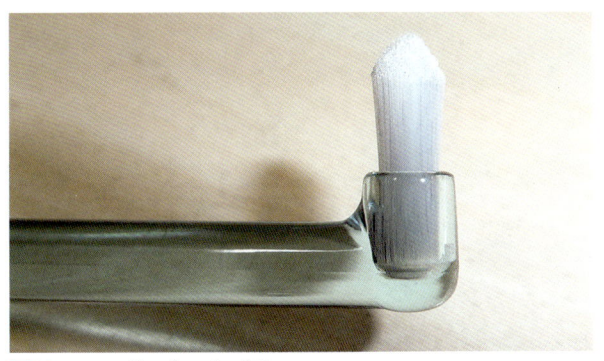

図12　シングルタフトブラシ．

3　患者の視点

［どのように磨くと効果的なのか？］
磨きにくい部位

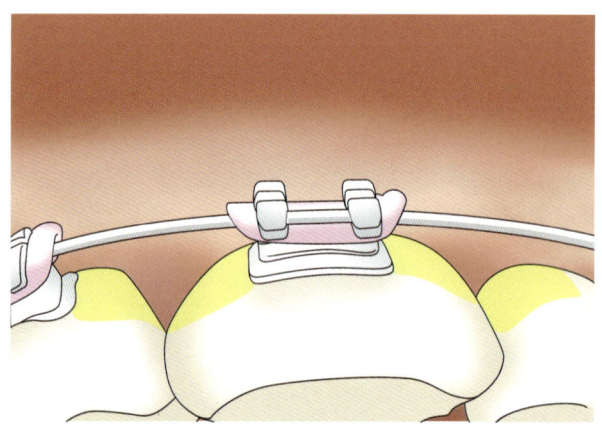

図13　ブラケット周囲および隣接面は歯ブラシの届きにくい部位となる．

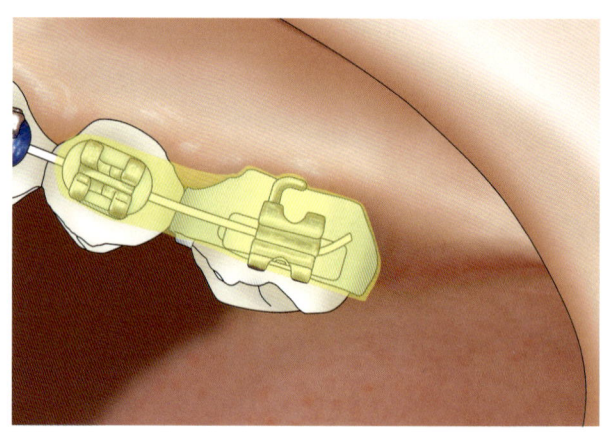

図14　チューブ，ブラケット，アーチワイヤーの周囲，バンドの周囲が磨きにくい．

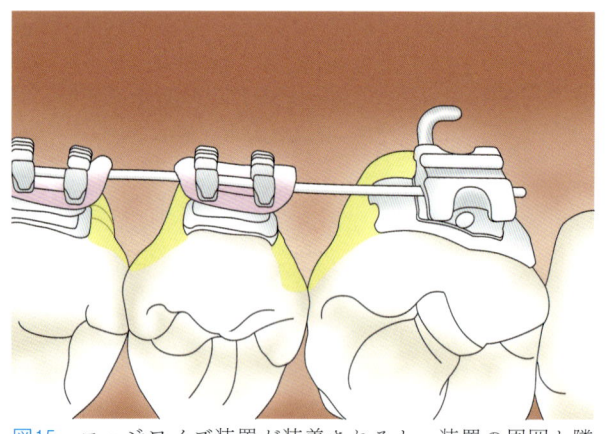

図15　エッジワイズ装置が装着されると，装置の周囲と隣接面が磨きにくくなる．

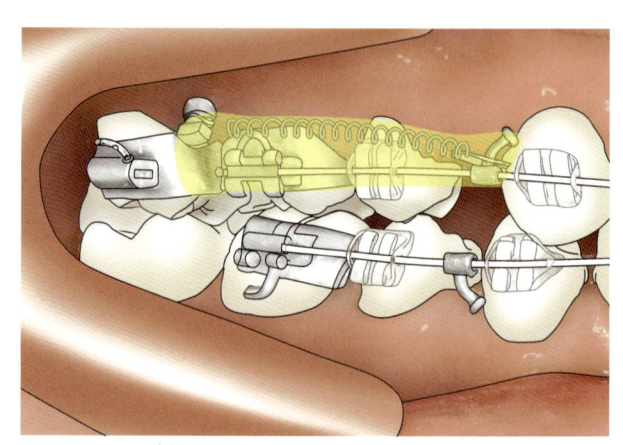

図16　とくに矯正用マイクロインプラントを使用している症例で，クローズドコイルを用いる場合，さらに磨きにくい状況となる．

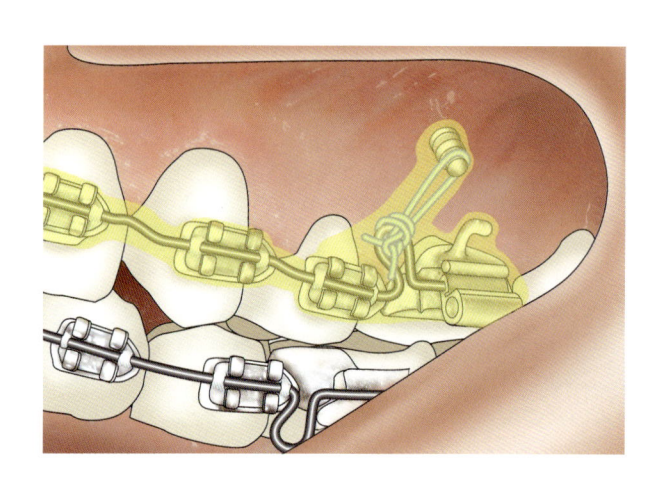

◀図17　矯正用マイクロインプラントからアーチワイヤーを牽引している場合も磨きにくい部位が増える．このような状況でどのようにブラッシングをすればよいのかを教えておかなければいけない．

Chapter 4／患者の希望をかなえるために

磨きにくい部位の磨き方(図18〜25)
　図に示したようにブラケットのついた唇側面については，いくつかの"パーツ"に分けて磨くことが効果的である．

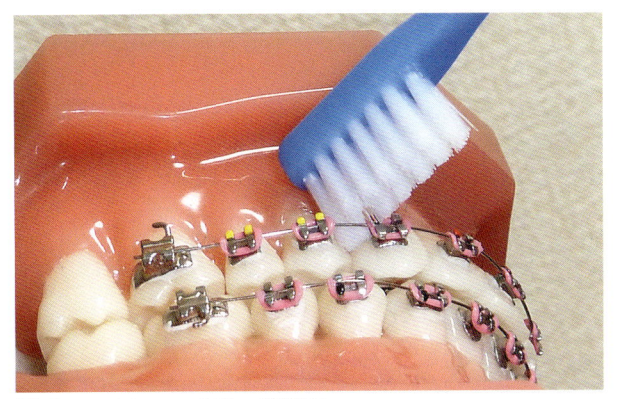

図18　ワイヤーの内側の隣接面．

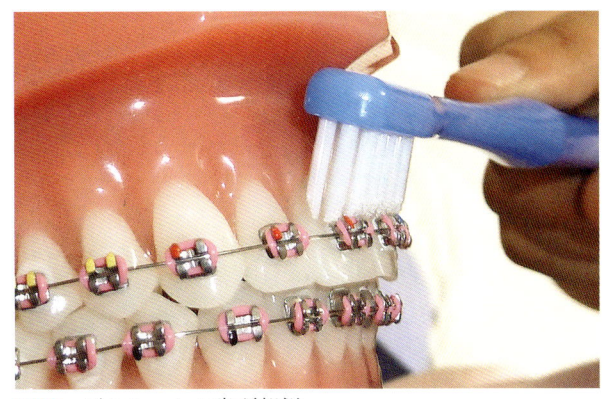

図19　ブラケットの歯頸部側．

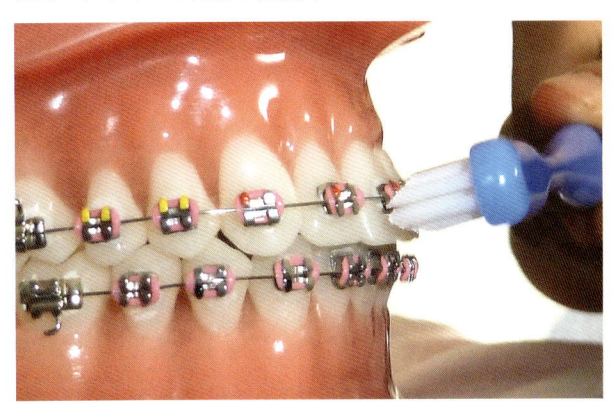

図20　ブラケットの唇側面．

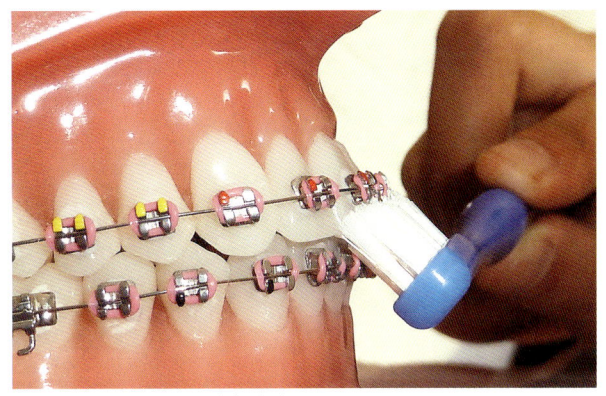

図21　ブラケットの歯冠部側．

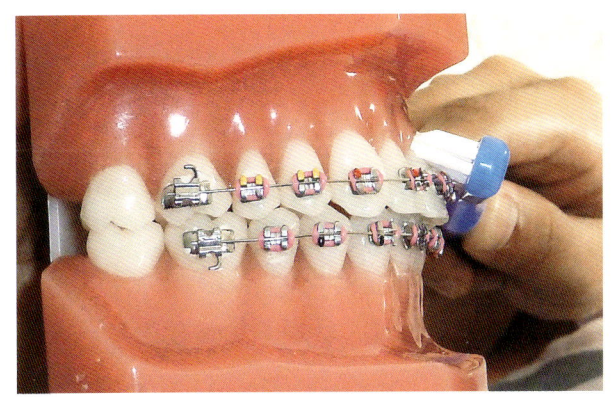

図22　歯肉辺縁部．

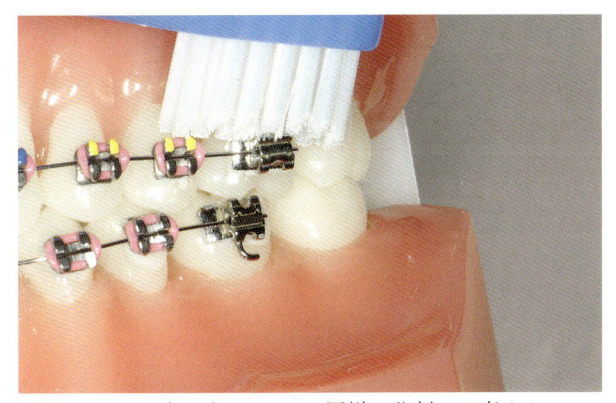

図23　チューブもブラケットと同様に分割して磨くとよい．歯頸部側の磨き方．

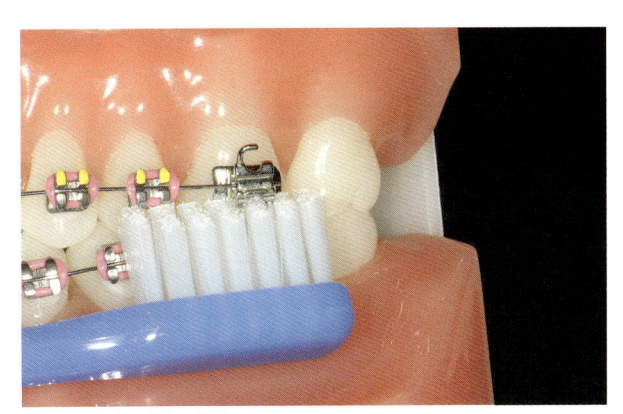

図24　咬合面側の磨き方．

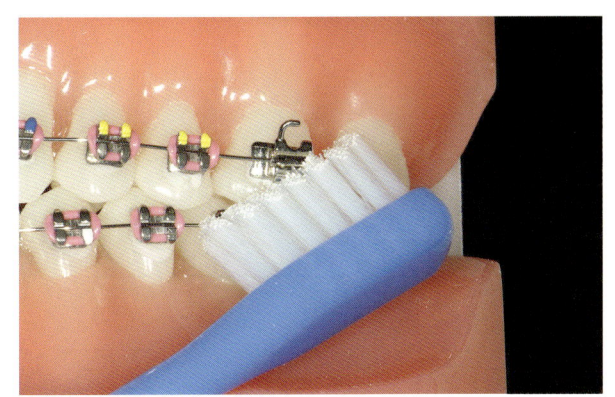

図25　遠心面は，歯ブラシを立てるようにして磨くとよい．

73

電動歯ブラシや音波振動歯ブラシを使用する場合
［どのように使用すると効果的なのか］

矯正歯科治療中の場合，電動歯ブラシが装置と直接接触して，壊れたり外れたりすることを避けなければならない．この観点から，音波歯ブラシ(図26)を使用することが安全ではあるが，唾液などの水分の存在がなければ，機能しないこと，音波歯ブラシを口にくわえるだけでは効果がないことなどを理解してもらい，適切な使用方法の指導が必要である．

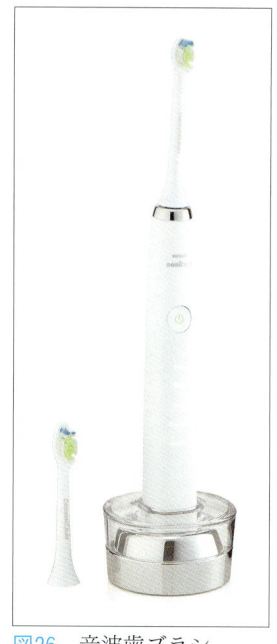

図26 音波歯ブラシ．

歯間ブラシの使用

歯間ブラシは，空隙の大きさによってSSSからLLまでのサイズがあり，患者の歯間空隙に合わせて選択し，使用方法について指導しなければならない．またLあるいはLLサイズの歯間ブラシを図27に示すように，隣接面やアタッチメント周囲の清掃に用いると効果的である．

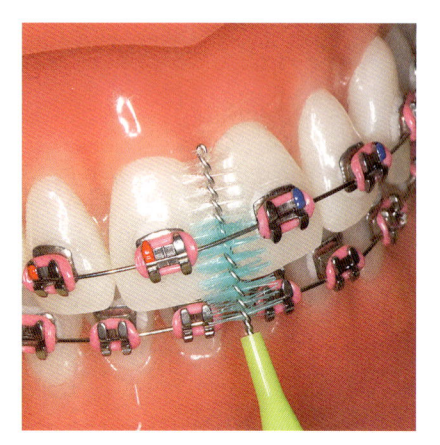

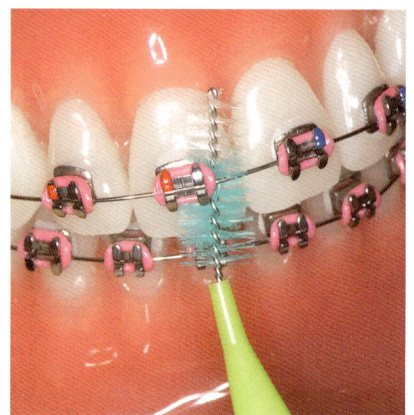

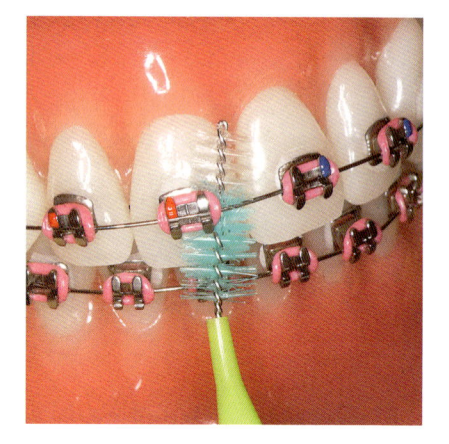

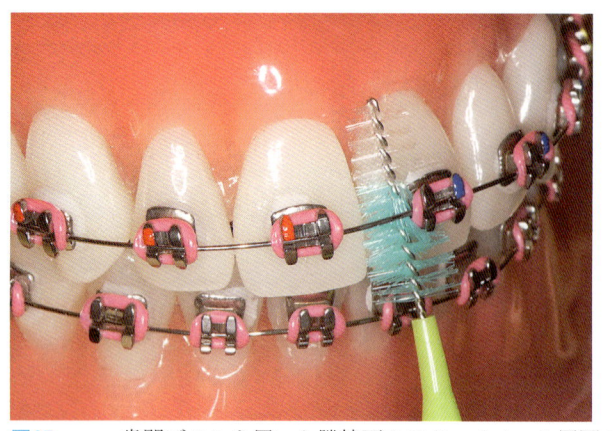

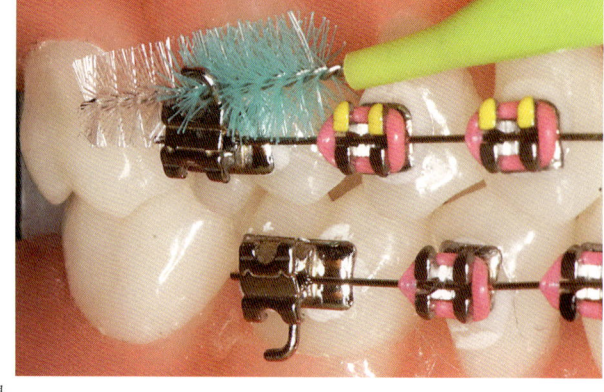

図27a〜e 歯間ブラシを用いた隣接面やアタッチメント周囲の清掃．

デンタルフロスの使用

エッジワイズ装置が装着されている場合，通常の方法では，隣接面の咬合面寄り，および口蓋側寄りの部分を磨くことはできる．しかし，フロススレッダー（図28）などを用いると，いままでどおり，使用することができる．

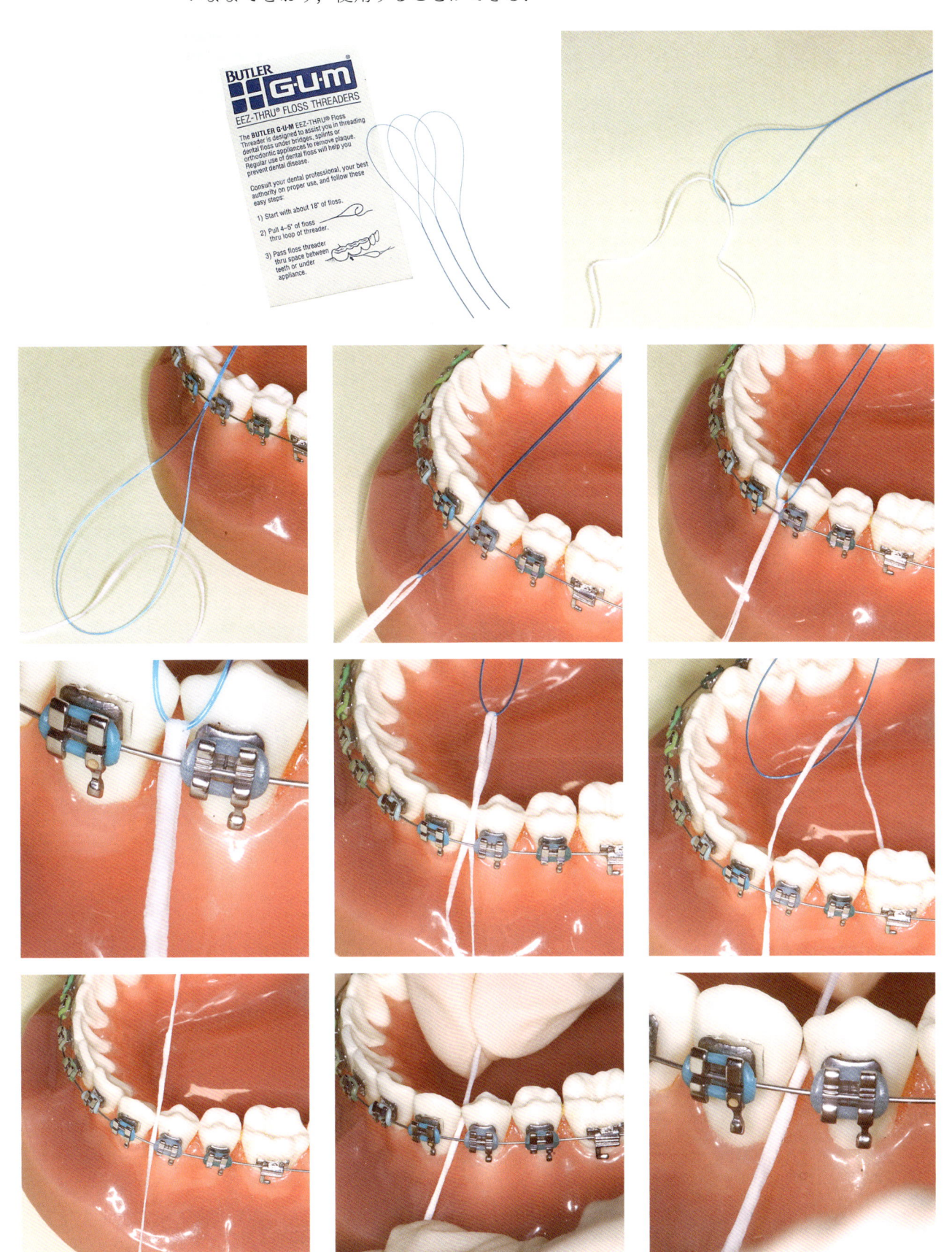

図28a〜k　フロススレッダーの使い方．

歯磨剤や洗口剤

歯磨剤は物理的に，歯の表面に付着したプラークを取り除くのでフッ素が含有されたものが，洗口剤はプラークが歯面に付着することを抑制する効果のある抗菌作用のある成分を含有するものがよい．

喫煙について

喫煙をすると，歯肉内に貧血が起きる．そのため喫煙の習慣は，歯肉に対する為害作用があり，歯の移動が阻害されることが知られている．

ホームケアと歯周治療

近代医療は，一人の患者に対してさまざまな専門医療従事者が業務を分担することが特徴である．歯科医療の場においても歯科医師，歯科衛生士，歯科技工士あるいは栄養士などが関わって歯科医療を行うことも少なくない（図29）．しかし，医療の原点は，「患者が病気に打ち勝つために行う患者と医療従事者との協働（コラボレーション）」であるといわれている．すなわち医療は患者の協力なしに行うことは不可能で，患者と医療従事者のコラボレーションこそ医療そのものということができる．

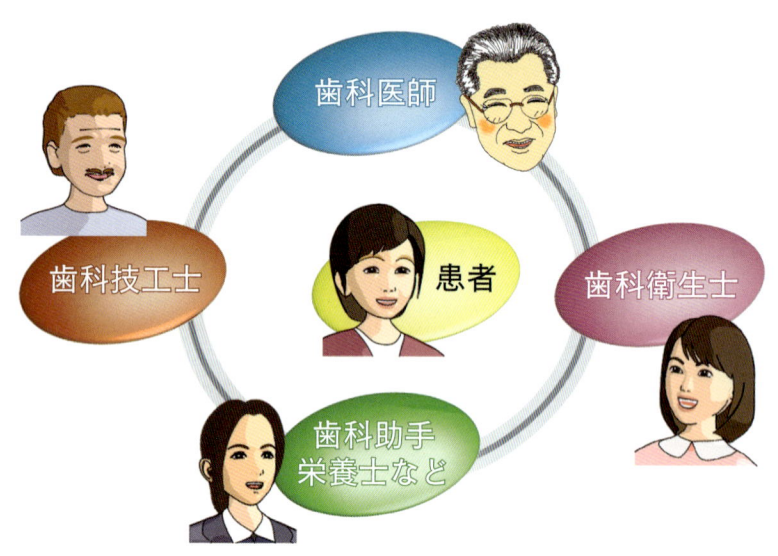

図29　患者を中心とした歯科医療従事者のコラボレーション．

歯周病はプラーク中の細菌による感染症であり，生活習慣病でもある．プラークを除去あるいは減少させること，および生活習慣の改善が歯周病の予防と治療の根幹をなす．とりわけ，プラークコントロールは極めて重要である．歯周治療の成否は，プラークコントロールに左右され，歯周治療開始からメインテナンスやSPTの全体を通して，歯科医療従事者が指導管理する必要がある．プラークコントロールは，機械的プラークコントロール，化学的プラークコントロールおよび生物学的プラークコントロールに大別できる（表1，図30）．また，プラークコントロールは，患者自身が家庭で行うホーム（セルフ）ケアと歯科医療従事者が患者来院時に行うプロフェッショナルケアにわけることができ，患者と歯科医療従事者がコラボレーションしてプラークコントロールを行うことで歯周治療は成功する[6]（図31）．

表1 プラークコントロールの分類.

実施者		患者	歯科医師・歯科衛生士
場所		家庭	歯科医院
対象		歯肉縁上プラーク	歯肉縁下プラーク
手段	機械的	歯ブラシ デンタルフロス 歯間ブラシ 舌ブラシ	PMTC スケーリング ルートプレーニング 歯周外科治療
	化学的	歯磨剤 洗口剤	殺菌剤 抗菌剤
	生物学的	プロバイオティックス[※2]含有錠剤	

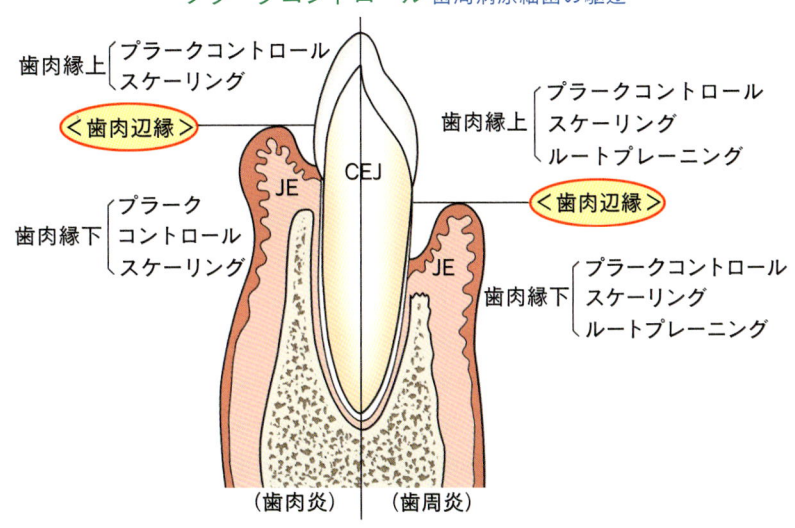

図30 プラークコントロール.

　患者自身が行うプラークコントロールを成功させるうえで,医療面接,歯周組織検査結果,プラーク付着状態,口腔内写真などを用いて患者に歯周組織の病態を知らせ,具体的な歯周治療の内容の説明などを行うモチベーション(動機づけ)は重要である.モチベーションは,時間の経過とともに効果が低下するので,1回で終了することなく,定期的に反復することが不可欠である[7](表2,図31).

※2　プロバイオティックス(probiotics)
　アンチバイオティックスに対比される用語で,腸内や口腔内フローラのバランスを改善することにより,宿主に有益な作用をもたらす乳酸菌などの生きた微生物のこと.この有用な細菌の働きで,生体の健康維持を図ろうとする考え方が広まりつつある.

表2 モチベーションにおける問題の明確化[7].

現状把握	将来予測	目標設定	意思決定
何が困難にさせているのか	放置するとどうなるのか	どうなったら明るくなるのか	どうすれば問題は解決するのか．その方法は実行可能か
プラークコントロールの必要性は理解できたが，仕事が忙しく時間がない．外食が多いので難しい	PCRが下がらず，担当者に注意され，口腔内状況も変化せず，自覚症状も強くなる	PCRが下がれば，担当者からも評価され，口腔内症状もよくなる	1回のプラークコントロールの時間を増加し，毎食後行う．職場に歯ブラシを置く．外食時は歯間部清掃だけでも行う

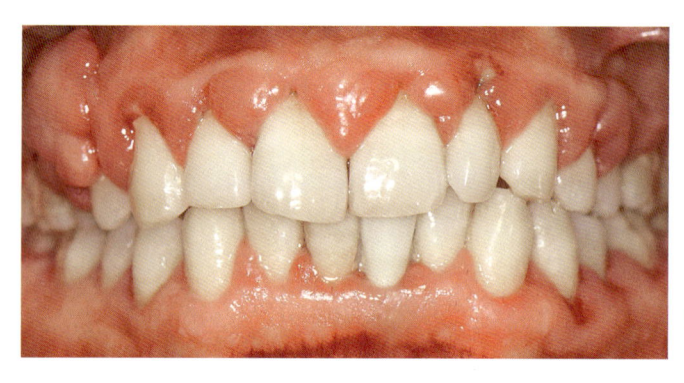

図31a 47歳，男性．初診時の口腔内写真．

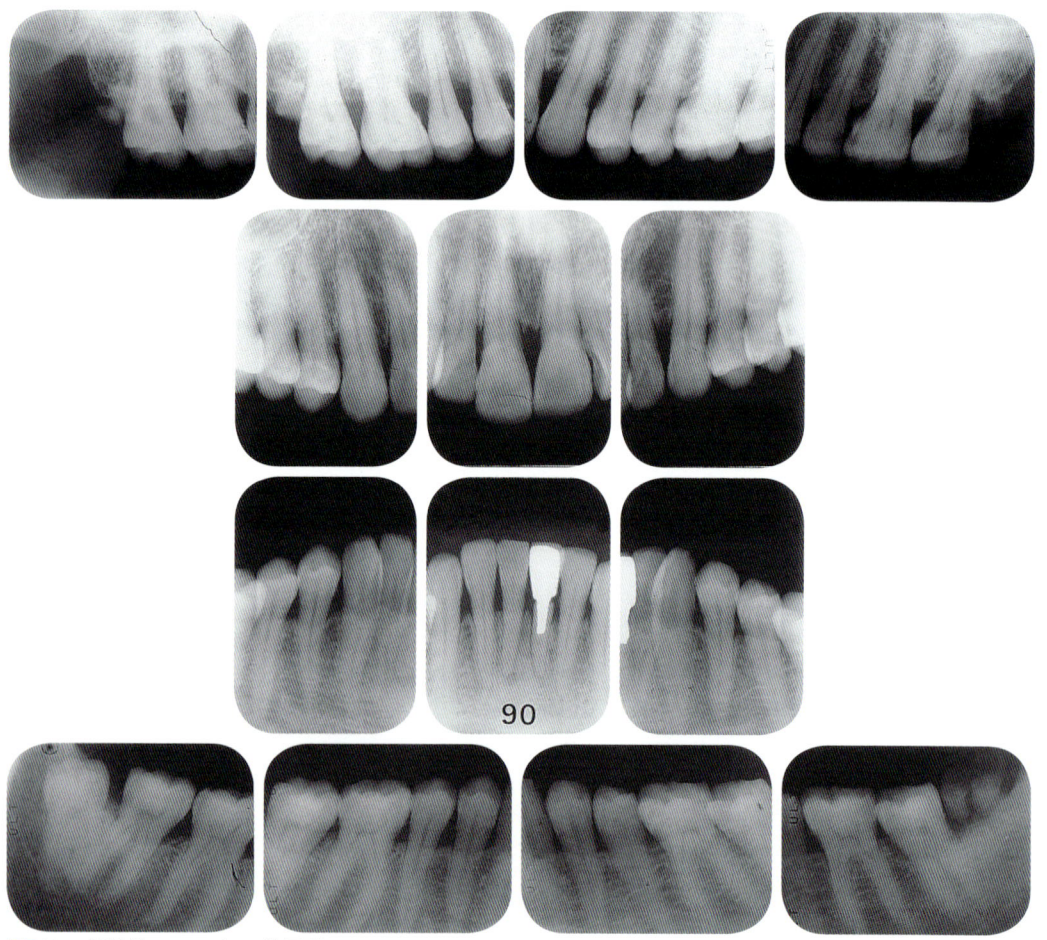

図31b 初診時のエックス線写真．

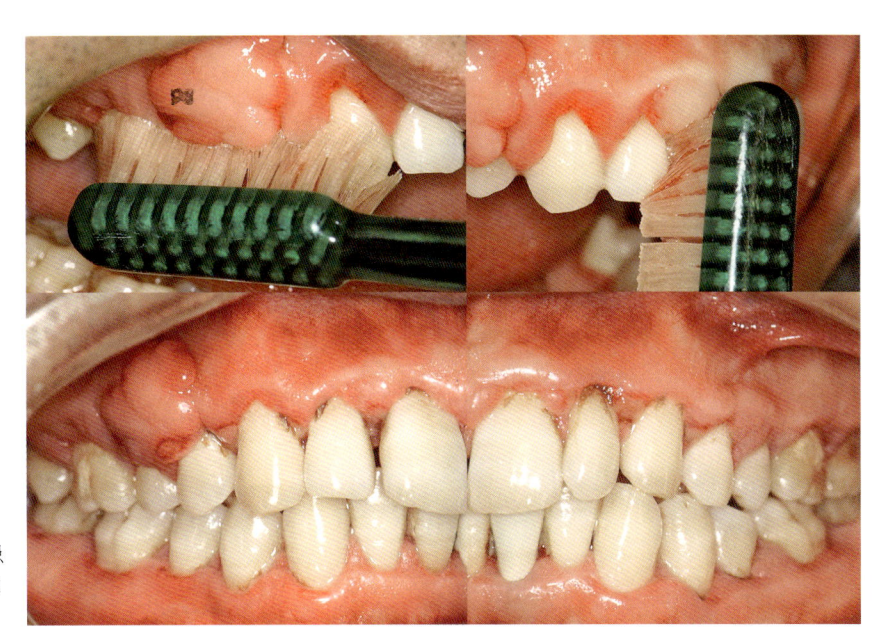

Chapter 4／患者の希望をかなえるために

図31c 適切なブラッシング指導後，患者自身によるプラークコントロールにより歯肉が引き締まってくる．

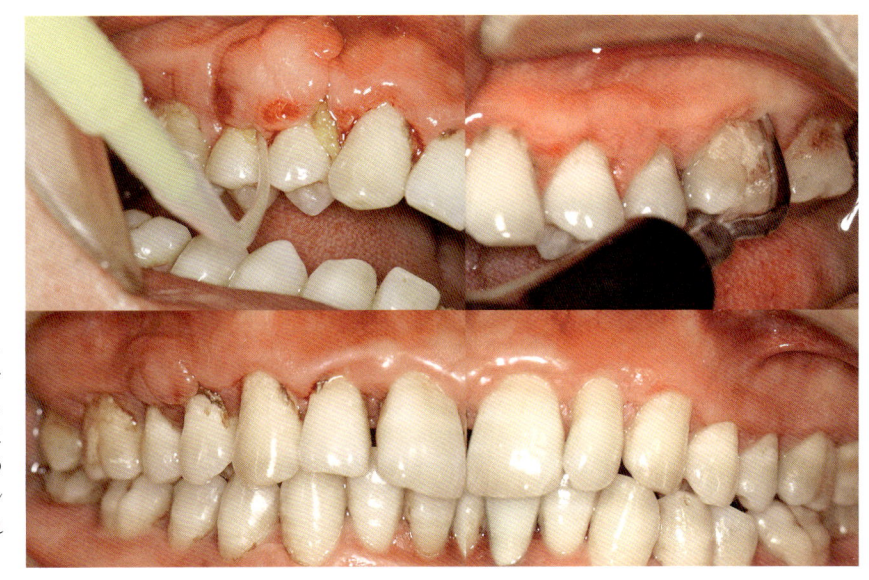

図31d 機械的プラークコントロールと化学的プラークコントロールとの違いを理解してもらうため，左側には超音波スケーラーでスケーリングを行い，右側にはテトラサイクリン系抗菌薬ペーストの投与を行った．プラークがコントロールされると，歯肉の炎症はさらに改善される．

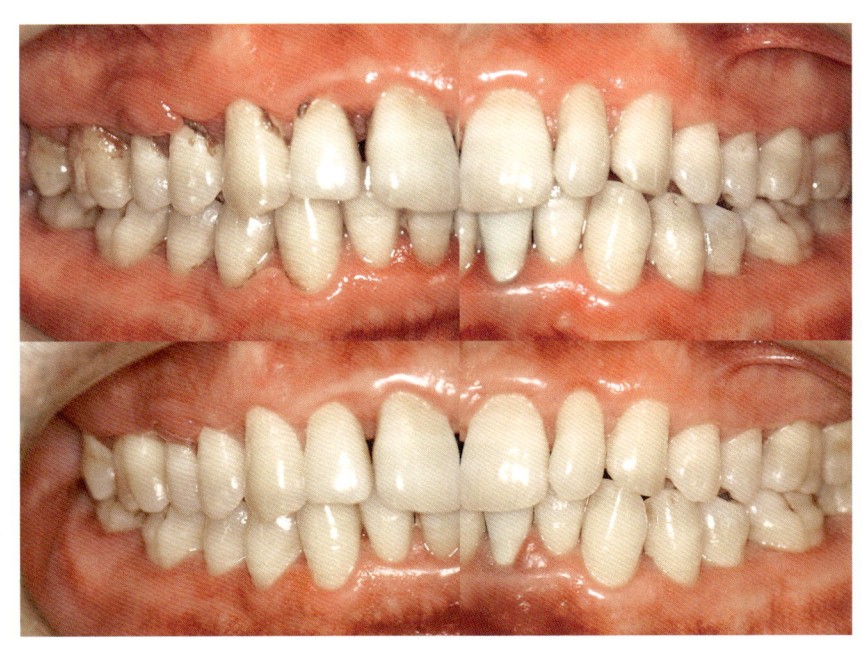

図31e これまでの経過から歯石よりもプラークの為害性が強いことが示されたが，歯石が付着しているとプラークコントロールを妨げる因子となるため，除去が必要であることを説明し理解してもらい，歯肉縁上・縁下のスケーリングとルートプレーニングを行う．

3 患者の視点

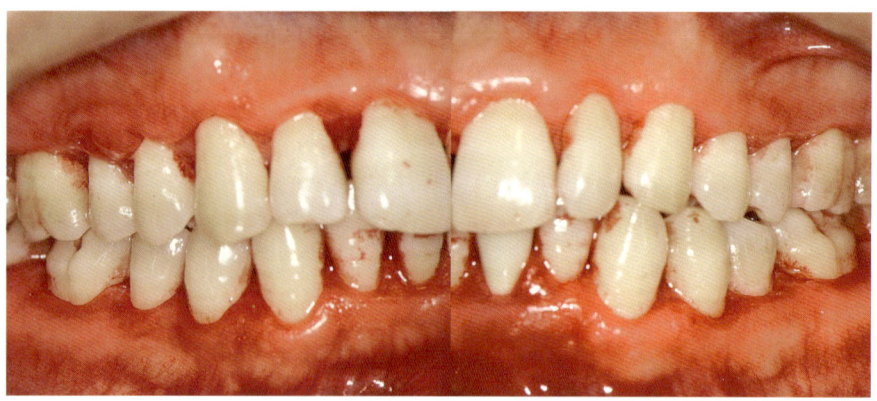

図31f プロフェッショナルケアとセルフケアの役割分担を確認するため，セルフケアの後に染め出しを行ってみる．

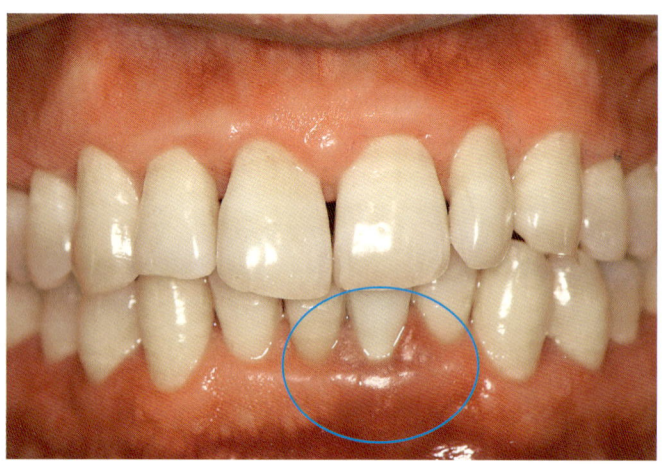

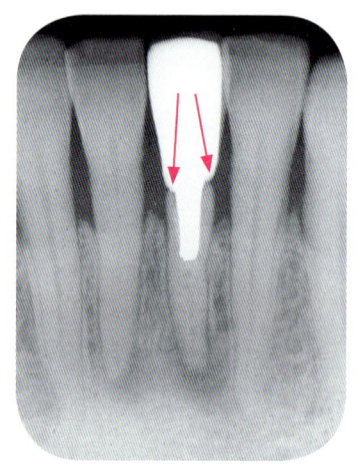

図31g 治癒不全部（○囲み部）．エックス線写真上で冠辺縁不適合（↓），歯内療法不備を認める．歯周環境が不良のため，歯肉縁下プラークコントロールが不可能で，炎症が改善されない．

　患者が歯科医療従事者の提示した歯周治療方針を理解して受け入れ，治療上必要とされる指示や自己管理法などを遵守し，実践することをコンプライアンス（compliance）という．すなわち，患者の治療に対する理解と協力度のことである．歯周治療においては，口腔清掃指導に則ったセルフケアの実践ならびに定期的な健康管理を許諾するうえで，患者がコンプライアンスを獲得することは重要となる．

参考文献

1. 柳川範之：契約と組織の経済学．東京：東洋経済新報社，2009；83-84．
2. 髙田健治：Elements of Orthodontics 髙田の歯科矯正の学び方，わかる理論・治す技術．大阪：メデジットコーポレーション，2010；335-353．
3. 髙田健治（監修），保田好隆，日髙修（著）：矯正歯科治療とオーラルハイジーン・コントロール．東京：クインテッセンス出版，2000；1-105．
4. 日野原重明（監修）：POSによる歯科診療録の書き方．東京：医歯薬出版，2005；12-13, 24, 38-39．
5. Ando K, Ito K, Murai S:Improvement of multiple facial gingival recession by non-surgical and supportive periodontal therapy:a case report. J Periodontol. 1999；70：909-913．
6. 伊藤公一（監著）：歯が長持ちするプラークコントロールのグッドテクニック．東京：クインテッセンス出版，2010；7-17．
7. 特定非営利活動法人日本歯周病学会（編）：歯科衛生士のための歯周治療ガイドブック．東京：医歯薬出版，2009；70-71．

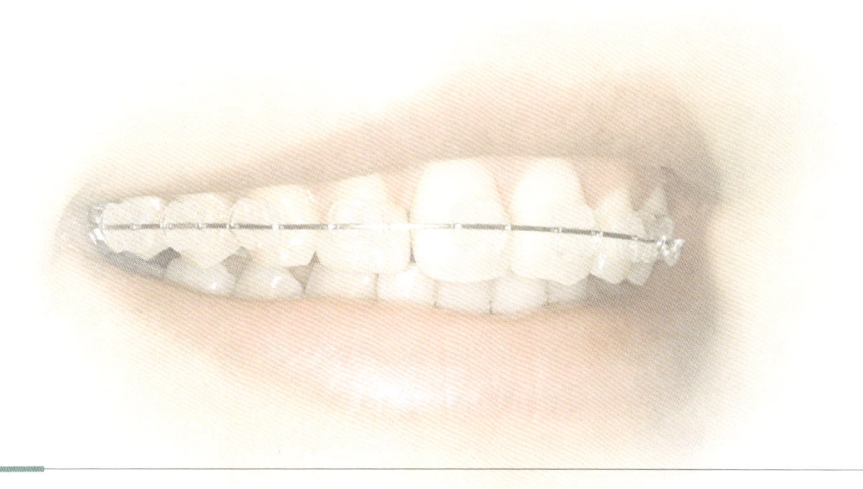

Chapter 5 Stopサインの症例

1 矯正歯科治療を行うべきでない症例

保田　好隆

成人に対する矯正歯科治療の禁忌症例

矯正歯科治療を行う上で，"禁忌"と考えられる場合があり，なかでも成人に対する治療に関しては，若年者とは異なる視点で判断しなければならない．

禁忌症例としては，次のことがあげられる．

歯周病や炎症のコントロールができない場合

患者が，歯周病の治療が必要であるのに，理解してくれない．その結果，プラークコントロールが不良で，歯肉の炎症が軽減せず，ポケットが深い場合，歯を移動させることで，症状をさらに悪化させてしまうので，矯正歯科治療の適応と考えてはいけない（図1）．

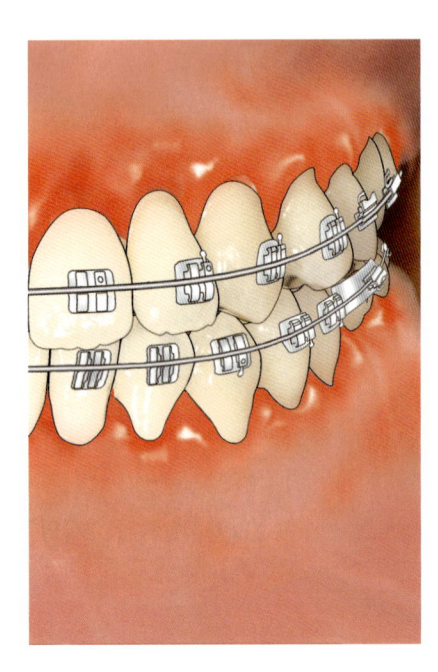

図1　歯周病や炎症のコントロールができない場合．矯正装置をつけることで現状より悪化してしまうことが予見できる．

矯正歯科治療だけでなく補綴治療も必要なのに，必要性を理解してくれない

すでに存在している大臼歯部などの抜歯空隙の閉鎖を行うためには，矯正歯科治療だけでなく補綴治療も必要な場合も多い．矯正歯科治療は万能ではなく，歯の移動量には限界があるため，できない治療をするように主張された場合は，患者に流されることなく断ることが必要である．

歯を動かすことで，歯を失う可能性が高い場合

重度の歯周病に罹患しており，歯を動かすことで歯を失うことが予見できるようであるならば，矯正歯科治療を行うべきではない．

固定源がない場合，あるいは人工的な固定源の確立もできない場合

歯を移動させる場合，歯を動かすための固定源が必要である．固定源となるべき歯がなく，患者が，矯正用マイクロインプラント[※1]や補綴用インプラントを用いた治療を受諾しない場合は，矯正歯科治療を行うべきではない．

患者の妥協が得られない場合

矯正装置を装着することで，審美性が失われることが多い．また装置による，口唇，舌，発音などに対しての違和感を受け入れることができなければ，治療ができない．

適応できない治療方法をするよう主張する場合

抜歯ケースであるのに非抜歯による治療を，あるいは手術が必要なケースであるのにカムフラージュ治療[※2]を希望する，といったインターネットなどによるその患者に適応しない情報や誇大広告によって，自分の治療もそのようにできると信じ込むケースも少なくない．その際，術者側が正しい知識と見識を有していれば，不要なトラブルを防ぐことができる．

治療結果に対して過大な期待をしている場合

成人の場合，矯正歯科治療によって"きれいになる"ことを希望して受診されている．治療後の自分の顔貌に対する，"社会的な評価"が変わり，自分を取り巻く環境が大きく変わることを期待して，治療をはじめる場合も多い．なかには，実現できるかどうかわからない夢や希望を抱いている場合もあり，治療の終盤に自分の環境が変わっていないため，治療を終了させることができない場合もある．したがって術前の問診の場で，できるだけ詳しく治療を受けたい動機についてインタビューしておく必要がある．

矯正歯科治療を行う必要がないと判断された場合

精神・心理的な原因で，治療が不要と考えられるような歯の配列の乱れや，理解できない咬合異常についての治療を希望される場合もある．できるだけ詳しく治療を受けたい動機についてインタビューし，慎重な判断が必要である．

糖尿病やリウマチといった全身疾患があり，歯の移動を行うことが望ましくない場合

全身疾患があるために矯正歯科治療ができないことがある．

歯周治療，補綴治療および矯正歯科治療の包括治療は重要であるのだが，適応症を誤ると，術者だけでなく医院に多大な精神的，経済的な負担となるため注意が必要である．

※1　矯正用マイクロインプラント

ミニインプラントやTAD(Temporary anchorage device)などともいう．チタン合金製の細いネジ状のもので，歯を動かす固定源として用いる．治療上，必要がなくなれば撤去する．

※2　カムフラージュ治療

骨格性下顎前突や骨格性上顎前突といった骨格性の問題を有する咬合異常患者に対して，顎の移動術といった外科的手段を用いずに，咬合を改善するための矯正歯科治療．

2 矯正歯科治療を中断する症例

保田　好隆

サインを見逃さない

　矯正歯科治療中に，望ましくない変化が認められた際，その状況を無視して，治療を続行すべきかどうかの判断は，重要である．

　大切なことは，

①患者の訴えや歯肉から認められる"サイン"を見逃さない

②認められた"サイン"を，このまま放置して治療を続行すべきか，治療を中断して，他の治療を介入すべきかどうか，あるいは治療方針の変更を行った方がよいのかどうかの，"判断"をする

ことである．

　では，どのような"サイン"なのか？

歯肉の発赤，腫脹

　歯周組織に炎症がある場合(図1)に矯正歯科治療を行うと，歯根膜は再生せず，歯周組織の破壊が引き起こされることが知られている．そのため，プラークコントロールを行うことができなくなったと判断されれば，対応することが必要である．

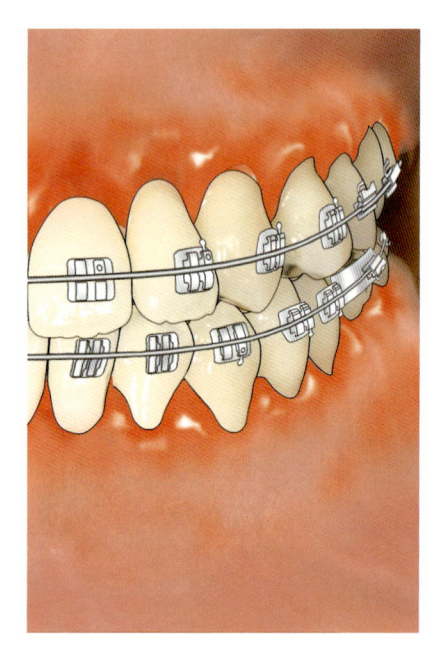

図1　歯肉の発赤，腫脹．矯正装置を装着すると口腔内の細菌数は必ず増加する．そのため正しいプラークコントロールの方法を治療前に伝えておかねばならない．

①エッジワイズ装置などの固定式装置を装着した結果，装置が複雑で技術的に患者がプラークコントロールできなくなった．このような場合，アーチワイヤーを撤去してブラッシングしやすい環境にし，適切な歯周治療を行いながら，炎症が治まるまで観察する．また，アーチワイヤーが挿入されていても，プラークコントロールを行うことができるよう，ブラッシング指導を再度行うことが必要である．

②治療期間が長期化したことなどが原因で，患者のモチベーションが低下した．その結果，プラークコントロールに対して協力的でなくなった．一度，低下したモチベーションを再度高めることは，非常に難しい．治療当初高かったモチベーションをできるだけ維持できるよう，患者とコミュニケーションをとりながら治療を進めていく配慮が必要である．モチベーションが低下してしまった場合，カウンセリングを行いながら，プラークコントロールの必要性を再認識してもらうことが必要である．また，患者からモチベーションが低下した原因を探り，できれば矯正歯科治療に反映する，あるいは患者が不満に感じていることに対して，医院側は詳しく説明し，患者に対して理解を求める努力が必要となる．

　歯肉に炎症が生じているため，アーチワイヤーを撤去してブラッシングしやすい環境にし，適切な歯周治療を行いながら，炎症が治まるまで観察する．また，炎症が治まれば治療を再開するのだが，患者のモチベーションを維持することができるよう，医院側も努力することが必要である．

③患者の生活環境が変化し，プラークコントロールに対して協力的でなくなった．

　患者とカウンセリングを行いながら，患者の置かれている状況を把握し，今後，プラークコントロールをどのようにして行えばよいのかなどについて，相談に応じるとよい．歯肉に炎症が生じているため，アーチワイヤーを撤去してブラッシングしやすい環境にし，適切な歯周治療を行いながら，炎症が治まるまで観察する．また，炎症が治まれば矯正歯科治療を再開するとよい．

歯肉から歯根が触れる

　下顎前歯部の唇側や舌側歯肉部に，歯肉から歯根が触れることがある（図2）．下顎前歯部の歯槽骨の唇舌的な幅が狭い症例は，歯の移動の許容量が少ない．そのような環境の下，歯を唇舌側に傾斜させた場合に起こることがある．このまま治療を継続せず，一度セファロ写真などを撮影して，症状を確認する必要がある．ワイヤーにトルクを加えて歯根を安全な位置に移動させる必要があり，治療計画や治療予定の見直しが必要と考えられる．

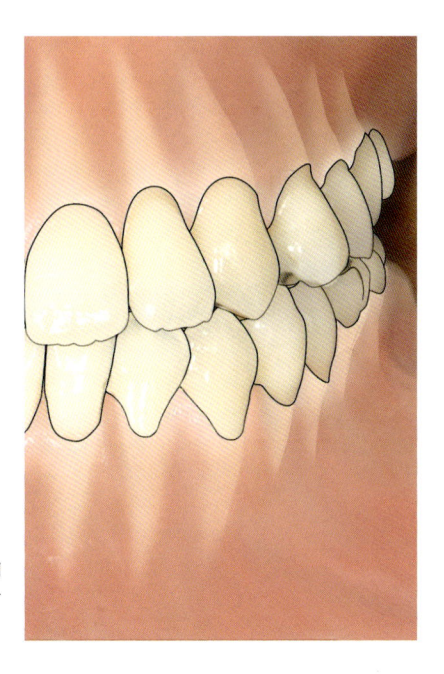

図2　歯肉から歯根が触れることがある．術前に必ず口腔内写真を撮影しておき，術中の異常と考えられる所見と比較する必要がある．

歯肉の退縮，歯根露出

上顎犬歯や下顎前歯部の唇側歯肉部に歯肉退縮や歯根露出がみられることがある（図3）．歯槽骨の限界を超えて，歯根を移動させようとした場合に認められる．とくに無理な非抜歯による配列を行った場合，歯槽骨の幅が狭い部位で，歯根を頬側に移動させた場合に認められることが多い．歯の移動を中止し，治療計画や治療予定の見直しが必要と考えられる．

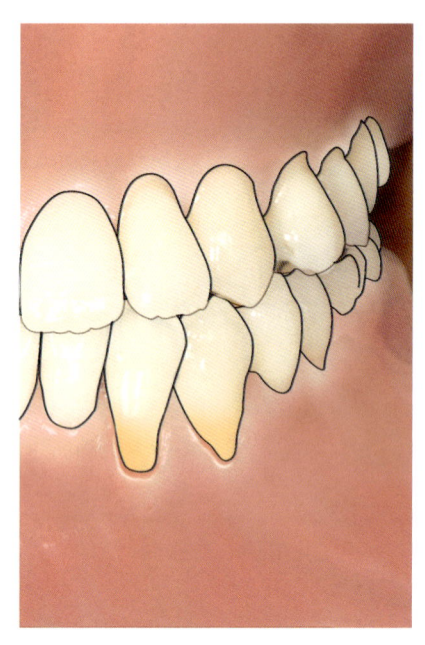

図3　歯肉の退縮と歯根露出．

生理的動揺を超える歯の動揺

矯正歯科治療中の歯は，歯根膜が伸展しているため，治療前の状態と比較して大きな動揺度を示す（図4）．

大きな動揺度を示している原因が，矯正歯科治療に起因するものか，外傷性咬合に起因するものかによる判定が必要である．前者の場合，歯を移動させずリモデリングの期間を長くしておくと治まる．後者の場合，原因である干渉している部位を咬合調整して，観察していると大きな動揺は治まることが多い．

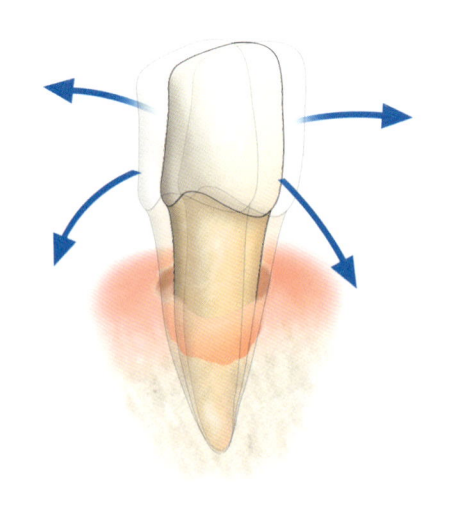

図4　生理的動揺を超える歯の動揺．

痛覚や温度感覚の異常

歯肉から歯根が触れたり，歯肉の退縮，歯根露出した場合の症状として，稀に根尖部にわずかな刺激が加わると"痛み"として伝達される場合がある（図5）．矯正歯科治療を中断し，治療計画や治療予定の見直しが必要と考えられる．非常に不快な症状のため，場合によっては，歯髄処置が必要となる場合もある．

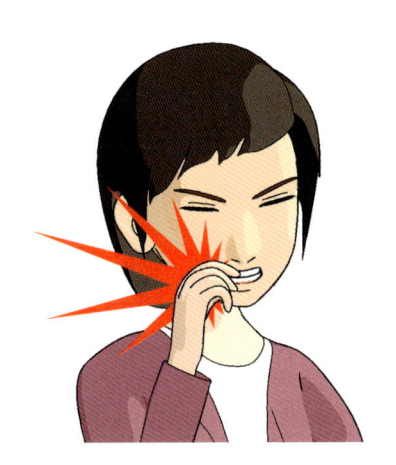

図5　根尖部にわずかな刺激が加わると，"痛み"として伝達されることもある．

顎位の変化

術中に顎位が変化すると（図6），予定どおりに矯正歯科治療を行うことができなくなる場合もあるので，術前に十分に中心位と習慣性の咬合位の"ズレ"について診査をしておく必要がある．この認識をしていなかった場合は，歯の移動を中止し，まず治療計画や治療予定の見直しをすることが必要と考えられる．

また，治療中に早期接触などで咬合が不安定になることがあるため，必要に応じて咬合調整を行いながらすることが必要である．また，予期しない顎関節部の吸収が生じた場合も，顎位が変化するため，顎位が変化した原因をしっかりと認識しておく必要がある．

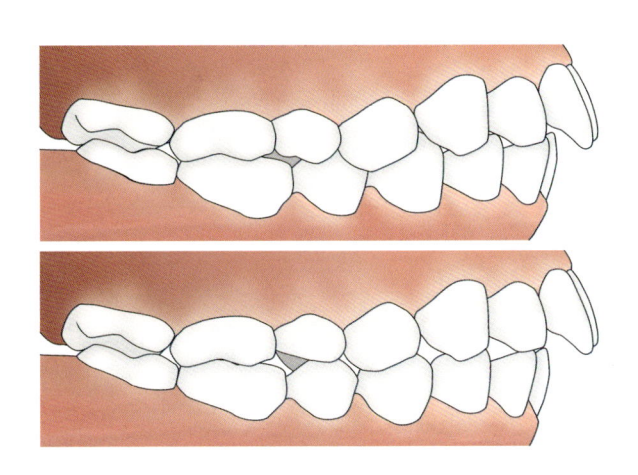

図6　顎位の変化．

アンキローシスが原因で歯が動かない場合

歯が動かない理由として、矯正力が適切でなかったことが原因として考えられる。矯正力は大きすぎても、小さすぎても歯は適切に動かない。また、咬合力によって干渉され動かない場合もある。このような場合は、治療を中断する必要はなく、矯正力を変化させ、干渉を緩和させるために部分的にスプリントを装着することで解決する。

しかし移動させたい歯が、アンキローシスを起こしている場合、当該歯は移動せず(図7)、逆に固定源として利用している部位が、アンキローシスを起こしている歯の方向へ移動する。このような現象が認められた場合は、口腔外科医と相談して、当該歯を脱臼させて移動を試みるか、抜去するなど歯の移動を中止し、治療計画や治療予定の見直しが必要である。

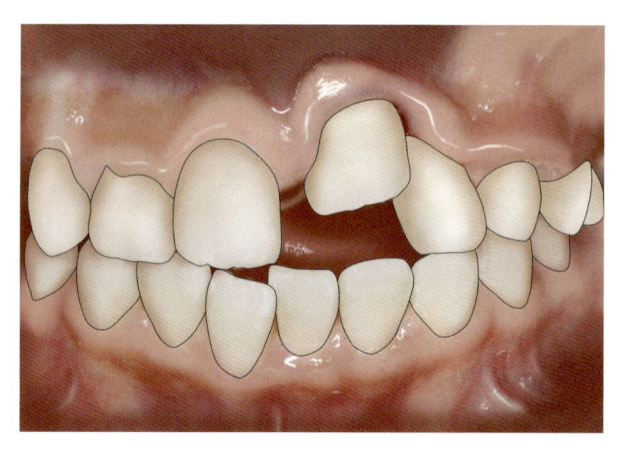

図7 アンキローシスが原因で歯が動かない場合.
　成長期にアンキローシスを起こした歯は、低位のまま位置し、咬合線まで達しないことが多い。図のような状態でエッジワイズ装置を用いて配列を行うと、アンキローシスを起こした上顎左側中切歯に引っぱられて、前歯の開咬が生じる。

顎関節様症状

治療中に顎関節症様の症状が発症した場合(図8)、そのまま治療を続けることで、いまの咬合状態が近々改善され症状が緩和されると判断されれば、あるいは治癒する場合もある。また早期接触を起こしている部位を、咬合調整あるいはレジンなどを咬合面に盛って避けることで、改善される場合もある。装置を装着していない後方歯が干渉を起こしている場合もあり、原因を考察し、対応しなければならない。

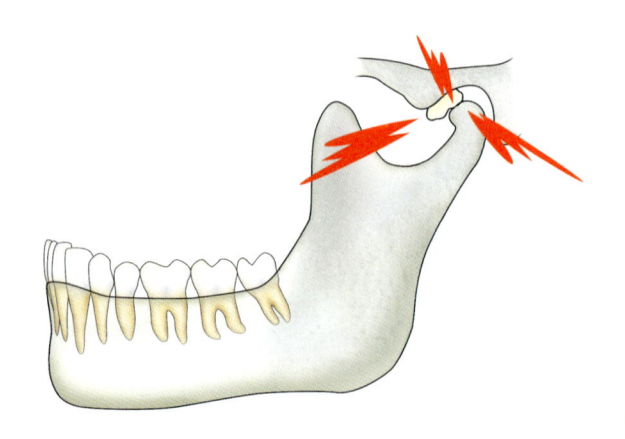

図8 顎関節様症状.

無髄歯根尖部の急性の炎症

　　歯髄処置が行われた歯では，根尖部歯肉より排膿し炎症症状を起こしていることもある．このような場合，炎症症状を改善しないままに歯の移動を行うと，歯周組織の破壊につながる．そのため矯正歯科治療を一時中断し，当該歯の根管治療を行い，症状が消失した後に歯の移動を再開すべきである．

全身疾患の発症により投薬治療を受けているとの申し出があった場合

　　矯正歯科治療中に全身疾患が発病した場合，治療継続の可否については，かかりつけの医師と相談を行う必要がある．歯の移動や顎骨の離断などの処置が行えない場合，中断せざるを得ないが，医師からの許可がでれば治療を継続するとよい．治療の許可がなかなか下りない場合は，本人と相談しエッジワイズ装置を一時的に撤去することも視野にいれておくとよい．

3 専門医や大学付属機関への紹介

保田　好隆

専門開業している医院や大学付属機関などへ紹介すべき症例

"矯正歯科治療を行うべきでない症例"と個人医院で判断した症例に関しては，より上位と考えられる医療機関へ紹介することが必要と考える．専門開業している医院や大学付属機関へ紹介することで，患者は"セカンドオピニオン"を聞くこともできる．また，紹介元の医院に対する信頼度もアップすると考えられるからである．

個人開業医では"禁忌"と診断された患者も，大学付属機関であれば，他科との緊密な連携治療を行うことで，"治療可能"と診断する場合もある．また患者に対して，大学付属機関でさえできない困難な治療が必要であることを認識してもらえる可能性もある．私は個人的に，大学付属機関とは，学生や研修生の教育だけでなく，患者に対して，そのような診断を下す最終的な機関である責務も負っていると考えている．

繰り返しになるが，個人開業医において，治療を行うべきでないと診断されれば，患者にその旨を説明し，専門開業している医院や大学付属機関などへ紹介すべきである．

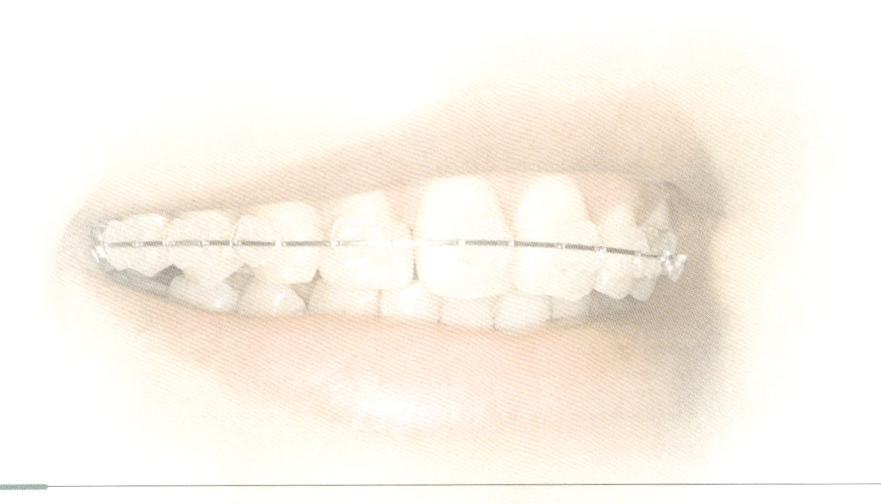

Chapter 6　Goサインで治療開始

1 歯周基本治療

歯周治療の開始

弘岡　秀明

歯周病の治療

　歯周病は，歯に付着した細菌性プラークいわゆるプラークによって引き起こされる炎症を伴うある種の感染症である．歯周治療の目的は，歯肉縁上・縁下のプラークを除去して炎症を抑制し，疾患の進行を止めると同時にその原因であるプラークをコントロールして再発を防ぐことにある．

　患者は主訴をもって歯科医院に来院してきているので，この主訴の解決こそが治療の最大の目標となる．診査・診断の後に治療計画が立てられ歯周治療が開始される．

　歯周治療の流れは，

①歯周基本治療(basic therapy：初期治療，原因除去療法)
②残存する病変への対応として歯周外科治療を含む修正療法
③患者のニーズに沿った口腔機能回復治療法(インプラント治療，歯周‐矯正治療，修復・補綴治療)

となり，これにより動的治療は終了し，

④メインテナンスあるいはサポーティブペリオドンタルセラピー(supportive periodontal therapy；SPT)

へ移行して疾病の再発を防ぐことになる．

　本稿では，歯周病に罹患した矯正歯科治療が必要な患者における歯周基本治療について詳述する．

歯周基本治療とは

　歯周基本治療の目的は，各種の細菌による歯面への感染を除去することによって，歯肉の炎症をコントロールし歯周組織の崩壊を避けることにある．

　歯周基本治療に先立ち，歯周治療計画の立案を行う．この時点では歯周基本治療の効果がどのくらいあがるのか予測ができないばかりか，患者の主観的な要求も把握しにくい．また口腔内のそれぞれの部位での治療効果は想定しにくいが，患者の協力を得るためにも動的治療後のゴールについて，ケースプレゼンテーションをしておくことはモチベーションをあげるためにも重要なポイントとなる．とくに重度の歯周病患者では，多くのケースで矯正歯科治療が必要になることをこの時点で知らせておく必要がある．

　歯周基本治療は，

・患者への情報提供(モチベーション)
・口腔衛生指導(oral hygiene instruction；OHI，tooth brushing instruction；TBI)
・プラーク付着因子の除去(オーバーハングなど)
・スケーリング・ルートプレーニング(SRP)(必要に応じて麻酔下で行う)
・ときに exploratory surgery(100頁，図14参照)
・抜歯それに伴うスプリント
・咬合調整
・暫間補綴(プロビジョナルレストレーション)

により成り立っている．

患者への情報提供（モチベーション）

　　　　歯周治療の成功の鍵はモチベーションにある．モチベーションとは，実は患者側への情報提供である．

　　　糖尿病治療のように，患者自身が病気の成り立ちを知らないと治療がうまくいかないのと同じで，歯周病の病因がプラークであり，疾患の成り立ちについて患者に説明してから動的治療に入る必要がある．患者が歯周病を理解するとともに治療中，治療後も歯肉縁上の適切なプラークのコントロールが良好な予後へのキーポイントであることを繰り返し説明する．治療を成功させるためには，患者にプラークコントロールの重要性を理解してもらうことが非常に大切になる．一方，患者へのモチベーションの度合いは，術者側の情報量（知識）にかかっていることを忘れてはいけない．

　　　モチベーションを容易にするために歯周病におけるプラークの役割との歯周病の進行，並びに治療について解説した書籍（『絵でみる歯医者さん』，『歯医者さんを知ろう』クインテッセンス出版）やビデオは有効である．

モチベーション

1st step

　　　患者の口腔内で症状のある部位（発赤，排膿，腫脹部位など）を明示する（図1）．

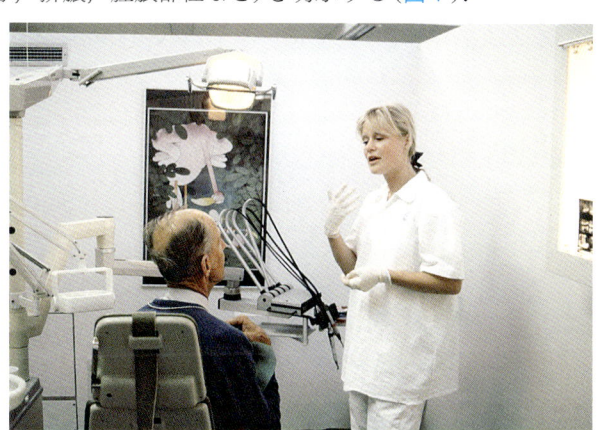

図1　説明は患者の目をみながら行う．

2nd step

　　　なぜこのような症状が現れるのか，病因としての歯周病におけるプラークの役割について解説する（図2）．

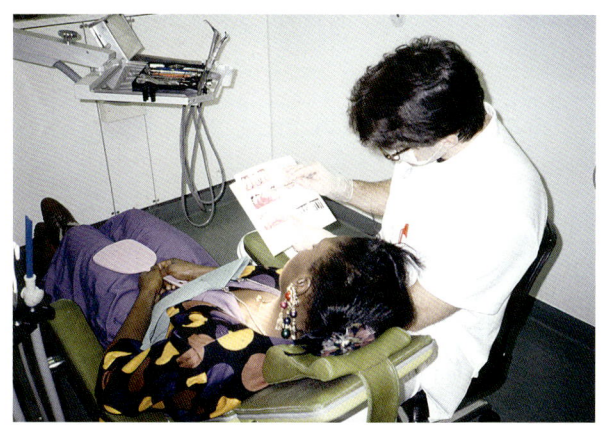

図2　患者さんに歯周病の成り立ちと治療の結果をイラストなど小冊子（『お口の健康ガイド』クインテッセンス出版）の上で説明すると理解を得やすい．

3rd step

　　プラークの付着しやすい部位を口腔内で示し1st step で示した症状が発現した部位との相関を説明する(図3).

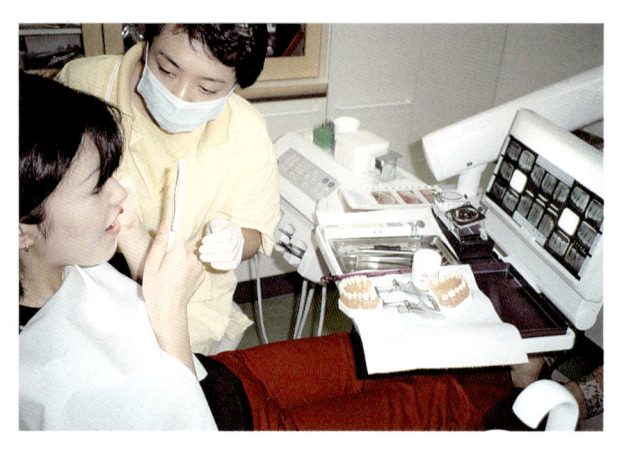

図3　患者に手鏡をもたせて直接口腔内で部位を明示する.

口腔衛生指導(TBI)

歯ブラシとブラッシング法

　　残念ながら自然に(繊維性の食物,ガムなどで)歯面からプラークが取り除かれることはない.そのため歯ブラシなどで積極的に機械的に除去しなければならない.

　　市場には多くのデザインの歯ブラシが出回っているが,どの歯ブラシデザインがプラーク除去において一番効果があるかを示すエビデンスは残念ながらない[1].一例として毛先が丸くて(0.18〜0.25mm),ヘッドの毛先が十分に臼歯部に到達できる小さめ(10mm前後)で,かつ把持しやすい柄の手用歯ブラシ(少し柔らかめ)が推薦できる(図4).

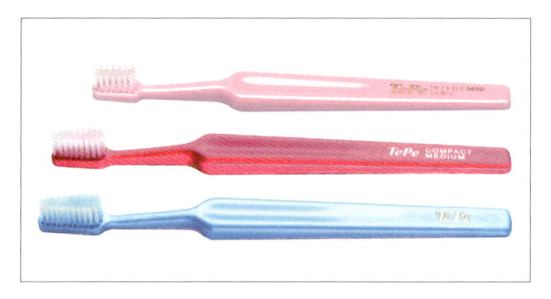

図4　手用歯ブラシ,患者の歯列にあったサイズの歯ブラシを推薦する.

　　とくに抜きんでたブラッシングの方法はない.一般的に歯周病に罹患していて矯正歯科治療が必要な患者には,歯肉の退縮を少しでも抑えるためにバス法を指導している.注意点として角度をつけて毛先が隣接面にあたるように指導している(図5,6).歯ブラシ圧は患者の歯肉の厚さにより適宜修正指導する.間違ったブラッシングは,ときに病的な歯肉退縮や根面のくさび状欠損を引き起こすので,歯周基本治療中にはブラッシングの方法のモニターは必須である(図7 a〜d).

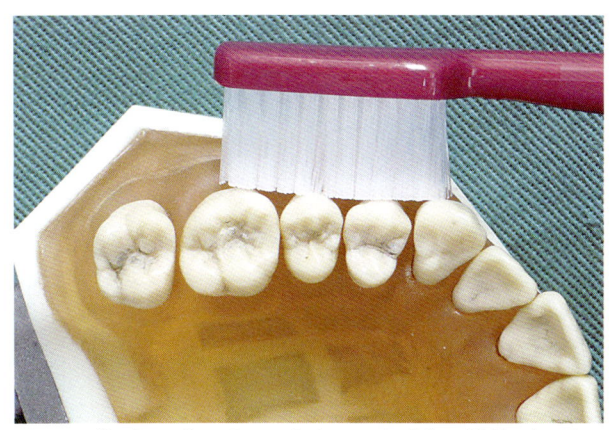

Chapter 6／Go サインで治療開始

図 5 a　歯面に 90°でブラシをあてると毛先が隣接面に届かない．

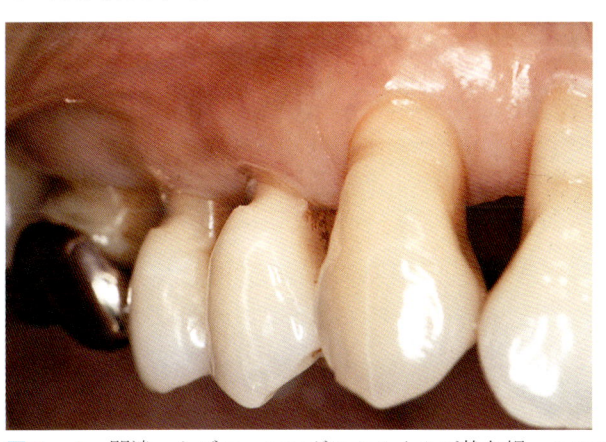

図 5 b　歯面に 45°で歯ブラシをあてると隣接面に毛先が届く．

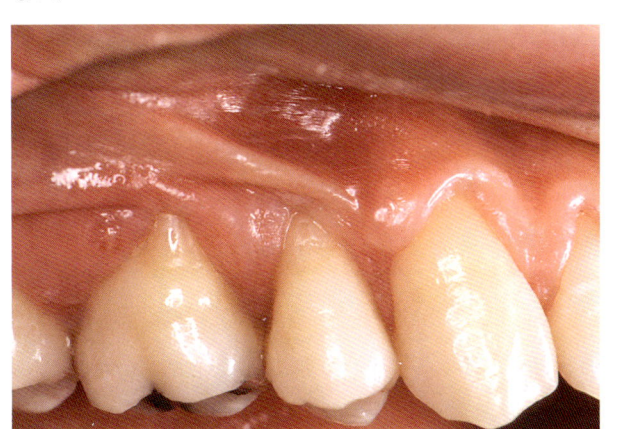

図 6 a　矯正歯科治療後に存在する顕著な歯肉退縮（矯正歯科治療中ブラケットがあったため毛先が歯肉に強くあたっていたと考えられる．

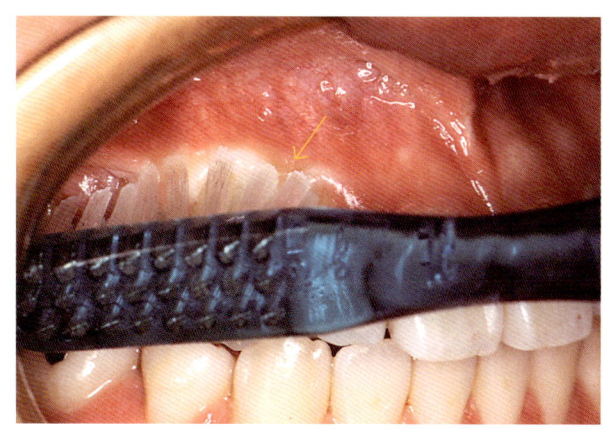

図 6 b　患者に歯ブラシを使ってもらうと，必要以上の圧力が歯肉に加わっていた．

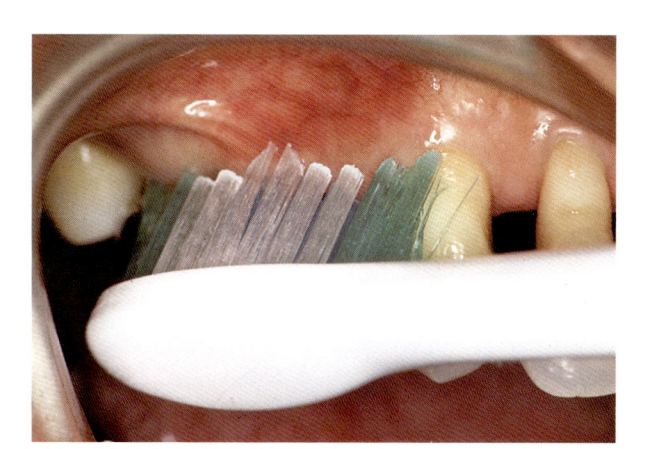

図 7 a, b　間違ったブラッシングによるくさび状欠損．このような患者では音波歯ブラシが有用である．

　　ブラッシングは，回数よりも 1 日 1 回すべての歯面からプラークを取り除くことの方が大切である．よく歯を磨ける患者群でも約 20％の磨き残しがみつかる．患者には後方歯群の隣接面および舌側面に取り残しが多いことと，同時にこれら部位に炎症が多くみつかることも指摘しておく．とくに歯周病に罹患した患者群では歯肉の退縮のため根面が露出し，歯間部に空隙ができるので，隣接面への補助的なブラシ（歯間ブラシ，シングルタフトブラシ／図 8）の必要性を説明する．フロスも隣接面う蝕の予防には有効である．また治療に伴い歯周組織の形態に変化がでるので，折に触れて適切な形態あるいはサイズの補助的な歯ブラシを勧めることも，歯肉縁上プラークコントロールを良好に保つのに大切である（図 9 a, b）．

1　歯周基本治療

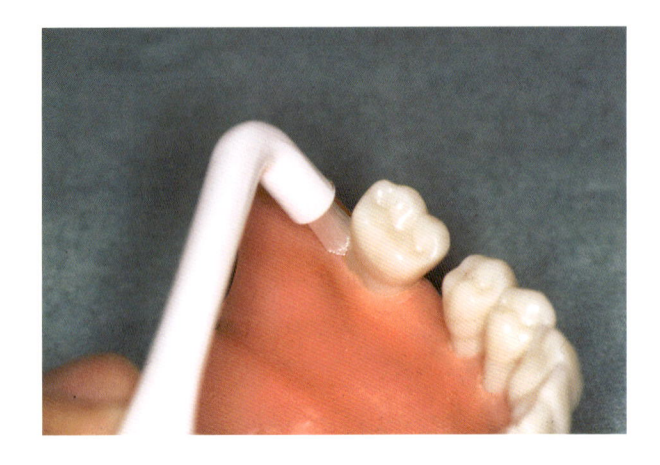

図8　遠心歯頸部にはシングルタフトブラシが有用である.

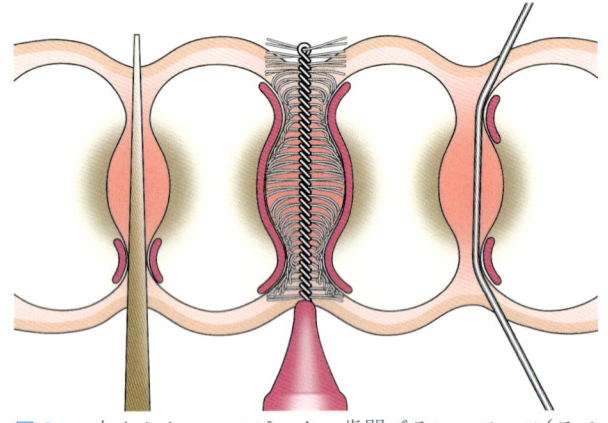

図9a　左からトゥースピック, 歯間ブラシ, フロス(テペ社カタログより転用). 歯周病で歯間空隙が生じたケースでは歯間ブラシが第一選択となる.

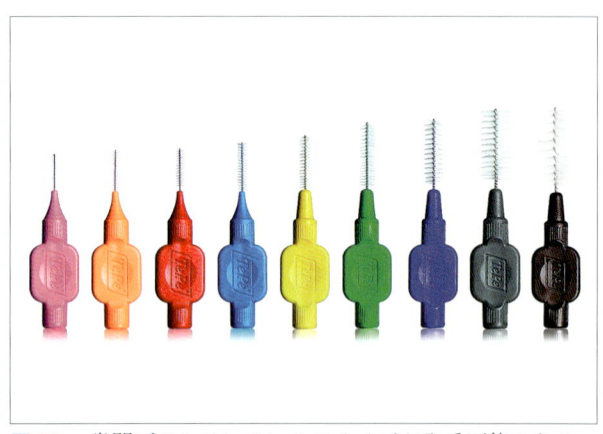

図9b　歯間ブラシはいろいろのサイズが入手可能である. 歯間空隙のサイズに合わせて選択をするが患者の利便を考えて極力少ない種類を選ぶ(テペ社カタログより転用).

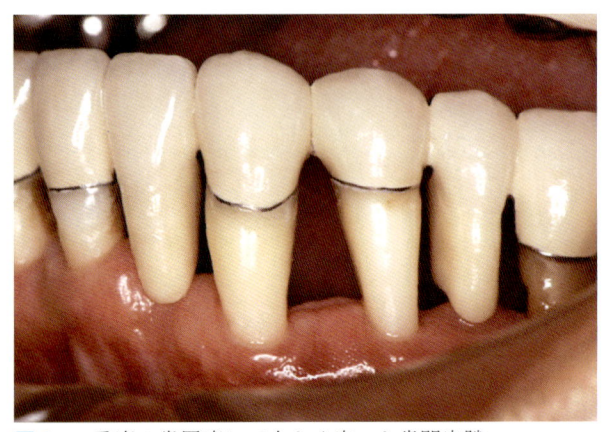

図9c　重度の歯周病にて大きく空いた歯間空隙.

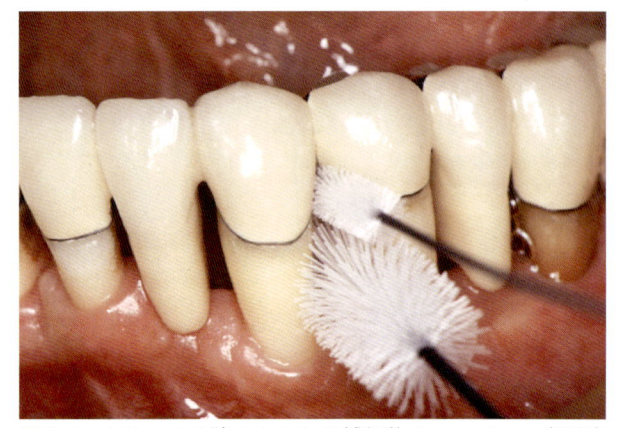

図9d　カリエス予防のためには補綴物のマージン, 歯周病の再発防止に歯肉辺縁のプラークコントロールは必須である. 歯間ブラシのサイズはこの目的で選択する.

　手用歯ブラシがうまく利用できない患者では音波歯ブラシ(図10)も有用である. また歯肉が薄い歯列には歯肉退縮を予防するために音波歯ブラシは有効である(図7a, b). ただし電動歯ブラシが手用歯ブラシより有意にプラークを取り除けるというエビデンスはない[2].

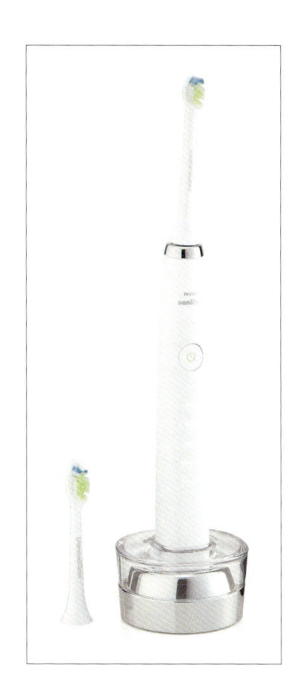

図10 音波歯ブラシ.

歯周病患者では，歯肉の退縮による歯根面露出が起こり，根面う蝕のリスクが高まる．フッ素入りの歯磨剤は不可欠であり，ときにフッ素入りの含嗽剤を処方する．

臨床ヒント

重度の歯周病患者の約30〜56％に病的な歯の移動が起こっている[3]．こういった多くのケースでは矯正歯科治療が必要である．矯正歯科治療前，治療中，治療後も歯周病による炎症のコントロールは十分にされていなければ良好な予後は望めない．また歯周基本治療中に十分なプラークコントロールがされていたとしても，いざブラケットが装着されたとたんに歯ブラシの毛先が歯面に届かなくなり，プラークコントロールが不十分になることが多い．このようなケースでは音波歯ブラシが有効なことが多い．こういった患者群では，歯周基本治療中に手用歯ブラシから音波歯ブラシへ移行しておくのも１つの手段である（図11a〜f）．

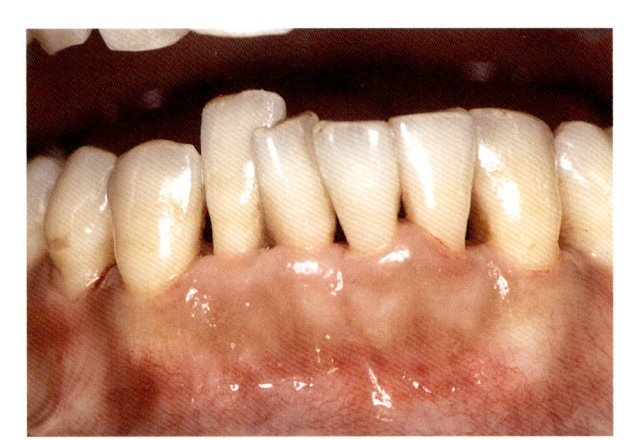

図11a 歯周基本治療後の下顎前歯部，PlI=〜０％，BOP=（−）歯周組織の健康が確認されたので叢生を取り除くために2|の抜歯後矯正装置が装着された．

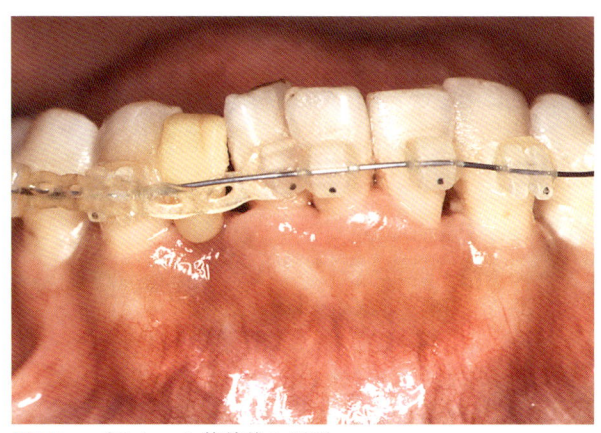

図11b ブラケット装着後１週間．

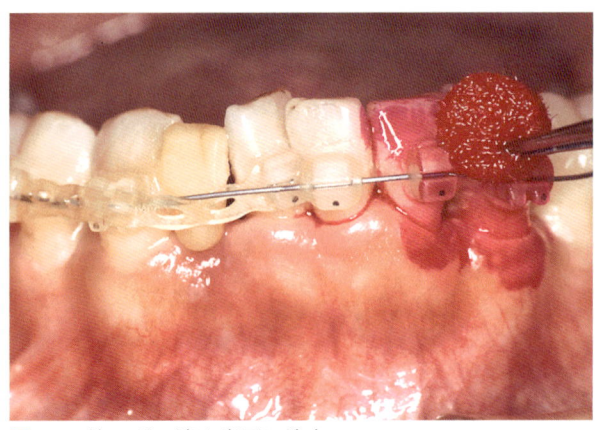

図11c　染めだし液を歯面に塗布．

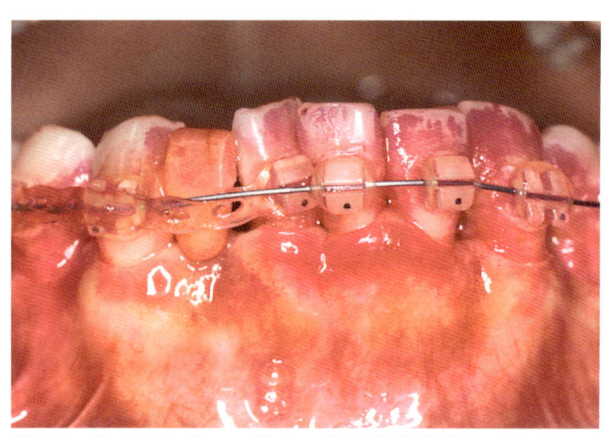

図11d　染め出し後の口腔内．歯周基本治療中は患者のプラークコントロールが申し分なかったにもかかわらず，矯正装置装着後から従来の方法ではプラークコントロールが困難になった．

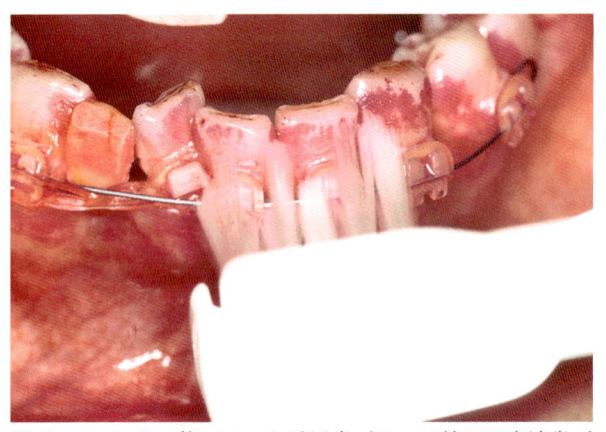

図11e　これまで使っていた手用歯ブラシに替えて音波歯ブラシの導入を行った．

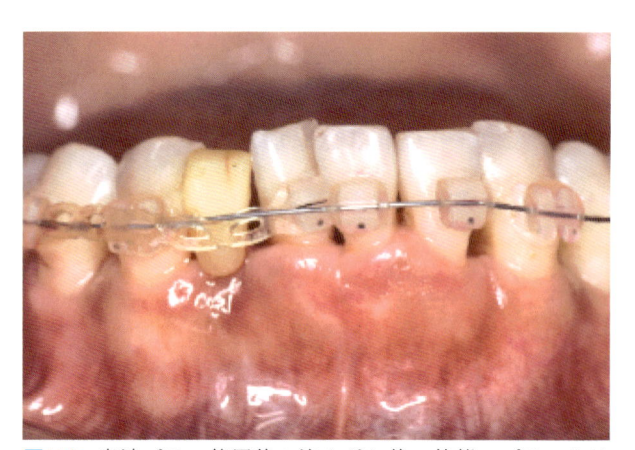

図11f　音波ブラシ使用後の染めだし後の状態．プラークは適切に除去されている．

プラークリテンションファクターの除去（オーバーハングなど）

歯肉縁上プラークコントロールやSRPを困難にするファクターは取り除いておくことは必須である（図12a, b）．

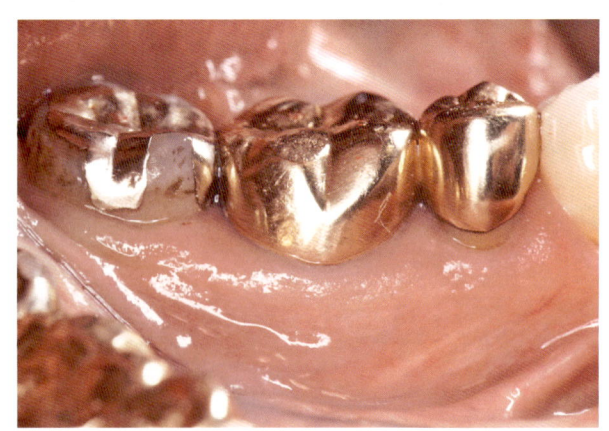

図12a　6┘の補綴物にオーバーハングが存在する．

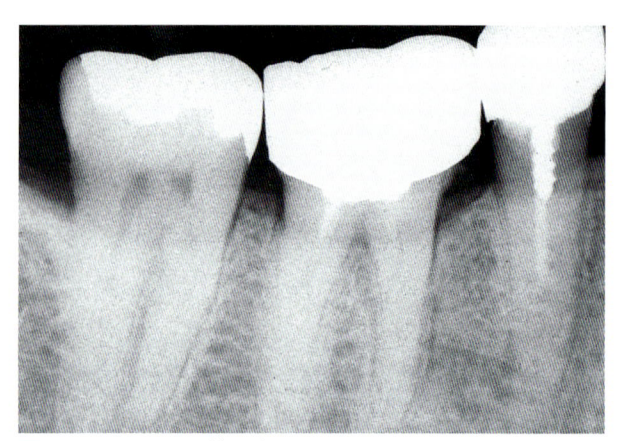

図12b　同エックス線写真．このようなオーバーハングが存在すると適切なSRPは不可能である．

スケーリング・ルートプレーニング（SRP）

歯周基本治療の中核をなすのがSRPである．

スケーリングとは歯面からプラークと歯石を取り除くことであり，ルートプレーニングは根面から汚染されたセメント質を取り除きスムースにすることである．これにより歯肉の炎症をコントロールして支持組織の喪失をとめることが歯周治療の目標となる．近年，歯周病が感染症として捉えられるようになって，SRPはデブライドメント，すなわち根面から機械的にプラークを取り除く処置として捉えられている．しかし根面に歯石を取り残したり，あるいは根面のグルーブを取り残すことは再発の要因になるので，SRPとデブライドメントは臨床的には同一として捉えてもいいかもしれない．ただしオーバートリートメントは，知覚過敏などの継発症に結びつくので注意が必要である．臨床的には深いポケット底では徹底的なSRPを，歯肉辺縁の浅いポケットではデブライドメントを心がけるとよい（図13）．

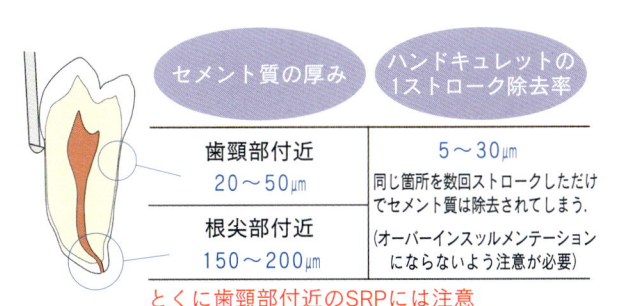

図13a　CEJ付近ではセメント質が薄いので，SRP時に注意が必用である．

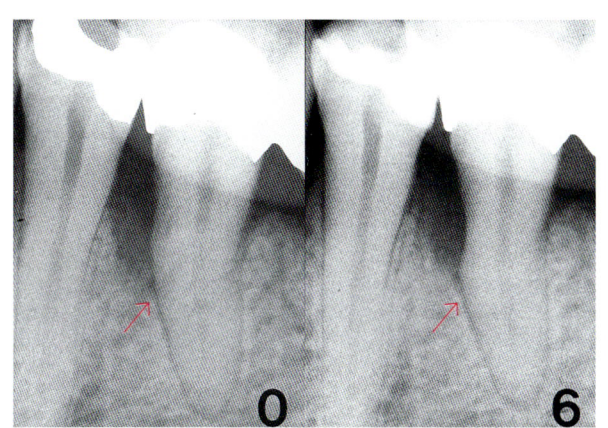

図13b　左はSRP前のエックス線写真．SRPがとくに必要な部分はポケット底である（矢印）．深いポケットでは，たとえこの部分がオーバーインスツルメンテーションされても，上皮に覆われているために知覚過敏のリスクは軽減する．

根の形態，ポケットの深さ，口腔内での歯の位置，開口度，器具により根面のデブライドメントの効果に影響する．といってもやはり術者の経験と能力に委ねられるので日頃のトレーニングは必須である．

臨床ヒント；歯肉縁上・縁下プラークコントロールを行えば歯周炎は改善される

Bardersenら[4]は，重度の歯周炎に罹患した16人の患者について麻酔下でSRPの効果を調べた．超音波スケーラー，あるいは手用スケーラーを用いてもポケットの深さにかかわらず歯周炎の改善ができたと報告している．ただしSRP後，歯肉縁上プラークコントロールが十分でないグループでは，炎症の改善はみられなかった（Mugnussonら[5]）．Roslingら[6]は，SRP後12年にわたるSPTを続けることによって，その効果が持続したと報告している．またWennströmら[7]は超音波スケーラーで口腔内を1回でSRPすることによって手用スケーラーに比較して麻酔量も治療時間も少なかったと報告している．これらの報告から，歯肉縁下プラークを非外科的（超音波スケーラー，手用スケーラー）に除去し，歯肉

縁上プラークコントロールを行えば歯周炎は改善され，その進行を止めることは可能であることがわかる．

ときに exploratory surgery，抜歯それに伴うスプリントと暫間補綴

確定診断が難しいケース(根分岐部病変あるいは深いポケットのケース)では，ときに exploratory surgery[※1]により正確な診断とともにより早い段階での根面のデブライドメント[※2]が可能になる(図14a～d)．歯周治療の後，矯正歯科治療が必要な症例では歯周基本治療の段階で矯正で必要な抜歯を行うと治療計画が立てやすい．たとえば下顎前歯の叢生で抜歯が望まれる場合，状況の悪い歯をこの段階で積極的に抜歯することで治療の複雑化を避けることができる．また，スーパーボンドなどの簡易的なスプリントにより矯正歯科治療後，口腔機能回復治療時の補綴処置計画がより柔軟になる．また積極的な暫間補綴することでその後に続く矯正歯科治療がより簡易になるケースもある．

歯周基本治療中の exploratory surgery

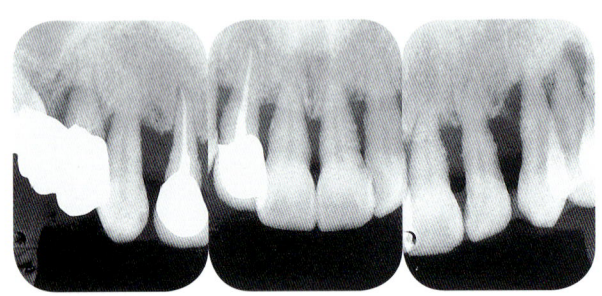

図14a　初診時エックス線写真．根尖にまで達する骨欠損が認められる．

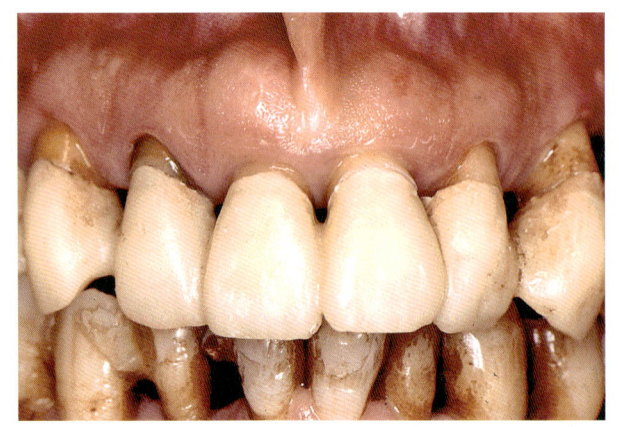

図14b　モチベーション後に口腔衛生指導を行った．$\underline{3\,|\,3}$ には固定のためテンポラリーブリッジが装着されている．

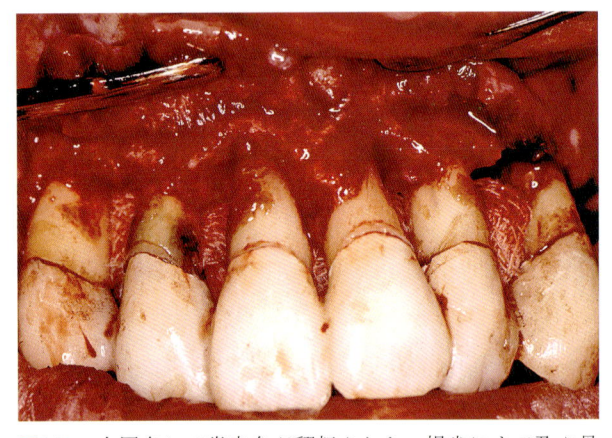

図14c　全層弁にて歯肉弁が翻転された．根尖にまで及ぶ骨欠損，歯面に付着した歯石に注目．

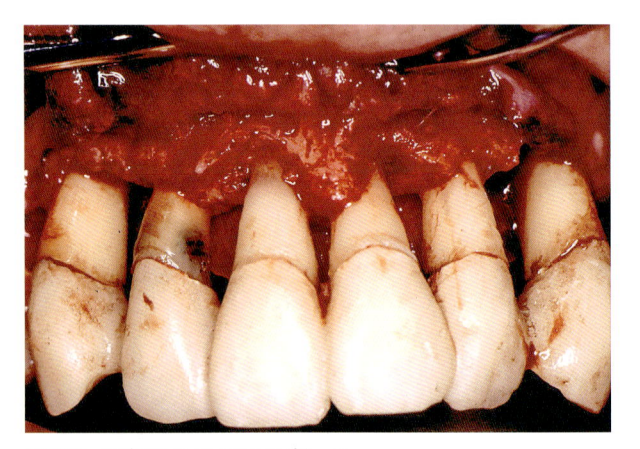

図14d　明視野にて SRP を行った．

※1　exploratory surgery
　臨床的な診査(指標)では診断できないとき，診査部位を明視下にて診査診断するために行う歯周外科手術．

※2　デブライドメント(debridement)
　郭清．根面からプラークあるいは歯石を取り除くこと．積極的には歯の表面組織(セメント質ならびに歯根象牙質)は取り除かない．

咬合調整

　重度の歯周炎では歯の動揺が症状の1つとして取り上げられる．その動揺が歯周炎あるいは咬合由来かの鑑別診断は非常に難しい．治療結果に咬合性外傷が影響を及ぼすことは稀である[8]．動揺自体が主訴であり，かつ治療に影響を及ぼすと考えられるケースでは，慎重な咬合調整を施す必要がある．

参考文献

1. Claydon N, Addy M: Comparative single-use plaque removal by toothbrushes of different designs. J Clin Periodontol. 1996；Dec；23(12)：1112-6.
2. Sicillia A, Arregui I, Gallego M, Cabezas B, Cuesta S: A systematic review of powered vs.manual tootubrushes in periodontal cause therapy. J Clin Periodontol. 2002；29(12)：39-54.
3. Brunsvold MA: Pathologic tooth migration. J Periodontol. 2005；76：859-866.
4. Badersten A, Nilveus R, Egelberg J: Effect of nonsurgical periodontal therapy. Ⅱ. Severely advanced periodontitis. J Clin Periodontol. 1984；Jan；11(1)：63-76.
5. Magnusson I, Lindhe J, Yoneyama T, Lilijenberg B: Recolonization of a subgingival microbiota following scaling in deep pockets. J Clin Periodontol. 1984；11(3)：193-207.
6. Rosling B, Serino G, Hellström MK, Socransky SS, Lindhe J: Longitudinal periodontal tissue alterations during supportive therapy. Findings from subjects with normal and high susceptibility to periodontal disease. J Clin Periodontol. 2001；28(3)：241-249.
7. Wennström JL, Tomasi C, Bertelle A, Dellasega E: Full-mouth ultrasonic debridement versus quadrant scaling and root planing as an initial approach in the treatment of chronic periodontitis. J Clin Periodontol. 2005；32(8)：851-859.
8. 弘岡秀明, 青木一憲, Ericsson I：咬合性外傷を考える. the Quintessence YEAR BOOK 1998. 1998；165-170.

2 再評価検査1

弘岡 秀明

再評価のための検査

　歯周基本治療の後，術者側の治療効果と患者側の協力度を評価するために歯周組織の検査を行う．歯周基本治療により歯周組織の炎症はある程度コントロールされ，本来の歯周組織の形態がわかると同時に，これに続く歯周外科治療時の出血を抑えることが可能となる．検査の内容は，臨床指標を比較することにより歯周基本治療の効果を評価するために行うのであるから，初診時に行われる検査に準じることとなる．

　術者側の治療効果として，歯肉の評価は歯肉炎指数(gingival index；GI, bleeding on probing；BOP)，ポケット深さおよび付着レベルの評価はプロービングポケットデプス(probing pocket depth；PPD)，根分岐部病変，動揺度，歯槽骨の評価としてエックス線検査が行われる．患者側の協力度の指数としてプラーク指数(plaque index；PlI)あるいは歯肉溝からの出血(sulcus bleeding index；BI)が利用される．

　この時点では最終的な治療方針はまだ決定されていないことが多い．歯周基本治療開始時に想定された治療方針を参考に，再評価のデータを患者に提示して治療方針および治療目標の再調整が行われる．とくにこれに続く修正療法，確定療法においては患者の協力なしには成功しない．歯肉縁上のプラークコントロール(PlI, GIを参考に)が十分でない患者には，再教育と徹底的な口腔衛生の確立が望まれる．またアポイントの状況からも患者側の協力度が伺える．

　この時点で口腔内から感染(歯周病を含み)が完全に除去されている必要はない．治療目標に沿って歯周外科治療の方法が決定され，それに伴う歯内療法，う蝕の徹底的なコントロールが行われる．

臨床ヒント；歯周基本治療後，再評価をいつ行ったらいいのであろうか？

　軽度ないし中等度の歯周炎では，ポケット内の接合上皮は1～2週で治癒するし，結合組織も早いと約1か月で修復することから，一般的には歯周基本治療1か月後に再評価を行う．

　Mugnussonら[1]は，重度の歯周病患者の深いポケットにSRPを施した後，歯肉縁上のプラークコントロールをすると，約12週(3か月)で軟組織の治癒をみたと報告している．一方，歯肉縁上のプラークコントロールを怠ると，術後4週から12週にかけてポケット内の細菌叢は術前の状態に戻ったことから，重度の歯周病患者では歯周基本治療の約3か月後に再評価を行うことが理想的である．

　前述したように重度歯周病患者の約30～56％に歯の病的移動が起こっている[2]．一方，Gaumetら[3]は重度歯周病患者の歯間離開のうち約50％が歯周基本治療の炎症のコントロールにより消失したと報告している．このことからも重度の歯周病患者の再評価は，3～6か月後に行った方がよいだろう．ただしその期間中の定期的なSPTは必須である．

歯周基本治療の効果

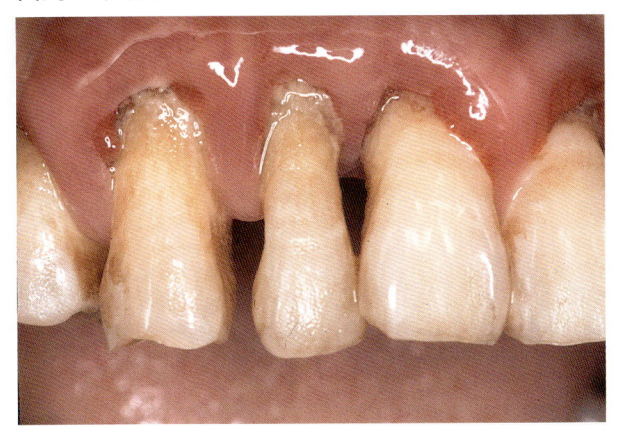

図1a 初診時の口腔内写真．歯肉の炎症，排膿に加え歯間離開が顕著である．

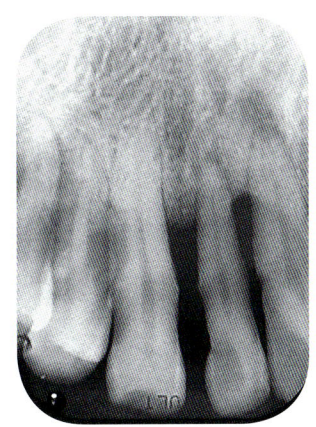

図1b 同エックス線写真．根尖近くまで歯槽骨の吸収が認められる．

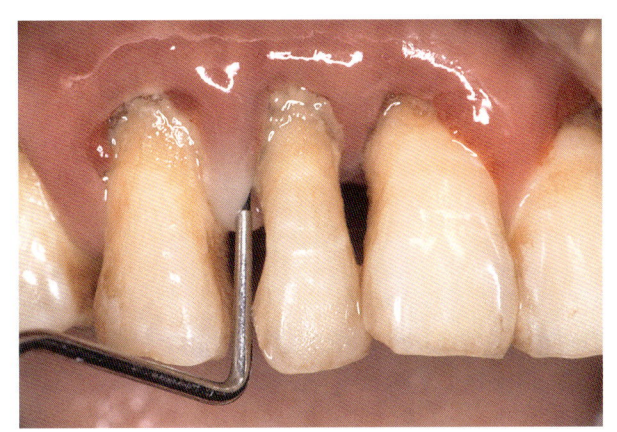

▶図1c PPDは10mm以上である．

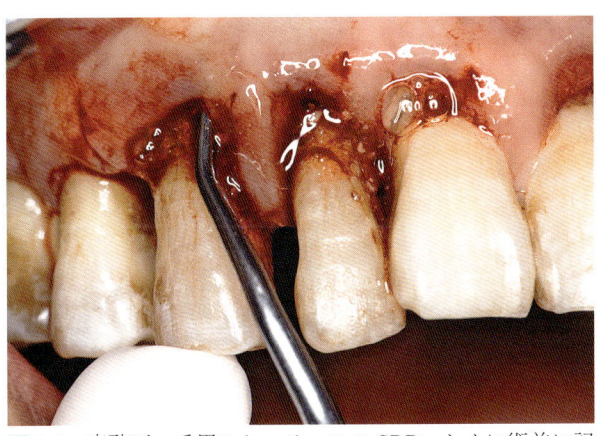

図1d 麻酔下，手用スケーラーでのSRP．とくに術前に記録したPPDを参考にポケット底にアクセスする．

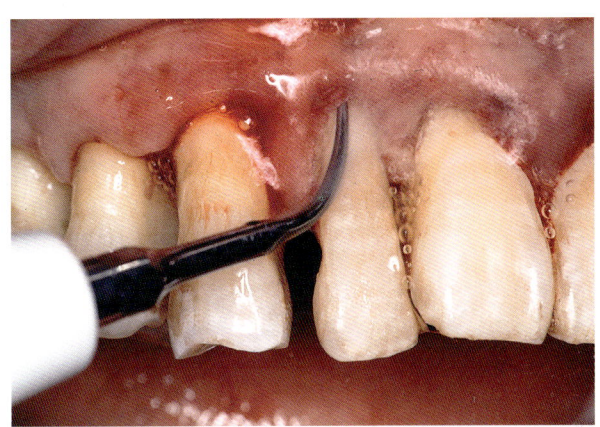

図1e 補助的に薬液（0.1％ポビドンヨード）を用いた超音波スケーラーによるSRP．

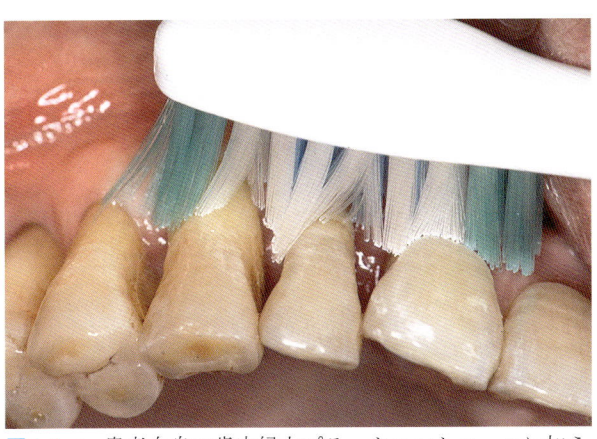

図1f, g 患者自身の歯肉縁上プラークコントロールに加え．術者側のプラークコントロールは必須である．

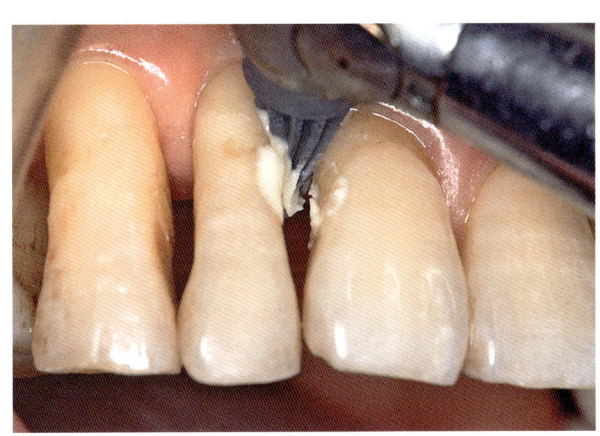

103

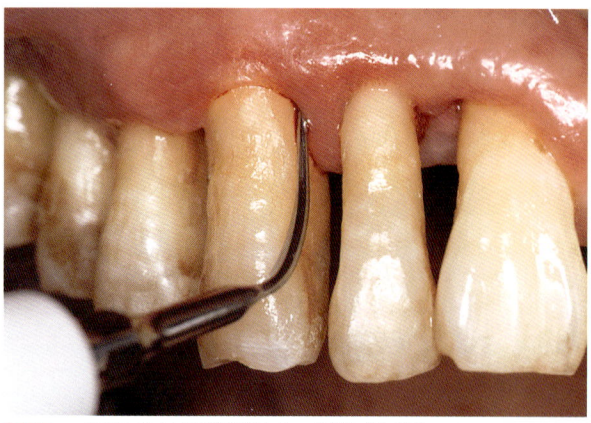

図1h　BOP部は再評価時まで適宜超音波スケーラーによる根面のデブライドメントを行う．

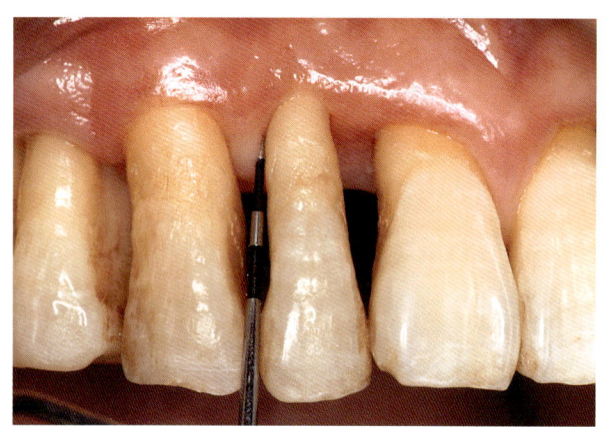

図1i　歯周基本治療後にはPPDは3mm以下となり，4mmの付着の獲得が認められた．BOP(−)．

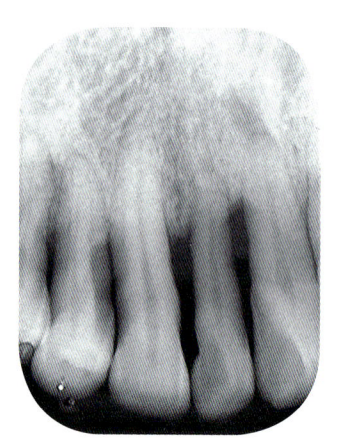

図1j　同エックス線写真．

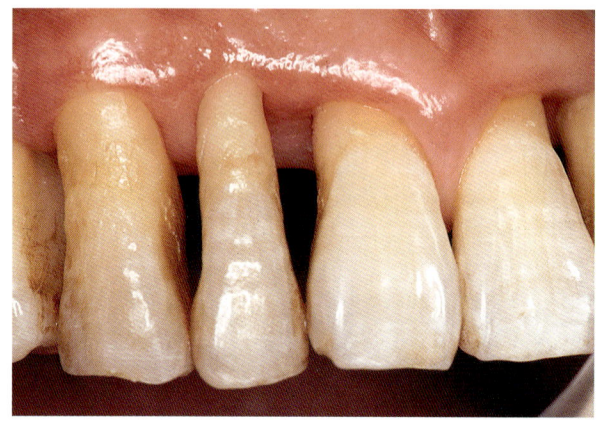

図1k　歯周基本治療によって歯間離開は閉鎖した（図1，2と比較）

参考文献

1. Magnusson I, Lindhe J, Yoneyama T, Lilijenberg B: Recolonization of a subgingival microbiota following scaling in deep pockets. J Clin Periodontol. 1984；11(3)：193-207.
2. Brunsvold MA: Pathologic tooth migration. J Periodontol. 2005；76(6)：859-866.
3. Gaumet PE, Brunsvold MI McMahan CA: Spontaneous repositioning of pathologically migrated teeth. J Periodontol. 1999 Oct；70(10)：1177-1184.

3 歯周外科治療

弘岡　秀明

　歯周基本治療の再評価の後，取り残された感染(歯周病，う蝕，根尖病巣を含めて)を取り除くための処置，いわゆる修正療法(corrective therapy)を行う．歯周外科治療(surgical therapy)はこの一部を担う．感染が除去されたことが確認できた後に，患者の希望(審美，咀嚼機能の回復など)に応じた口腔機能回復治療を行うことになる．

　また再評価の後，初診時に立案した治療目標の再設定を患者と相談の上で決定する必要がある．歯周病患者に特有の pathological tooth migration[1]，あるいは歯周治療における継発症としての歯肉退縮への対応は，この時点で患者に伝えるべきである．

　深いポケットや解剖的な要素として骨縁下ポケット，根分岐部では非外科処置で対応が困難な部位に外科処置が応用される．歯周外科の目標は，根面を明示して歯面からの感染(プラーク)を除去(デブライドメント)することが主たる目的となる．術後には患者のプラークコントロールがしやすい環境(歯，周組織を含めて)を整えることも忘れてはならない．非外科処置における治癒形態は，長い接合上皮である[2]．一方，歯周組織の再生を目的とした歯周外科治療(GTR法，エムドゲイン®療法)を試みて，ある一定の成果を上げている．

歯周外科治療の目的

　炎症のコントロールという点では，非外科治療の目標と同様プローブによるポケット底からの出血(BOP)の減少が挙げられる．術後のコントロールをしやすくするために，PPD (probing pocket depth)が浅くなることも歯周外科の目標の1つとなる．臨床的アタッチメントレベル(clinical attachimet level；CAL)の獲得や，失われた歯の周囲骨の回復は，支持組織の回復という点で歯周外科処置の治療目標となる．ただし骨の再生は，臨床的にはエックス線写真上で読みとるので，近遠心的にみていることに注意を要する．一方で歯肉の退縮は，外科処置の継発症としても考慮しなければならない．

歯周外科治療の適応基準

　抜歯などの外科処置と同様に，血液疾患，心臓血管系疾患などの全身疾患や悪性腫瘍(とくに頭頸部への放射線療法時)，急性の炎症は歯周外科治療の禁忌となる．

　十分な歯肉縁上プラークコントロールにもかかわらず，非外科処置後に残存する病的なポケットが歯周外科治療の対象となる．以下に歯周外科治療の適応基準を挙げる．

ポケット底からの出血(bleeding on probing；BOP)

　歯周基本治療後も残存する歯肉縁下プラークは臨床的にはBOPとして捉えられる．残存する感染の除去が歯周外科の目的という観念から，臨床指標の1つとしてBOPの存在部位が歯周外科治療の対象として挙げられる．歯周外科治療の臨床的な治療目標は，BOP 0%となる．

患者の協力度を測る指数(plaque index；PlI)

　Roslingら[3]は，重度歯周病患者50名を口腔衛生指導の後，5つの群に分け各10名の患者に考えられる歯周外科治療，骨整形を伴うあるいは伴わない根尖側移動術，骨整形を伴うあるいは伴わないウィドマン変法術，歯肉切除術を施した．術後2年間2週に1度

PMTCを行った結果，外科術式にかかわらず根面から感染を除去して歯肉縁上プラークコントロールを施せば，健康な歯周組織が維持できると報告している．

一方，Nymanら[4]は，重度歯周病患者25名を1回の口腔衛生指導の後，Roslingらと同様のグループに分け歯周外科治療を施した後，とくに歯肉縁上プラークコントロールを指示しなかった．術後2年，すべての外科処置の臨床指標は，術前の状態に戻ってしまったばかりではなく，歯周外科治療よりかえって悪化すらみられたと報告している．

これらの報告から，歯周外科治療の大前提条件は適切な患者の協力，つまり術後の徹底的な歯肉縁上プラークコントロールであることがわかる．臨床的には，全顎のプラークスコアーが20％以下，術部は0％であることが望ましい．

臨床的ポケットの深さ

Waerhaug[5]は，PPD≧3mm以上の抜歯予定の歯を手用キュレットで徹底的にSRPを行った後に抜去し，根面に残存するプラークを染色によって調べたところ，5mm以上のポケットでは約90％のプラークの取り残しがあったと報告している．Lindheら[6]は，中等度から重度の歯周炎を伴う15人の患者を口腔衛生指導の後，口腔内を2分割して片側は麻酔下でのSRP，他方は外科的に根面を明示してSRP（ウィドマン改良フラップ手術）を行った後，2年間徹底的な歯肉縁上プラークコントロールを行った治療結果を報告している．ある一定のポケットの深さ（5mm；critical probing depth）を越えると，歯周外科治療の方が非外科処置に比べて付着の獲得が多かったと報告している．

これらの報告から，臨床的ポケット深さが5mm以上では外科処置の適応と考えられる．

歯周外科術式

感染除去を目的とした歯周外科治療には以下の術式がある．

歯肉切除術

歯肉切除術はポケット除去（ポケットエリミネーション）が目的であり，術後の管理がしやすくなる（図1）．ポケット底に向かってメスを入れるので，術式としては比較的容易である．上皮が切除されるので術後の疼痛を伴うと同時に術後上皮の回復に時間がかかる．また術後の審美性に問題が残る．

骨縁下ポケットやポケット底が歯肉頬移行部より低いケースでは応用ができない．歯肉増殖のケースでの応用が多い術式である．

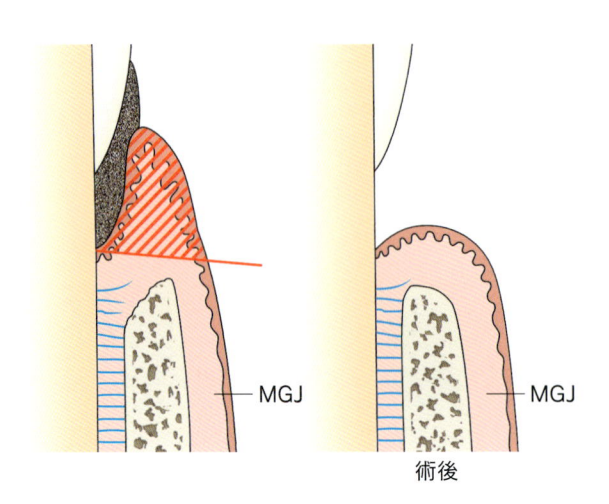

図1 歯肉切除術．
MGJ：muco-gingival junction

根尖側移動術

根尖側移動術はポケット除去が目的であり，歯肉切除術が適応にならない部位に応用する(図2)．歯肉弁を硬組織に密着させるために，ときに骨の整形が必要になる．上皮によって創面を被覆するので，歯肉切除術に比べ疼痛は少ない．

角化層の温存が図れるが，術後の審美性に問題が残る．逆に歯冠延長目的で応用される．

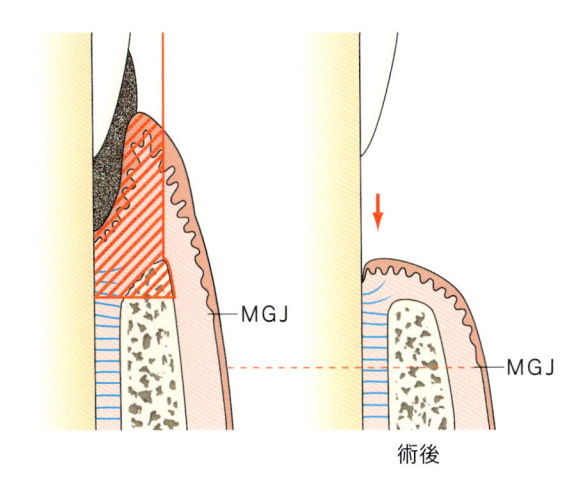

図2　根尖側移動術．　　　　　　　　　　　　　　　　術後

ウィドマン改良フラップ手術

ウィドマン改良フラップ手術は最小限の歯肉弁を剥離翻転させ，根面を明示化してSRPを行う術式(図3)．Ramfiordらのミシガングループによって広く使われるようになった．いわゆるオープンフラップキュレタージで応用頻度は多い．ポケットリダクションで長い接合上皮によって治癒する．術後の疼痛，審美性の障害は比較的少ない．

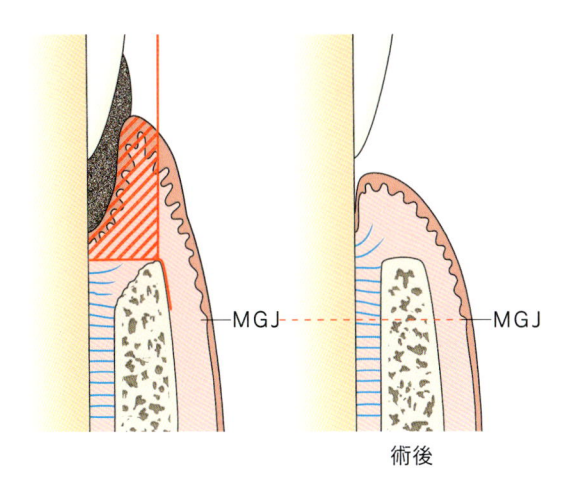

図3　ウィドマン改良フラップ手術．　　　　　　　　　術後

歯周外科手術と非外科的処置(SRP)との臨床的比較

Westfeltら[7]は，重度歯周病に罹患した16人の患者に考えられる外科治療，骨整形を伴う，あるいは伴わない根尖側移動術や骨整形を伴う，あるいは伴わないウィドマン改良フラップ手術，歯肉切除術と非外科処置(SRP)を臨床的に比較した．2週に1度PMTCを6か

月間行った結果，非外科処置，外科術式にかかわらず根面から感染を除去して歯肉縁上プラークコントロールを施せば，健康な歯周組織が維持できると報告している．術直後では術式によって治癒形態は異なるが(図1〜3，SRPはポケットリダクション〈ポケット減少〉であるので，術直後の治癒形態はMWFの図3と同じと考えてよい)，6か月後には上記の各術式の治癒形態に差は認められなかったと報告している．

つまり歯周外科治療で大切なことは，軟組織や硬組織の取り扱いそのものより，歯面からのプラーク除去と，その後のメインテナンスであることがこれらの報告からわかる．これらの歯周外科術式では歯周組織の再生ははかれない[2]．歯周組織再生をはかる術式については別項で詳細を解説する．

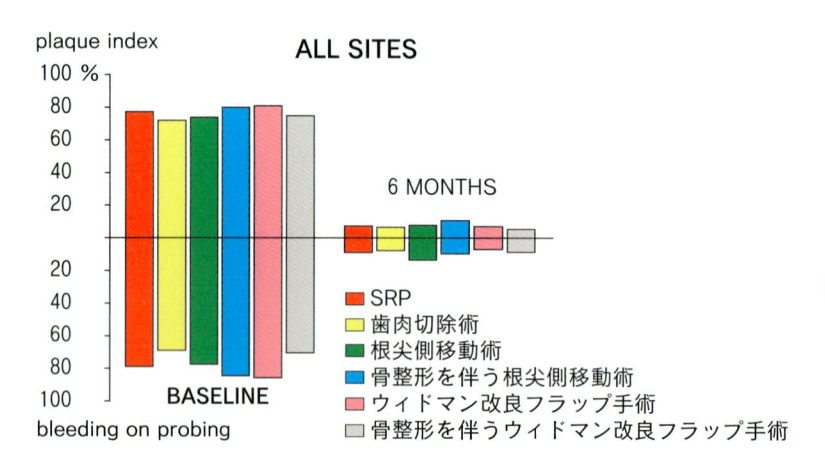

図4 術後のプラークコントロールができていれば，術式にかかわらず炎症のコントロールが達成できることがわかる．

ウィドマン改良フラップ手術＋エムドゲイン®療法の症例

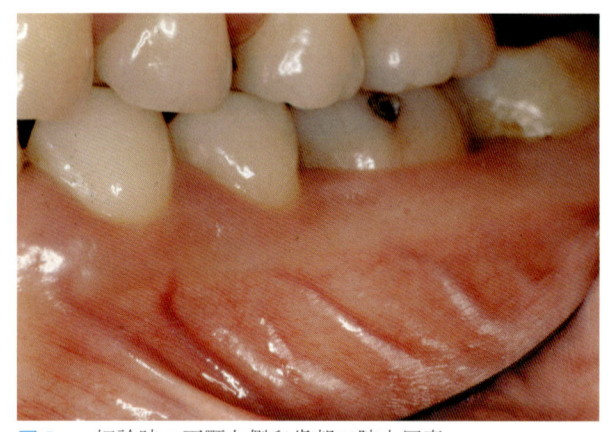

図5a 初診時の下顎左側臼歯部口腔内写真．

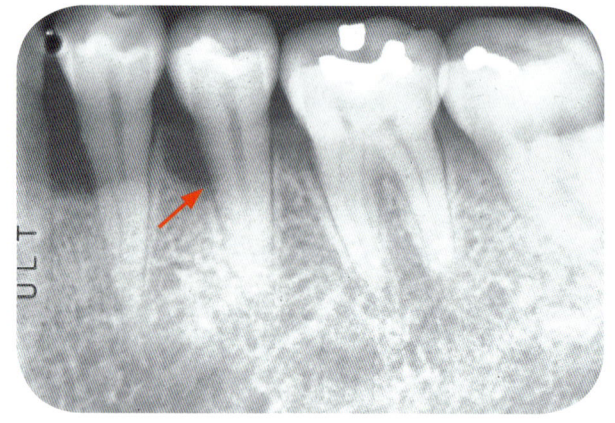

図5b 同エックス線写真．とくに5̅近心にくさび状骨欠損が認められる．

▶図5c 初診時のPPDは5mm以上でBOP(＋)の病的ポケットが存在する．

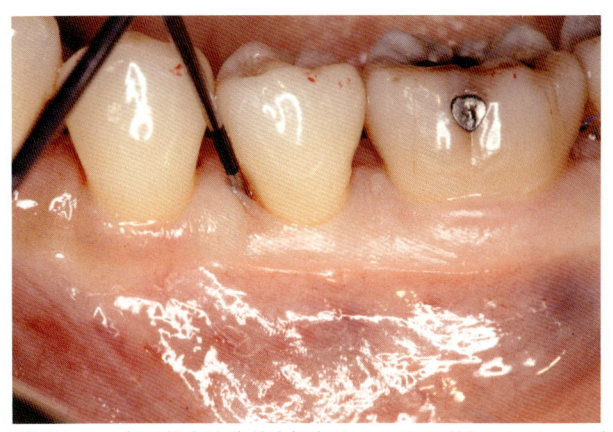

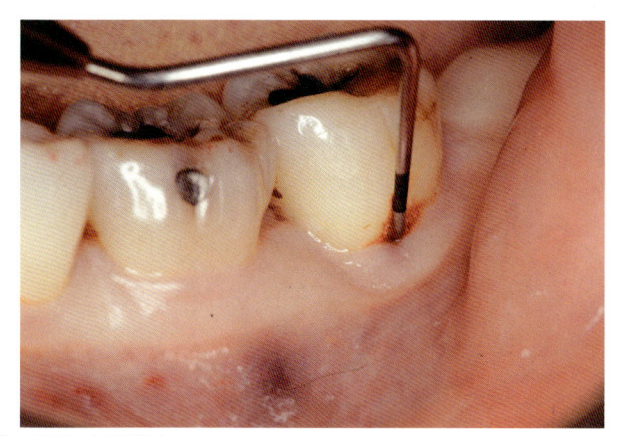

Chapter 6／Goサインで治療開始

図5d, e　歯周基本治療後（麻酔下でのSRP後）3か月の口腔内写真．PPDを測定する．

▶図5f　|5近心および|7頬側にPPD 7 mm，BOP（＋）の病的ポケットが残存する．

			4		5		6		7		8
Plaque		✕	✕	✕	✕	✕
Gingivitis		✕	✕	✕	✕	✕
Probing depth	m	5	⑦	⑤	⑨	
	b				⑦	
	d			0	0	
	i					
Furcation involvment					II	
Tooth mobility						

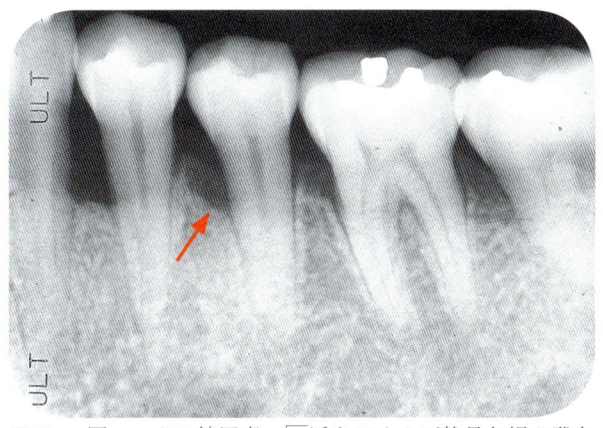

図5g　同エックス線写真．|5近心にくさび状骨欠損が残存する．

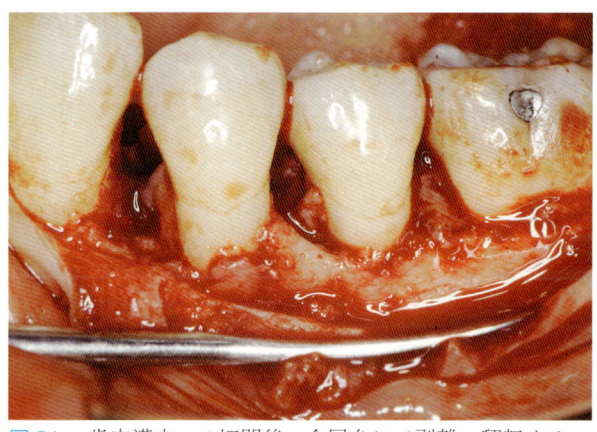

図5h　歯肉溝内への切開後，全層弁にて剥離，翻転する．

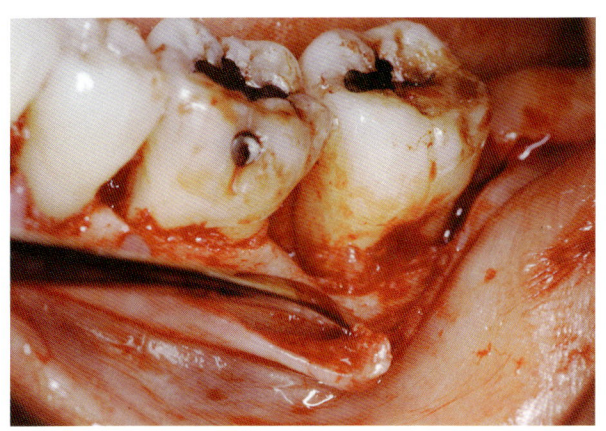

図5i, j　|7は根尖まで感染が及んでいたので抜歯した．

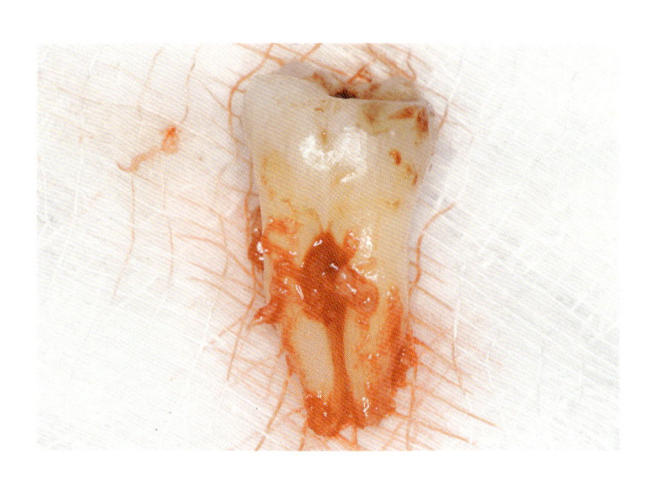

109

3 歯周外科治療

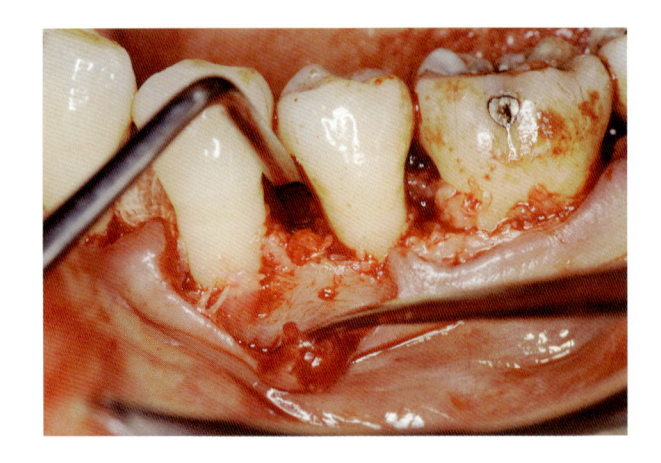

◀図5k　歯面を明示してキュレットにて軟組織（いわゆる不良肉芽）の除去を行う．

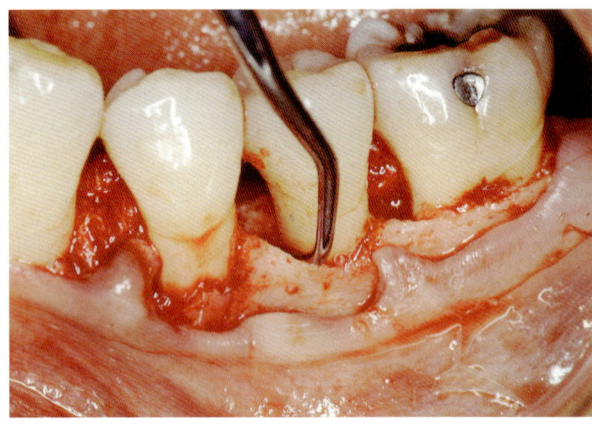

図5l, m　手用スケーラー，超音波スケーラーにより徹底的な根面のデブライドメントを行った．

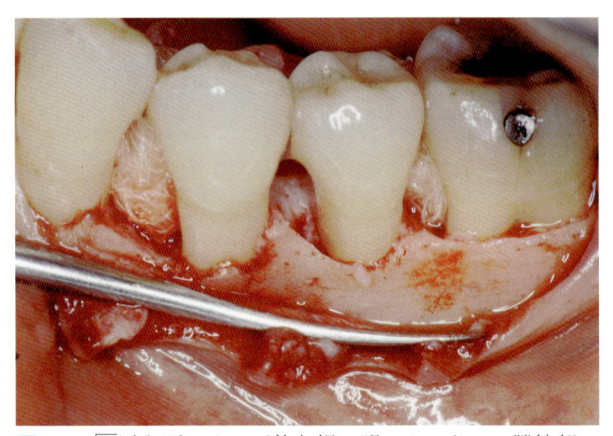

図5n　|5近心面にくさび状欠損が明らかである．隣接部に止血目的でガーゼが用いられている．

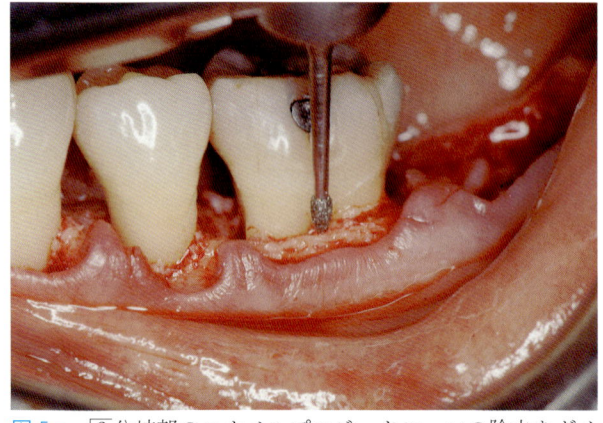

図5o　6|分岐部のエナメルプロジェクションの除去をダイヤモンドバーにて行う．

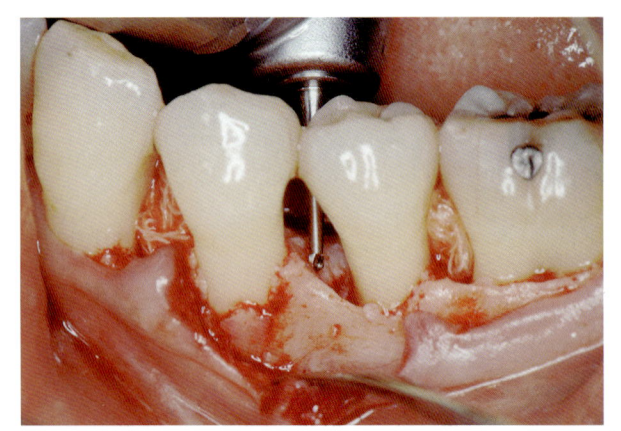

図5p　骨髄からの出血を促すためにディコルチケーションを行った．

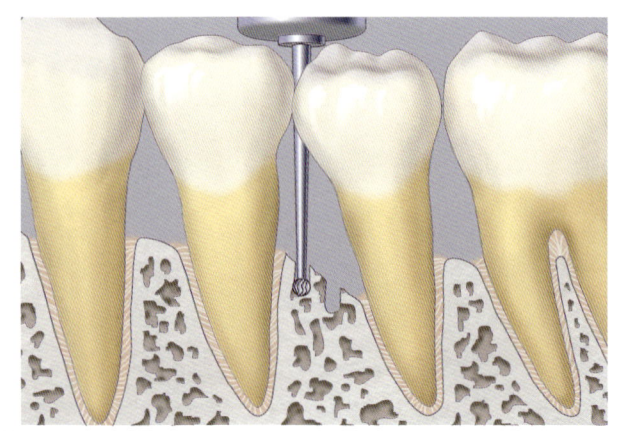

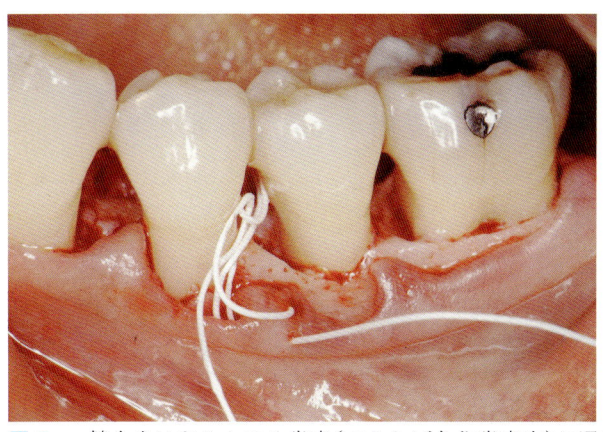

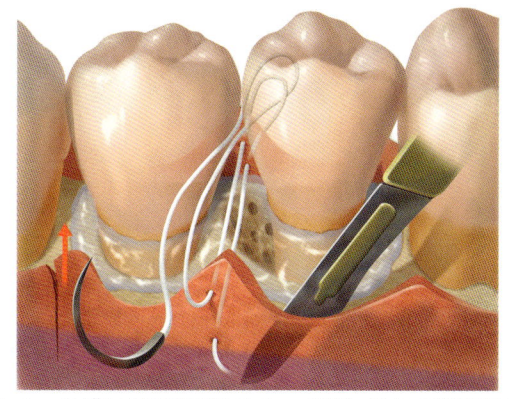

Chapter 6／Go サインで治療開始

図 5 q　縫合糸はあらかじめ歯肉（できれば角化歯肉内）に通しておく．骨膜に減張切開を入れ，必要に応じて縦切開を加える．軟組織を歯冠部に引き上げ，創面の完全閉鎖を得るために "Laurell technique"（水平マットレス縫合の変法）を用いた．

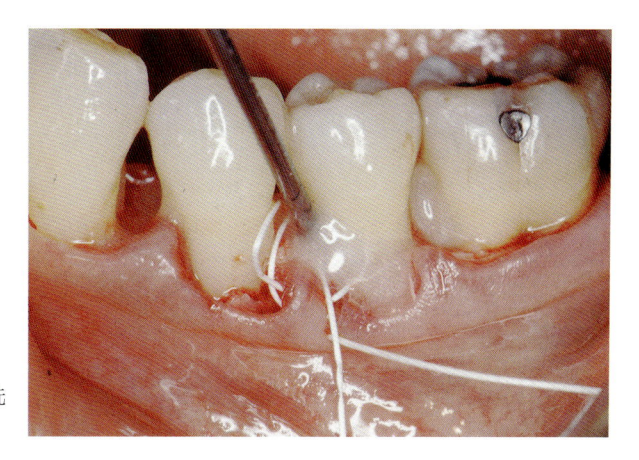

▶図 5 r　根面処理剤を塗布後，生理食塩水にて徹底的に術部の洗浄を行う．

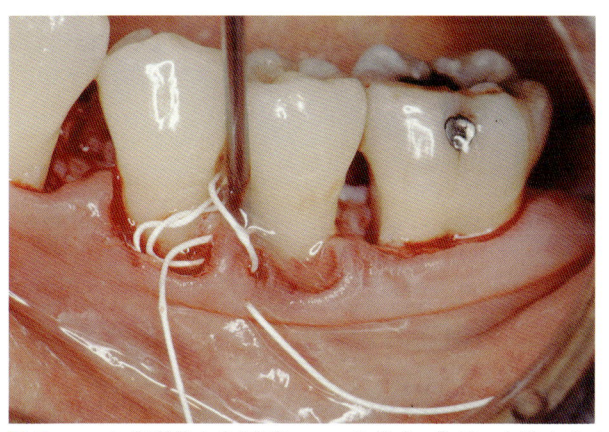

図 5 s, t　欠損底部より根面にエムドゲイン®ゲルを塗布する．

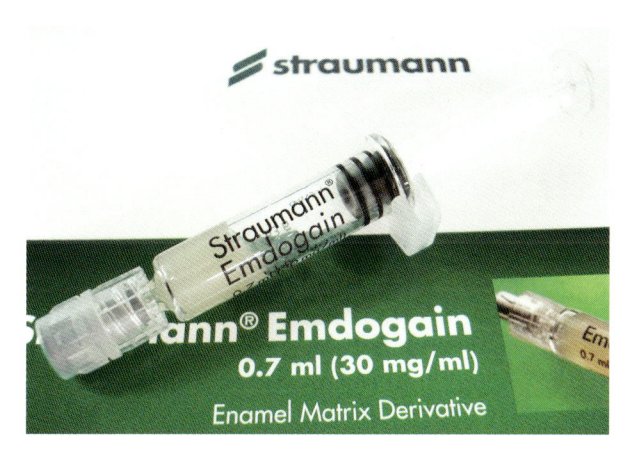

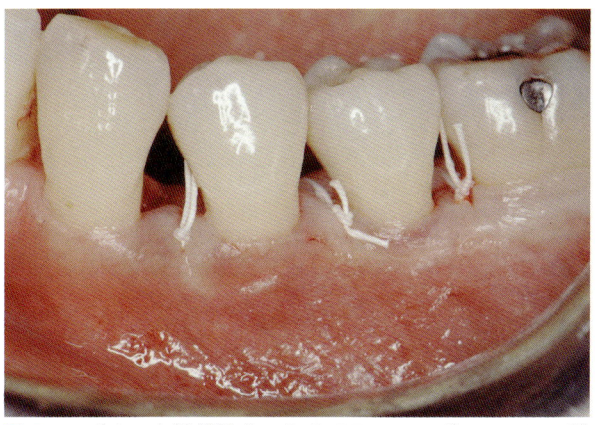

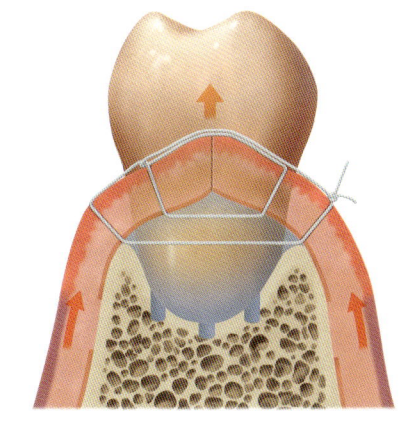

図 5 u　プラーク付着防止のため GORE-TEX®suture にて縫合した．「5 近心は Laurell technique にて，他部位は単純縫合にて軟組織による創面の完全閉鎖が得られた．

111

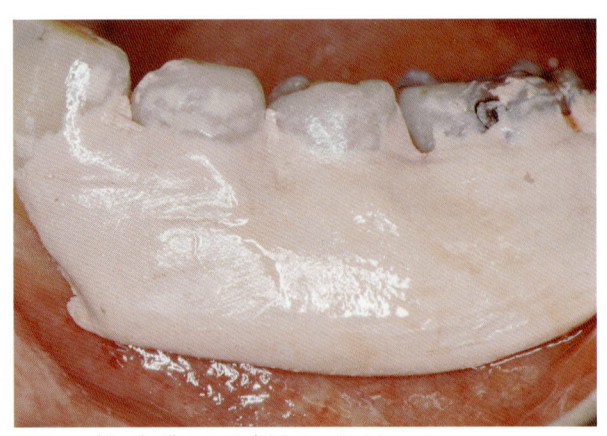

図5v　創面保護のため歯周パックを用いた．

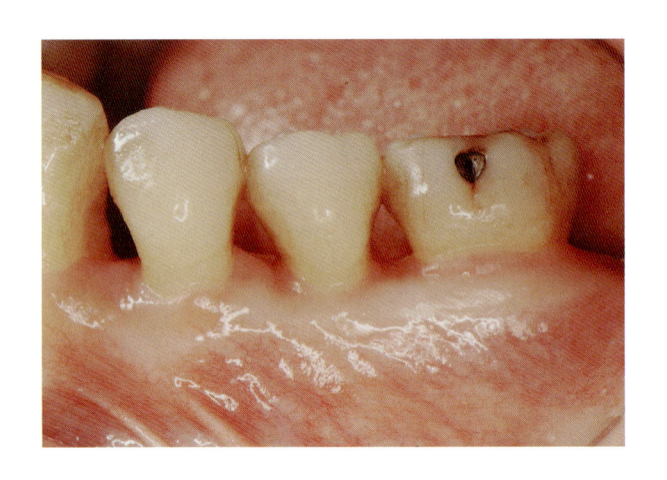

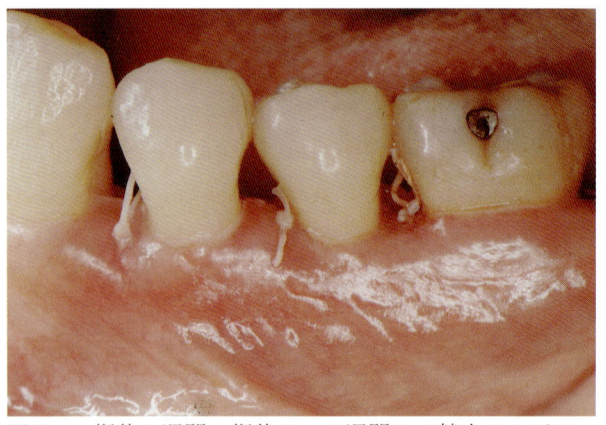

図5w　術後1週間．術後1〜2週間にて縫合およびパックの除去を行う．術後1か月は患者による歯面の機械的清掃は行わない．洗口剤にて歯肉縁上プラークコントロールを行う．

◀図5x　術後1か月の状態．エムドゲイン®ゲルを応用すると軟組織の治癒は早い．
再生療法6か月後の口腔内写真とエックス線写真は118頁の図2d参照．

根分岐部病変への対応

　　　前述のWestfeltら[7]の研究では非外科，外科処置に関わらず平滑面では炎症のコントロールは可能であることがわかった．ではその診査診断が難しい根分岐部病変への対応はいかなるものであろうか？

　　　Nordlandら[8]は，臼歯部根分岐部病変へ非外科処置で対応を試みた．深いポケット（PPD≧7mm）が存在する根分岐部では，平滑面に比べて炎症のコントロールは難しく，根分岐部病変の改善が難しいため外科処置の必要性を述べている．

　　　Hirschfeld & Wasserman[9]は，根分岐部への対応として外科処置のポケットリダクション（根分割を伴わない）で対応したが，大臼歯部では病変の進行を止めることが困難であったと報告している．

　　　Carnevaleら[10]は，根分岐部病変への対応として根分割を伴う根尖側移動術を行った長期経過の報告をしている．適切な診断と処置を行い術後の徹底的なメインテナンスを伴えば，分割歯の生存率は高く（約93％），根分割処置は根分岐部病変への対応として有効であると結論づけている．分割処置の生存率は，インプラント処置と変わらず，根分割によって得られる結果は間違いなく生物学的であり，経済的にも有利であり予後が保証されているため，臼歯が抜歯される前に根分割処置を考慮すべきだとBühler[11]は忠告している．

　　　根分岐部病変への対応を成功させるためには，初期段階での診査・診断が不可欠であり，プラークコントロールが成功の要となる．

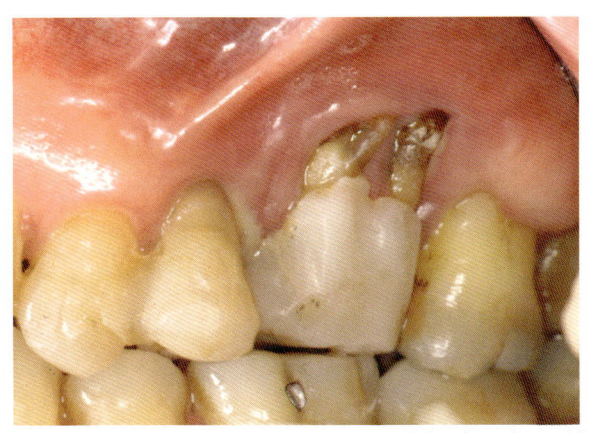

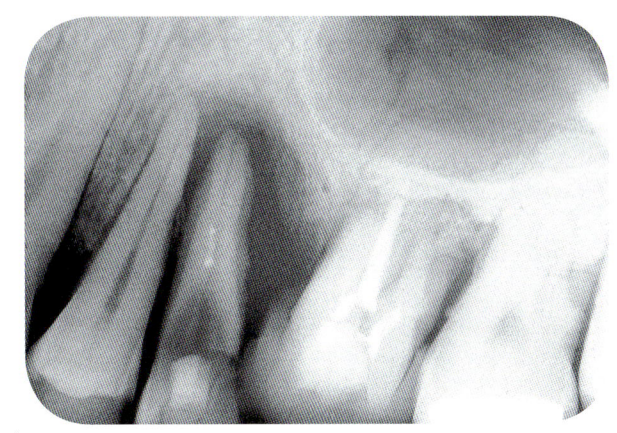

Chapter 6／Go サインで治療開始

図 6 a　上顎左側臼歯部と同部エックス線像，6̲ の根分岐部病変 3 度．

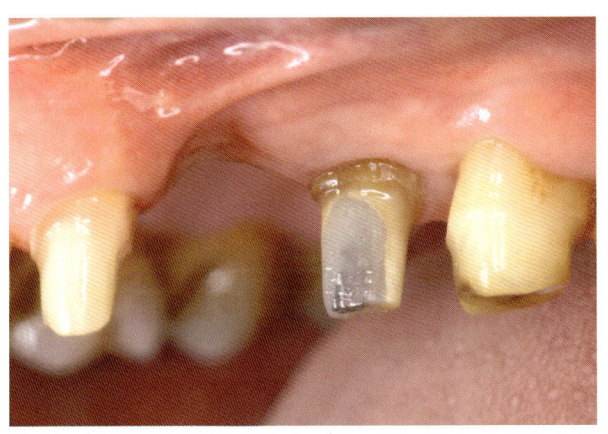

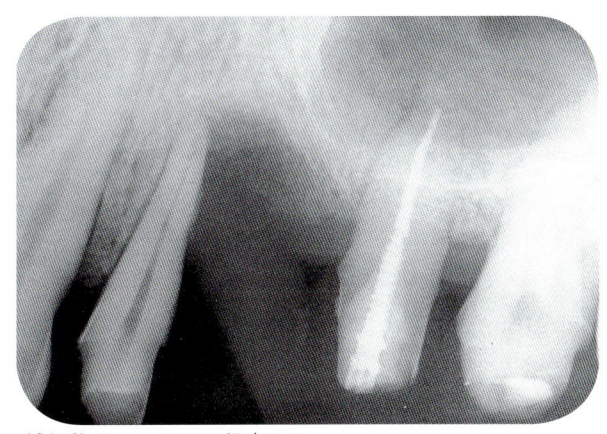

図 6 b　6̲ 頰側 2 根を抜歯した．2̲〜7̲ にブリッジのために CEJ 上に補綴物のマージンを設定した．

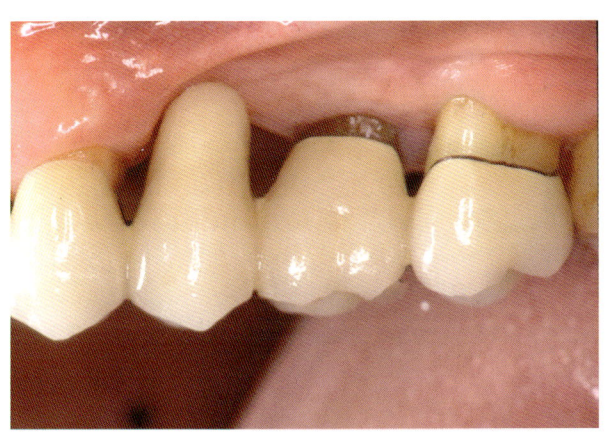

図 6 c　最終補綴物装着時の口腔内写真とエックス線像．

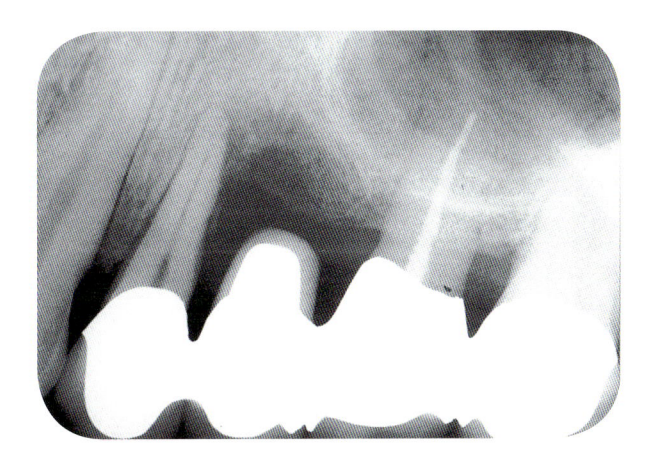

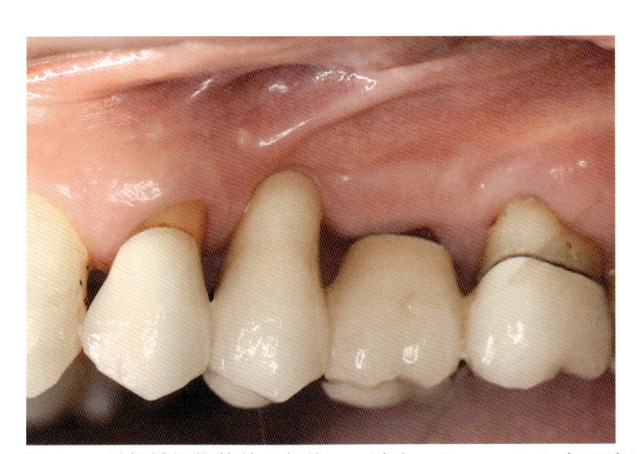

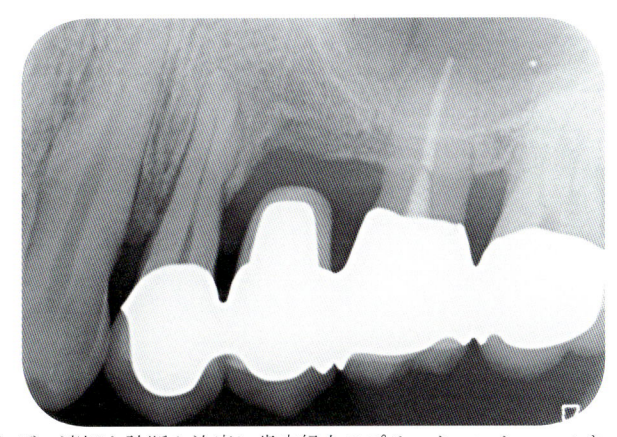

図 6 d　最終補綴物装着 8 年後の口腔内．Carnevale ら（1998）によれば，適切な診断と治療に歯肉縁上のプラークコントロールを伴えば根分割の予後は非常によいとされている（果たして 6̲ 部のインプラント処置はこれにとって代われるであろうか？）．

113

参考文献

1. 弘岡秀明，加治初彦，唐木俊英：中等度ペリオ患者へのペリオ＆矯正的アプローチ，GPによる病的歯牙移動(PTM)への対応. the Quintessence. 2010；29(3)：47-71.

2. Caton J, Nyman S, Zander H: Histometric evaluation of periodontal surgery. II. Connective tissue attachment levels after four regenerative procedures. J Clin Periodontol. 1980；7(3)：224-231.

3. Rosling B, Nyman S, Lindhe J, Jern B: The healing potential of the periodontal tissues following different techniques of periodontal surgery in plaque-free dentitions, A 2-year clinical study. J Clin Periodontol. 1976；3(4)：233-250.

4. Nyman S, Lindhe J, Rosling B: Periodontal surgery in plaque-infected dentitions. J Clin Periodontol. 1976；3(4)：233-250.

5. Waerhaug J: Healing of the dento-epithelial junction following subgingibal plaque control. II : As observed on extracted teeth. J Periodontol. 1978；49(3)：119-134.

6. Lindhe J, Socransky SS, Nyman S, Haffajee A, Westfelt E: "Critical probing depths" in periodontal therapy. J Clin Periodontol. 1982；9(4)：323-336.

7. Westfelt E, Bragd L, Socransky SS, Haffajee AD, Nyman S, Lindhe J: Improved periodontal condition following therapy. J. Clin. Periodont. 1985；12(4)：283-293.

8. Nordland P, Garrett S, Kiger R, Vanooteghem R, Huchens LH, Egelberg J: The effect of plaque control and root debridement in molar teeth. J Clin Periodontol. 1987；14(4)：231-236.

9. Hirschfeld L, Wasserman B: A long-term survey of tooth loss in 600 treated periodontal patients. J Periodontol. 1978；49(5)：225-237.

10. Carnevale G, Pontoriero R, di Febo G: Long-term effects of root-resective therapy in furcation-involved molars. A 10-year longitudinal study. 1998；25(3)：209-214.

11. Bühler H: Survival rates of hemisected teeth: an attempt to compare them with survival rates of alloplastic implants. Int J Periodont Res Dent. 1994；14(6)：536-543.

4 再評価検査 2

弘岡　秀明

　歯周外科治療後の再評価検査の時期は，歯周基本治療後の再評価検査1（102頁参照）に準じる．軟組織の治癒という点から歯周外科治療後，できれば3か月待った方がよいだろう．とくに歯周組織再生療法を試みた部位では，6か月間は周囲組織へのプロービングを避けるべきである[1]．

　この時点での臨床指標としてとくに大事になるのが歯肉縁下・縁上プラークコントロールと炎症の指標としてのBOP，あるいはBIとPlIである．BOP，あるいはBIは極力0，PlIは0％が望まれる．とくに矯正歯科治療がはじまると，患者による良好なプラークコントロールも矯正装置により妨げられるので注意が必要である（97頁，図11参照）．筆者のクリニックでは矯正歯科治療中，ワイヤーを除去した時点で臨床指標を計測した後（ワイヤーを取り外した時点の方がより正確に計測できる），全顎的に術者側のPMTCを行っている．

　歯周外科治療後，口腔内の感染のコントロールが確認されてから，患者のニーズに沿った審美と咀嚼機能の回復のために口腔機能回復治療へ移行する．

　ときに固定源の問題から臼歯部根分岐部病変が存在したままこれを固定源として用いることもある．このようなケースでは矯正歯科治療中に残存する病変のコントロールにとくに注意が必要である．現在では積極的に感染を取り除きインプラントによる咀嚼の回復を図るとともに，これを矯正歯科治療の固定源に用いるケースも増えつつある[2]．また臼歯部の矯正用マイクロインプラントの普及もめざましい[3]．

　とくに歯周病由来の歯の病的移動（pathological tooth migration；PTM）のケースでは下顎前歯部の挺出に対して圧下，および上顎前歯のフレアー修正に伴う口蓋部の長い接合上皮の残存の修正のために矯正終了後外科処置が必要なこともあることを患者に情報として与えておくべきであろう．矯正歯科治療後に残存するPPD≧6mmでは，BOPがなくても歯周外科治療（pocket elimination）の対象となる[4]．

　歯周外科治療終了後に行われる矯正歯科治療中，歯列弓から外れた部位への矯正力に伴う歯肉退縮と，ブラケット装着に伴う歯ブラシの毛先の外傷に伴う歯肉退縮（図1）には十分な注意が必要である．これを予防する処置としての矯正前の角化層移植処置はナンセンスである．矯正力により歯列弓から外れて歯が移動（頬側に移動，とくに歯周病患者では支持組織が減少しているので傾斜移動となることが多い）することにより，歯槽骨は減少し軟組

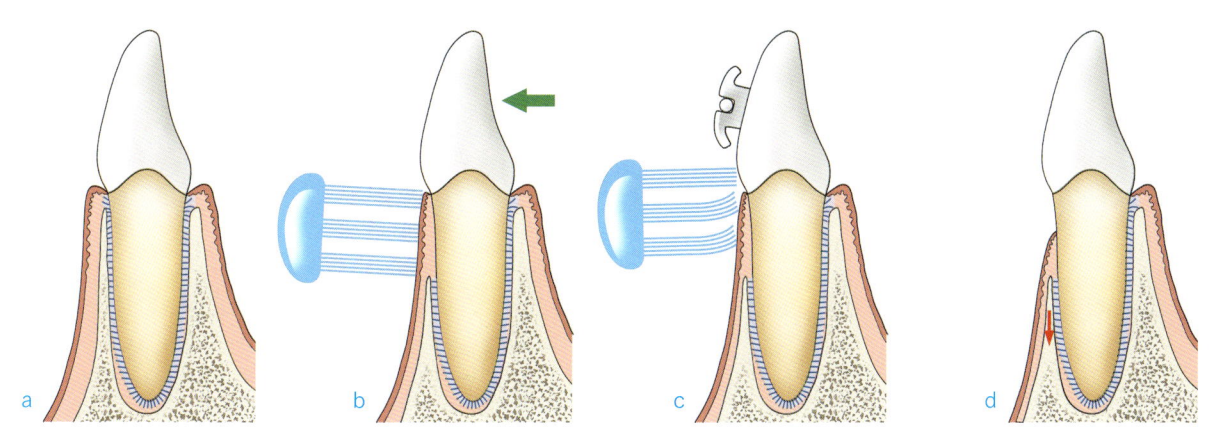

図1　唇側に歯が移動すると頬側の歯肉が薄くなるため，歯ブラシによる外傷により歯肉退縮が誘発される．また，これに加えブラケットから歯ブラシの毛先がスリップして薄い歯肉にあたるために歯肉退縮が加速される．

織(歯肉)が薄くなる(図1)．ここへ歯ブラシによる外傷が加わることにより，歯肉退縮が起こる(図1b)．とくにブラケットを装着すると，歯ブラシの毛先がスリップして歯肉に必要以上の力がかかることが多い(図1c)．とくに成人矯正において術者は歯周組織の生物学をよく理解して歯列弓内での歯の移動を心がけると同時に，患者にリスクを説明して歯ブラシ指導をすべきである．

臨床ヒント；中等度の歯周病患者に矯正歯科治療は可能か？

歯の病的移動は中等度以上の歯周病患者に多くみられるが，そのような歯周病患者に対し矯正歯科治療を行うことは可能であろうか．矯正歯科治療における歯の移動には2つの方法がある．1つは歯体移動，1つは傾斜移動である．

Ericssonらによる動物実験[5]では，ビーグル犬の左右臼歯部を抜歯し，リガチャーワイヤーを巻いて人工的な歯周組織炎をつくった．手術を行い支持組織は減少したが健康な歯周組織を回復した後，歯肉縁上プラークコントロールを行うコントロール群と行わないテスト群で歯体移動を行った．支持組織が失われた後の歯体移動は，テスト群もコントロール群も付着組織の喪失はなかった．つまり歯体移動では，プラークがあっても付着や支持組織の喪失は起こらなかった．しかしプラークの付着したテスト側では歯根吸収が起こった．

多くの歯周病患者のケースでは，歯体移動は非常に難しい．なぜなら歯周病患者は歯周支持組織が失われているため，同じ力でも歯に加わる力は正常な支持組織を持つ歯に比べてはるかに強い力として働く．したがって実際の治療では，小さい矯正力で行うことが必要になる．同じ矯正力でも歯周病患者には固定源の問題があり，必然的に傾斜移動にならざるを得ない．

では歯周治療後，傾斜移動は可能なのだろうか．

Ericssonらは，歯体移動と同じような条件で傾斜移動の実験[6]を行った．テスト群は歯肉縁上プラークコントロールをせずに傾斜移動を行い，コントロール群は歯肉縁上コントロールを行って傾斜移動を行った．テスト群では，炎症と支持組織の喪失が認められ，骨縁下ポケットも形成されたが，コントロール群では炎症も支持組織の喪失も認められず，骨縁下ポケットは形成されなかった．

これら2つの実験から，炎症のコントロールがなされていれば，たとえ支持組織の喪失が認められていても歯の移動は可能であることがわかる．

一方，歯体移動あるいは傾斜移動にしろ，矯正力を歯に加えると，ある時点で歯にジグリングフォースが加わることになる．EricssonとLindhe[7]は，支持組織が失われた状態で歯にジグリングフォースを加えても，歯肉縁上プラークコントロールを行えば，歯の動揺は増加するが支持組織の喪失が起らないことを動物実験で報告している．

これらの動物実験から，歯周病でたとえ支持組織が失われていてPTMの状態でも，歯肉縁下の感染が除去され(外科・非外科処置にかかわらず)歯周組織の健康が回復されていて，かつ歯肉縁上プラークコントロールが十分になされていれば，矯正歯科治療が可能であることがわかる[8]．

再評価2（歯周基本治療，歯周外科治療後）

歯周治療を行うと歯肉の炎症が治るため歯頸部が引き締まり健康な状態となるが，望まれない継発症として歯肉の退縮が現れる．また歯の病的移動(PTM)が残ることもある．下顎の叢生，挺出，前歯の歯間離開，これに伴うブラックトライアングルなどが顕著となる．

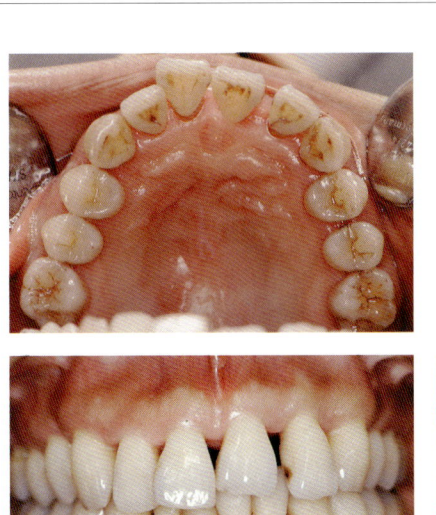

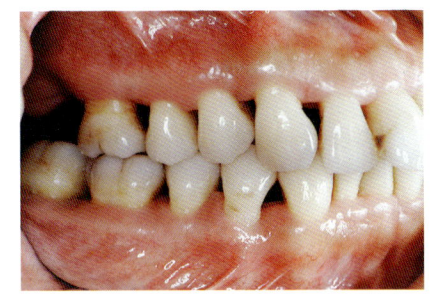

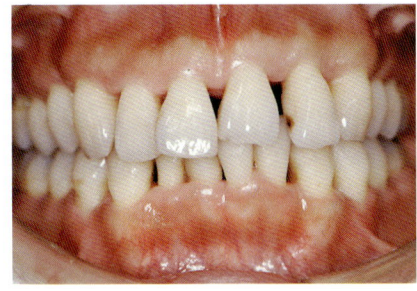

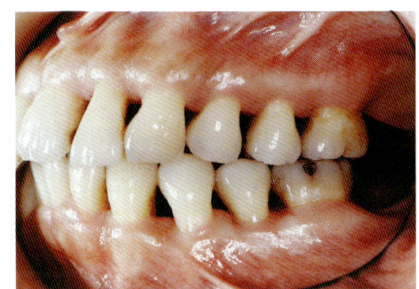

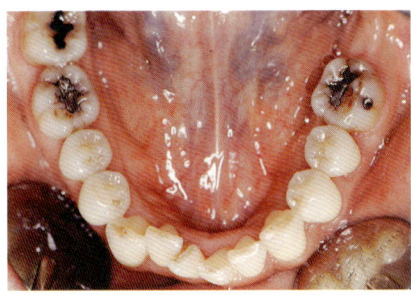

Chapter 6／Go サインで治療開始

図2a 歯周基本治療，歯周外科治療後の口腔内写真．

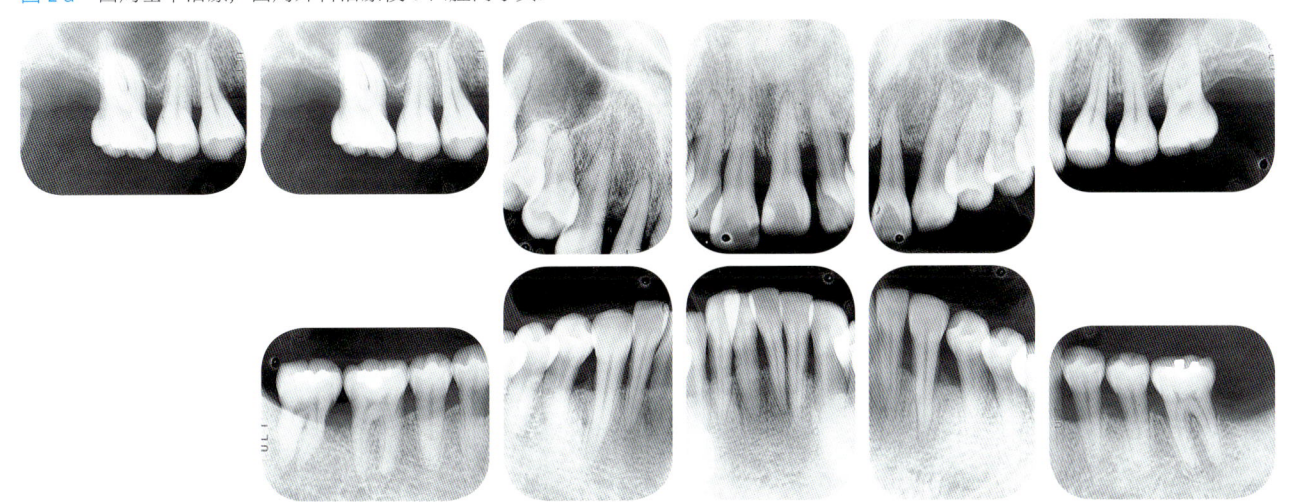

図2b 同エックス線写真．

PlI＝0%　　BI≒0%

Tooth	m	b	d	l	Furc inv	mob
6						
5						
4						
3						
2						
1						
1						
2						
3						
4						
5						
6						

Tooth	m	b	d	l	Furc inv	mob
7						
6						
5						
4						
3						
2						
1						
1						
2						
3						
4						
5						
6						

図2c 患者の協力度も十分で歯周基本治療と歯周外科治療により，病的ポケットは消失した．

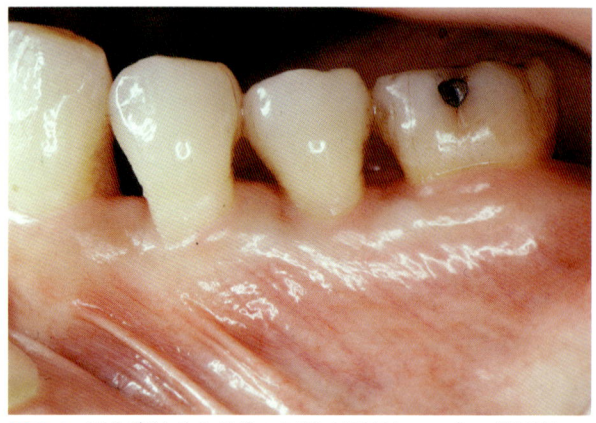

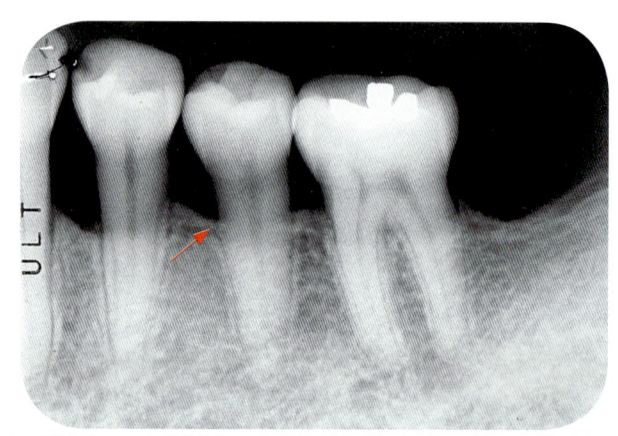

図2d 再生療法6か月後の口腔内写真とエックス線写真．エムドゲイン療法®により⌊5近心の垂直性骨欠損の回復が伺える(矢印)．

矯正歯科治療開始

患者の良好なプラークコントロールに加え，炎症のコントロールが確認された時点で患者の主訴であった審美性の回復のため，矯正歯科治療に入った．下顎前歯は叢生の治療のためスリーインサイザルならびに挺出に対してはレベリングで対処した．上顎のフレアーと歯間離開では，コントラクションユーティリティアーチ[※1]にて対応した．

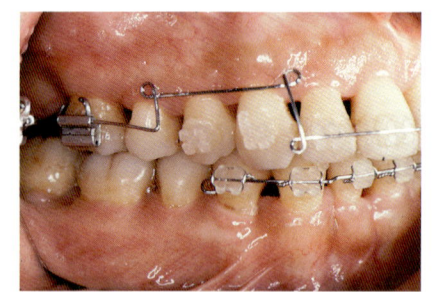

図2e 矯正歯科治療開始時の口腔内写真．

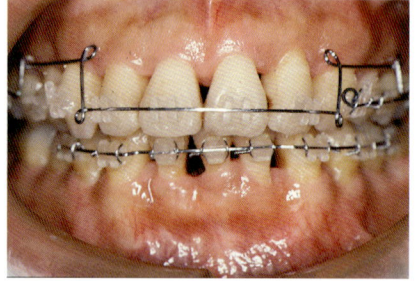

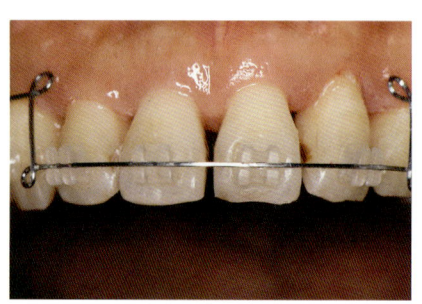

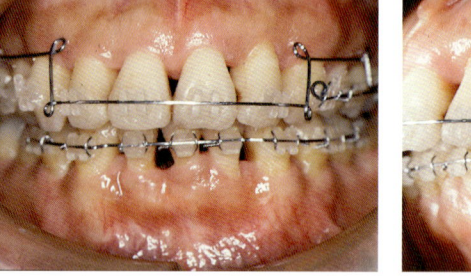

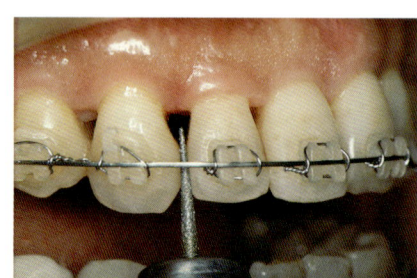

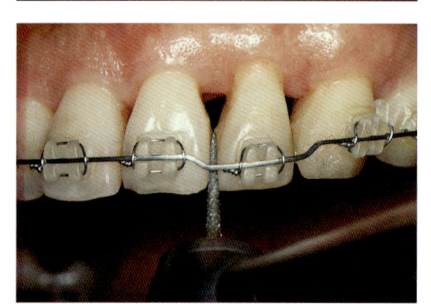

図2f ブラックトライアングルを改善するため３２１|１２３間のディスキングで対応した．（矯正歯科治療は東京都開業の加治初彦先生による）

※1　コントラクションユーティリティーアーチ
エッジワイズ装置を用いたテクニックの1つに側方歯を介さずに大臼歯と前歯を連結する方法がある．その際に用いるワイヤーを"ユーティリティーアーチ"と呼び，そのなかで前歯部を後方に移動させるものを「コントラクションユーティリティーアーチ」という．

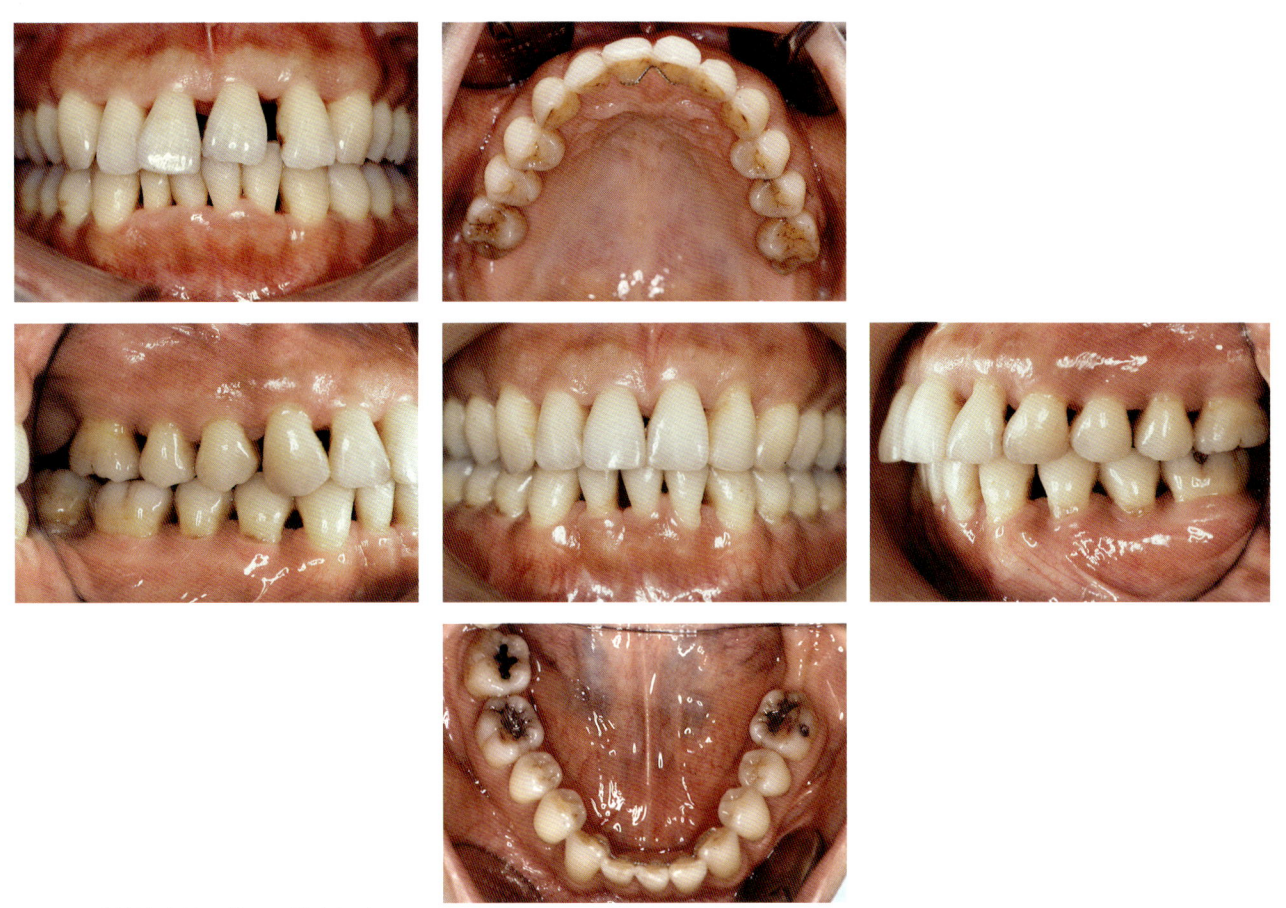

Chapter 6／Goサインで治療開始

図2g 動的治療終了後の口腔内写真.
上顎前歯部のブラックトライアングルはディスキングにより減少している．初診時の正面観（左上写真）と比較.

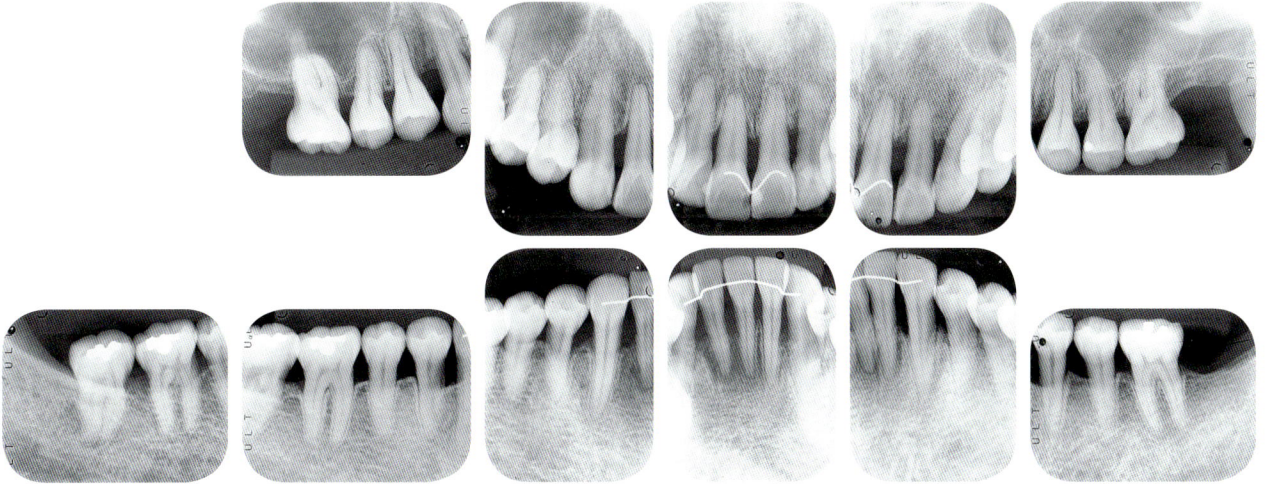

図2h 同エックス線写真．歯周基本治療，歯周外科治療（歯周組織再生療法）により，歯槽骨の平坦化がはかられた.

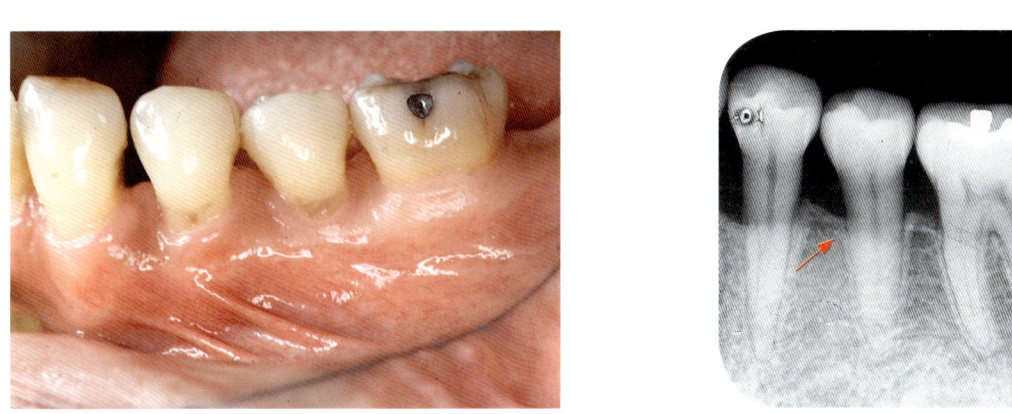

図2i 術後2年の口腔内写真．「5近心の垂直性骨欠損はエムドゲイン®によりほぼ回復した．初診時と比較（108頁，図5a, b）.

119

歯周組織再生誘導法（GTR法）

　　スカンジナビア学派の研究により，徹底的なプラークコントロールを伴えば非外科処置に加え厳格な外科処置，ときに抗菌剤を用いることにより炎症はコントロールされ，歯周病の進行を止めることが可能であることがわかった．しかし歯周組織の再生を期待して行われた非外科治療あるいは従来の歯周外科治療では，長い接合上皮による治癒であるとCatonら[9]は動物実験で報告している．

　　80年代後半に入ると，イエテボリ大学のLindheらによって一連の動物実験の後，GTR法（Guided Tissue Regeneration）が臨床応用され良好な結果が報告されている．GTR法とは，歯周組織の治癒過程においてメンブレンによって上皮の侵入を防ぎ歯根セメント質，歯周靱帯ならびに歯槽骨を再構築して，歯周組織の再生を図る術式である（図3）．非吸収性の膜を用いる2回法，その後改良が加えられた吸収性膜を用いる1回法があるが，臨床的にその再生量に有意差はないことが確かめられている[10]．くさび状骨欠損に応用されたGTR法の予後は，口腔衛生が伴えば良好であることが報告されている[11]．

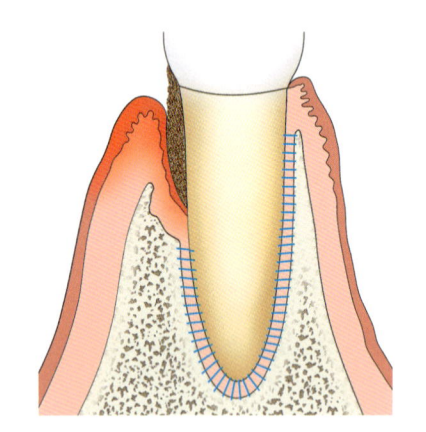

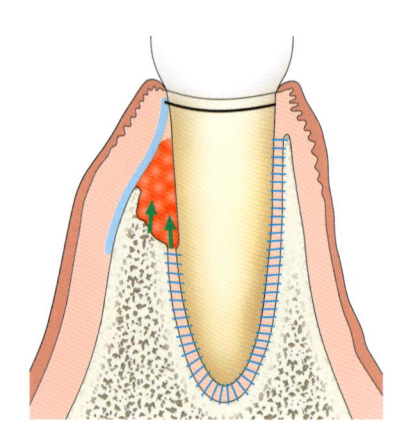

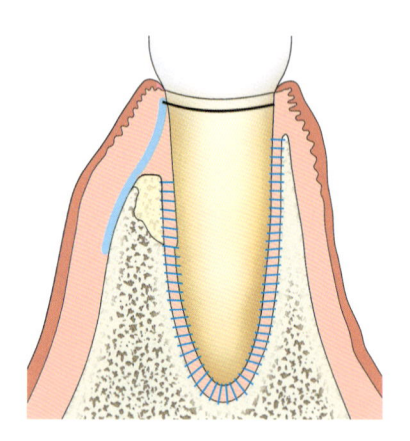

図3　GTR法．

　　GTR法は根分岐部病変にも応用されている．根分岐部病変治療の目標は，水平的な病的ポケットを減少させ，かつ術後患者が歯肉縁上プラークコントロールをしやすくすること，究極的には根分岐部の完全閉鎖にある．この点からすると下顎臼歯部根分岐部病変2度，根分岐部の入口の小さい3度，上顎臼歯部頬側根尖部病変2度がGTR法の適応症と考えられる[12-14]．一方，上顎臼歯部根尖部病変3度はGTR法の適応外となる[15]．

エナメルマトリックスタンパク質を応用した歯周組織再生療法

　　90年後半に入るとスウェーデン，Karorinsuka instituteのHammarströmらの開発した生物学的な歯周組織再生療法，エムドゲイン®療法が臨床応用されはじめた．感染が除去された根面にブタの歯胚から精製したタンパク（enamel matrix derivative, EMD），いわゆるエムドゲイン®ゲルを塗布し歯の発生期の状態を再現することによって，周囲組織から外胚葉間葉系の細胞を誘導して失われた歯周組織を再生しようする外科術式である[1]．

Heijlら[16]は，PPD ≧ 6 mm，エックス線上で幅2 mm，深さ4 mmの楔状骨欠損にエムドゲイン®療法を応用することによって，付着の獲得とエックス線上で骨レベルの再生が認められたと報告した．この報告によってエムドゲイン®療法の適応症として日本でも1998年3月から臨床応用がはじまった[17]．Sculeanら[18]は，くさび状骨欠損にエムドゲイン®療法を用いることによって獲得した付着は，歯肉縁上プラークコントロールが適切にされていれば10年間維持されたと報告している（術式は108頁参照）．

　Jepsenら[19]は，下顎臼歯部根分岐部病変Ⅱ度にエムドゲイン®療法を応用して良好な結果を報告しているが，根分岐部病変へのエムドゲイン®療法応用のエビデンスには現在のところない．

　Hägewaldら[20]は，Millerのclass Ⅰ，Ⅱの歯肉退縮にcoronally advanced flapにエムドゲイン®を応用することで根面の被覆が十分になされ，多くのケースでは7年間維持されていた報告している．ヨーロッパではエムドゲイン®療法の適応症として歯肉退縮が含まれている（術式は図4参照）．

　水平性骨吸収に歯周組織再生療法が有効であるというエビデンスは残念ながら現在のところない．

　歯周病患者の矯正歯科治療は，原則的に非外科・外科処置に関わらず炎症のコントロールがなされ，矯正中も歯肉縁上プラークコントロールが十分になされることが確認されてから開始すべきである．ときに歯肉の修正が矯正歯科治療後に必要なケースでは，非外科処置により，できる限り歯肉縁下プラークコントロールを行って，矯正歯科治療中できる限り注意深く歯周組織の観察を行い矯正歯科治療終了後に歯周外科治療に移る．歯周組織再生療法後は，少なくとも軟組織の治癒に1か月はかかるので，その後に矯正歯科治療に移る．理想的には歯周組織の安定が図られる6か月を経過してから矯正歯科治療を開始すべきである．

歯肉退縮への対応／エムドゲイン®療法

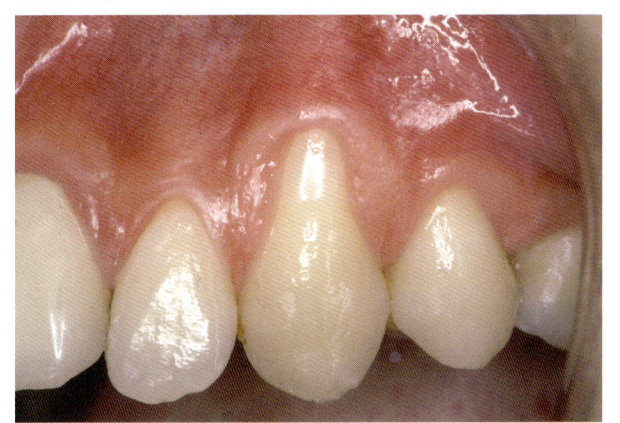

図4a ｜3 頬側に歯ブラシの外傷による歯肉退縮がある（Miller class Ⅱ）．

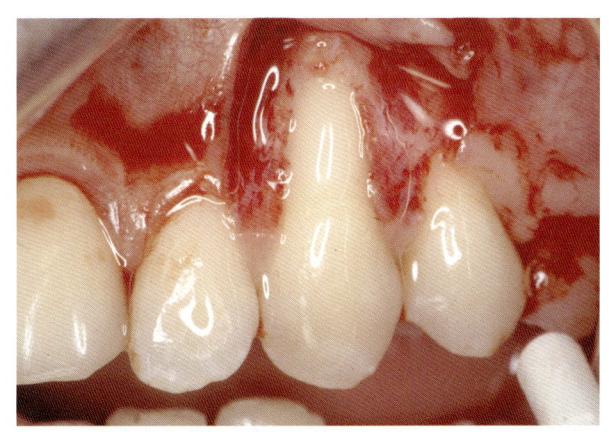

図4b 歯肉弁を翻転し根面の清掃を行った．

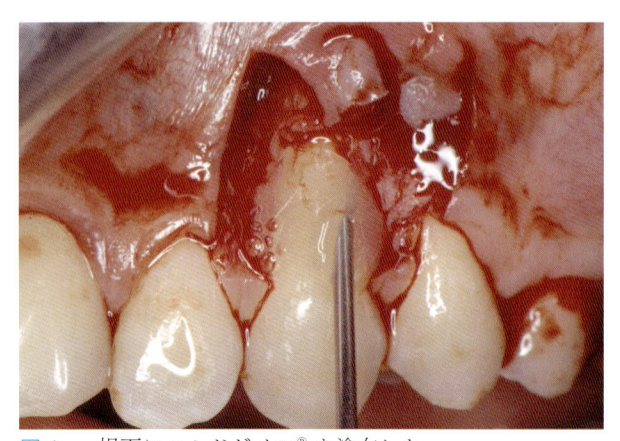

図4c 根面にエムドゲイン®を塗布した．

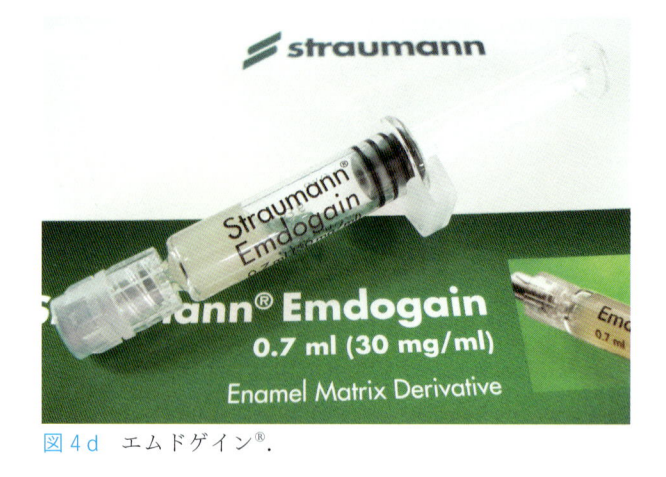

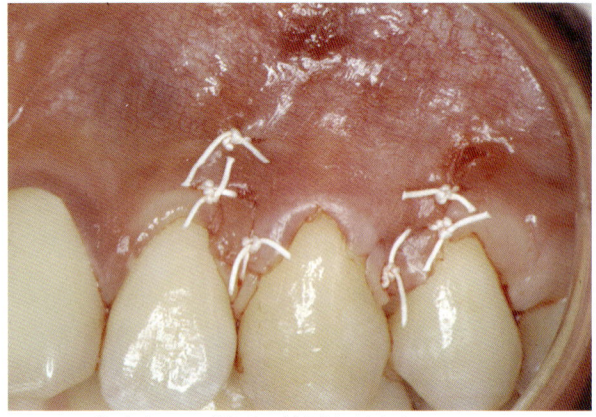

図4d エムドゲイン®．

図4e 歯肉弁にて根面の被覆を行う（coronally advanced flap technique）．

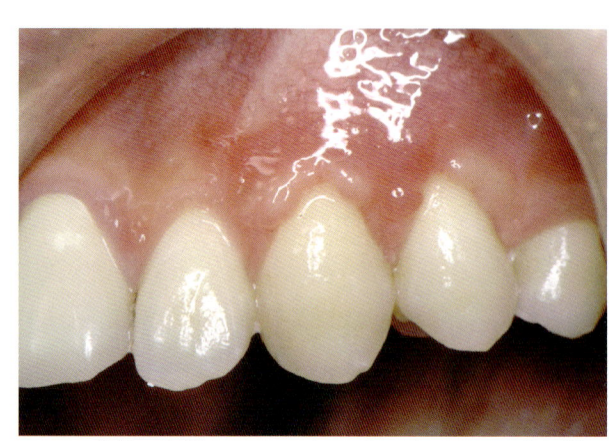

図4f 術後2週間，エムドゲイン®を応用すると軟組織の治癒が早い．

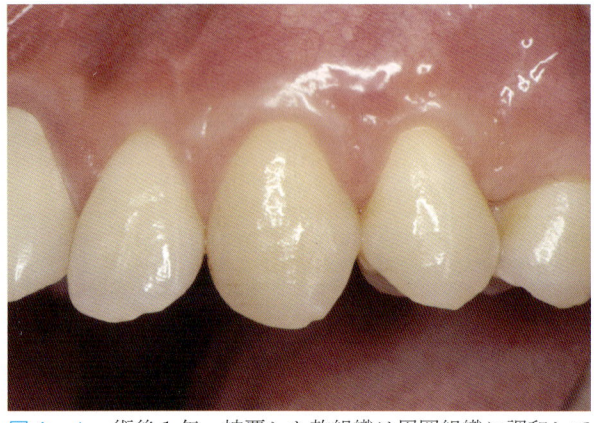

図4g, h 術後1年，被覆した軟組織は周囲組織に調和している，同部術後7年の口腔内．

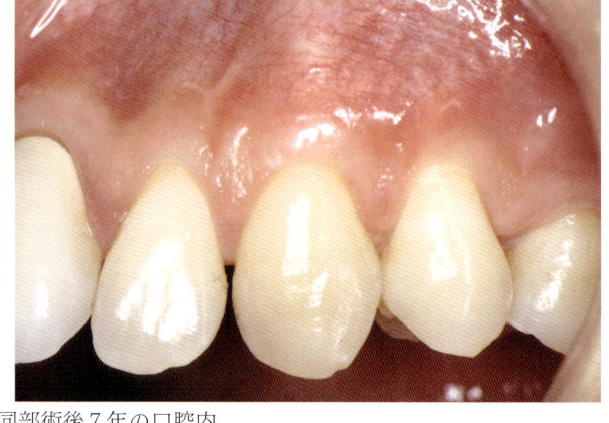

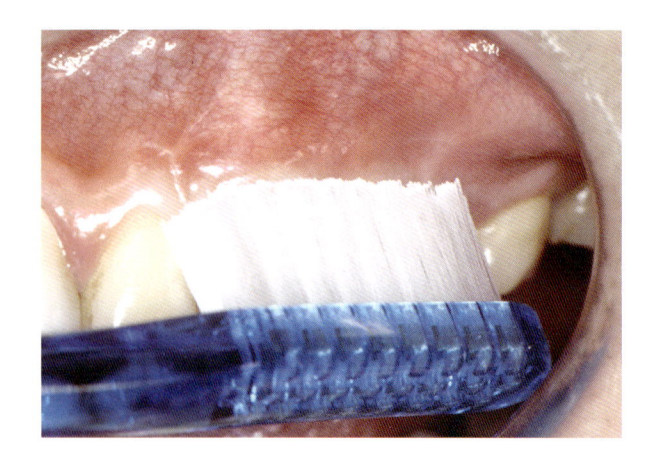

図4i 外傷による歯肉退縮に対しては再生療法の応用に加え適切な歯ブラシ指導は必須である（ロール法変法）．

参考文献

1. 弘岡秀明，戸村真一：生物学的コンセプトに基づいた歯周組織再生法，エムドゲイン®療法．東京：クインテッセンス出版，2000．
2. 弘岡秀明：歯周治療における歯科矯正の役割．日成人矯正誌．2006；13(2)：82-90．
3. 加治初彦：臨床ケースとイラストから学ぶ一般臨床科のためのLOTの臨床．the Quintessence．2006；25(7)：109-116，25(8)：107-116，25(9)：131-139，25(10)：117-125，25(11)：107-118，25(12)：105-115．
4. Matuliene G, Pjetursson BE, Salvi GE, Schmidlin K, Brägger U, Zwahlen M, Lang NP : Influence of residual pockets on progression of periodontitis and tooth loss: Results after 11 years of maintenance. J Clin Periodontol. 2008；35(8)：685-685.
5. Ericsson I, Thilander B: Orthodontic forces and recurrence of periodontal disease. An experimental study in the dog. Am J Orthod. 1978；74(1)：41-50.
6. Ericsson I, Thilander B, Lindhe J, Okamoto H: The effect of orthodontic tilting movements on the periodontal tissues of infected and non-infected dentitions in dogs. J Clin Periodontol. 1977；4(4)：278-293.
7. Ericsson & Lindhe: Lack of effect of trauma from occlusion on the recurrence of experimental periodontitis. J. Clin. Periodontol. 1977；4(2)：115-127.
8. 弘岡秀明，加治初彦，唐木俊英：中等度ペリオ患者へのペリオ＆矯正的アプローチ，GPによる病的歯牙移動(PTM)への対応．the Quintessence．2010；29(3)：47-71．
9. Caton J, Nyman S, Zander H : Histometric evaluation of periodontal surgery. II. Connective tissue attachment levels after four regenerative procedures. J Clin Periodontol. 1980；7(3)：224-231.
10. Laurell L, Gotlow J, Zybutz M, Persson R : Treatment of intrabony defects by different surgical procedures. A literature review. J Periodontol. 1998；69(3)：303-313.
11. Cortellini P, Tonetti MS: Long-term tooth survival following regenerative treatment of infrabony defects. J Clin Periodontol. 2004；75(5)：672-678.
12. Pontoriero R, Lindhe J, Nyman S, Karring T, Rosenberg E, Sanavi F : Guided tissue regeneration in degree II furcation-involved m-andibular molars. A clinical study. J Clin Periodontol. 1988；15(4)：247-254.
13. Pontoriero R, Lindhe J, Nyman S, Karring T, Rosenberg E, Sanavi F. Guided tissue regeneration in the treatment of furcation defects in mandibular molars. A clinical study of degree III involvement. J Clin Periodontol. 1989；16(3)：170-174.
14. Pontoriero R, Lindhe J: Guided tissue regeneration in the treatment of degree II furcations in maxillary molars. J Clin Periodontol．1995；22(10)：756-763.
15. Pontoriero R, Lindhe J: Guided tissue regeneration in the treatment of degree III furcation defects in maxillary molars. J Clin Periodontol. 1995；22(10)：810-812.
16. Heijl L, Heden G, Svärdström G, Ostgren A : Enamel matrix derivative(emdogain®) in the treatment of intrabony Periodontal defects. J Clin Periodontol. 1997；24(9 Pt2)：705-714.
17. 弘岡秀明：(2008)エムドゲイン®療法の検証(前編)，エムドゲイン®による生物学的組織再生法Ⅶ-1．the Quintessence．2008；27(6)：65-81．
18. Sculean A, Kiss A, Miliauskaite A, Schwarz F, Arweiler NB, Hanning M : Ten-year results following treatment of intra-bony defects with enamel matrix proteins and guided tissue regeneration. J Clin Periodontol. 2004；35(9)：817-824.
19. Jepsen S, Heinz B, Jepsen K, Arjomand M, Hoffmann T, Richter S, Reich E, Sculean A, Genzales JR, Bödeker RH, Meyle J : A randomized clinical trial comparing enamel matrix derivative and membrane treatment of buccal class II furcation involvement in man dibular molars. Part I: Study design and results for primary outcomes. J Periodontol. 2004；75(8)：1150-1160.
20. Hägewald S, Spahr A, Rompola E, Haller B, Heijl L, Bernimoulin JP : Comparative study of emdogain and coronally advanced flap technique in the treatment of human gingival recessions. a prospective controlled clinical study. 7years follo-up study. Europeriod. 2006；29(1)：35-41.

5 矯正歯科治療の開始
矯正装置の装着における配慮

保田　好隆

歯の支持組織量の喪失と回転モーメント

　成人の場合，約8割の人が歯周病に罹患していると考えてよい．その場合，歯の支持組織量も加齢にともなって少なくなる(図1)．そのため青年期の患者とは異なる配慮が必要となる．

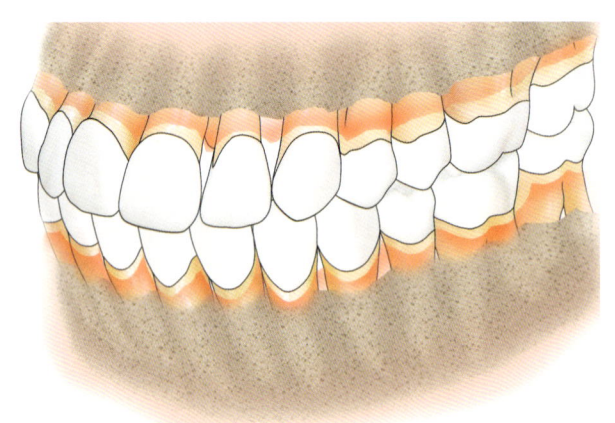

図1　歯周病に罹患していると，歯の支持組織量が少なくなる．
　それとともに歯根膜の面積も狭くなる．そのため同じ矯正力を受けても，単位面積あたりの矯正力は大きなものとなる．

　通常，単根歯の場合，歯根の根尖側2／5のところに抵抗中心があるとされている．歯の支持組織が歯周病によって失われた場合，抵抗中心は，失われる前と比較してより根尖側に移動する(図2)．力によって生じる回転モーメント[※1]は，力の大きさと力の作用点から抵抗中心までの距離の積で求まる．そのため歯周病によって歯の支持組織が失われた場合は，そうでない場合と比較すると大きな回転モーメントがかかることになる(図3)．

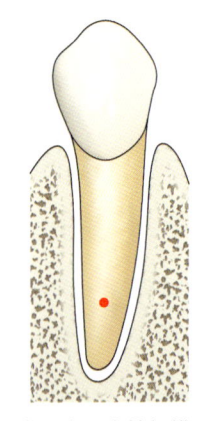

正常な歯の支持組織の抵抗中心．

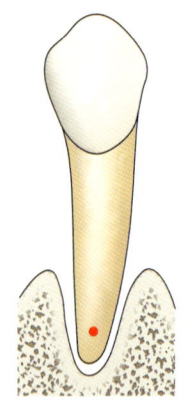

同じ歯でも歯の支持組織が失われると抵抗中心が根尖側に移動する．

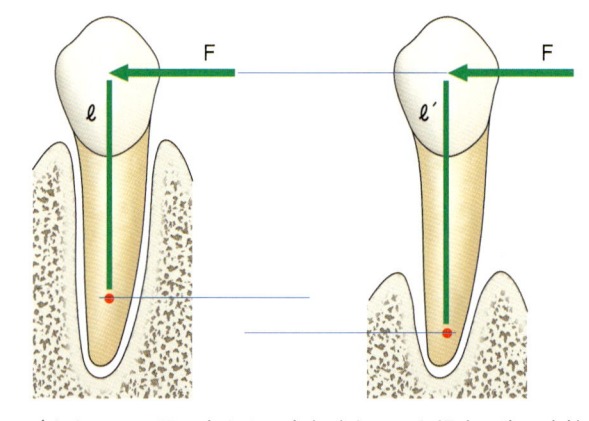

ℓ＜ℓ´となるので同じ大きさの力(F)をかけた場合，歯の支持組織を失った歯に大きな回転モーメントが生じることになる．

図2　単根歯の抵抗中心．

図3　歯に生じる回転モーメント．

この事象から，

①大きな回転モーメントがかかるため，歯槽骨の高さが減じた患者に対しては，より小さな力を作用させなければならない

②歯を歯体移動させる場合，この回転モーメントを打ち消すためのより大きな反対方向の回転モーメントが必要となる．WR Proffit教授[1]は，この結果，可撤式装置の使用は適切でなく，臨床的には固定式装置が必要となると結論づけている

③歯槽骨の高さが減じた患者は，歯根膜の面積が狭くなっている．そのため単位面積あたりにかかる力の大きさは，歯槽骨の高さが減じた患者の方が大きくなる．歯槽骨の高さが減じた患者に対しては，より小さな力を作用させなければならない

ことになる．そのため細いアーチワイヤーを用いて治療を行う，あるいはブラケットの位置をより歯頸側に装置するといった配慮が必要になる．

　一般に，可撤式装置の方が固定式装置と比較して口腔内の環境に影響を及ぼさないと考えられている．しかし口蓋の歯肉では，可撤式装置の方が炎症を起こしやすいと報告されている．また，アクリルレジンの装置を装着すると唾液のpHが変化するとも報告されており，可撤式装置，固定式装置のいずれの場合も，装置を装着した場合は，口腔内の環境が変化することを忘れてはいけない．

参考文献

1．Proffit WR(著)，高田健治(訳)：新版プロフィットの現代歯科矯正学．クインテッセンス出版，2004；620-647．

※1　**回転モーメント**
　歯に力を作用させた場合，回転力が生じる．その大きさを回転モーメントとし，力の大きさと力の作用点から回転中心までの距離の積であらわす．

6 エッジワイズ装置装着中の配慮

保田　好隆

治療中に配慮するところ

　大臼歯にボンディングによってチューブを装着した状態(図1)と，バンドにチューブを熔接して装着した状態(図2)を比較した場合，プラーク指数，歯肉炎指数，歯周ポケットの深さのスコアおよびアタッチメントロスのいずれも，バンドにチューブを熔接して装着した歯肉の方がよくない状態を示した．またバンドのマージンを歯肉縁下に設置すると，プラークが歯肉縁下に付着しやすくなり，歯周病が助長されると報告されている．さらにバンドの周囲には，嫌気性菌が繁殖し，スピロヘータや運動性の桿菌が増加するとされている．そのため，可及的にバンドの装着を避け，余剰レジンが生じないようにボンディングを行うことが好ましい．

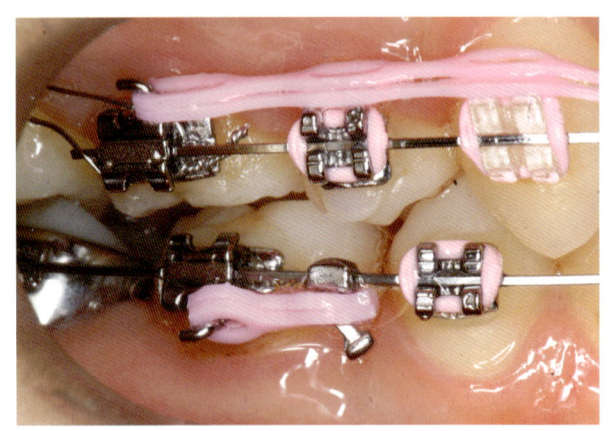

図1　ボンディングによるチューブの装着．

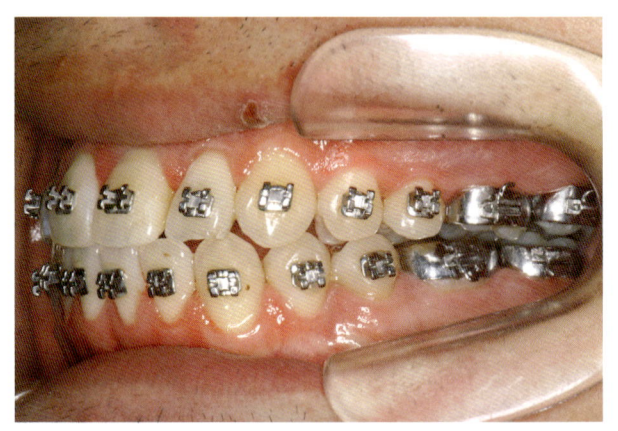

図2　バンドにチューブを熔接して装着．

　ブラケットをボンディングする際は，チューブ同様，余剰レジンが生じないようにボンディングを行うことが好ましい．インダイレクトボンディング[※1](図3)を行った場合は，ボンディング後に低速で使用するカーバイドバーなど(図4)を用いて，余剰レジンを除去するとよい．
　また，アーチワイヤーをブラケットに固定するための操作(結紮)を行う際に，3つの選択肢がある．
①リガチャーワイヤー[※2]で結紮する
②エラスティックリガチャー[※3](Oリング)で結紮する
③セルフライゲーションのブラケット[※4]を使用し，結紮しない

※1　**インダイレクトボンディング**
　ブラケットやチューブを歯面に接着する方法の1つ．模型上で予めブラケットやチューブを配置しておき，その状態を移送するコアを作製して接着する方法．

※2　**リガチャーワイヤー**
　ブラケットとアーチワイヤーを結紮するための細い(直径が0.010インチ程度)ステンレスワイヤー．

※3　**エラスティックリガチャー**
　ブラケットとアーチワイヤーを結紮するためのエラスティック製の輪ゴム．

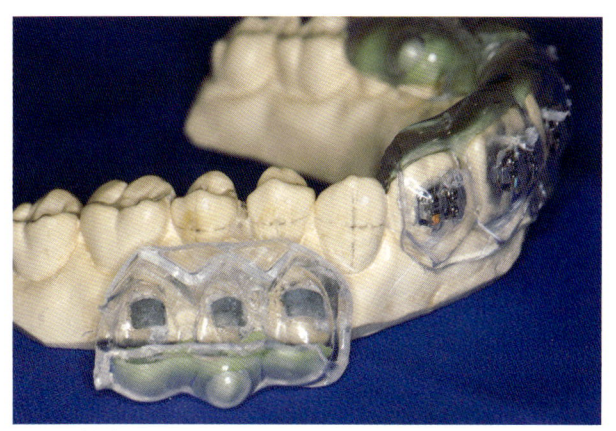

図3　筆者が使用しているインダイレクトボンディング用のコア.

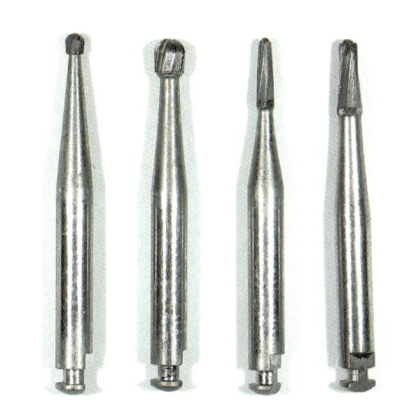

図4　コントラ用のカーバイトバー.

　これらの選択肢のうち，最もプラークが付着しやすい方法が，"エラスティックリガチャー（Oリング）で結紮する"方法であり，患者の口腔内の状態を考えて選択するとよい.
　エッジワイズ装置が装着されると，口内炎（図5）ができやすい．軟膏などの塗布でも対応可能であるが，炭酸ガスレーザー（図6）を用いると即効性があり，患者も快適に矯正歯科治療を継続することが可能である．
　また，歯は挺出を行うと，歯根膜も伴って移動するため，歯槽骨の垂直的なボリュームの増加を図ることができる．歯肉のレベルを審美的に揃えるため，意図的にブラケットのポジションを垂直的に移動させる（図7）ことも必要があれば行うべきである．

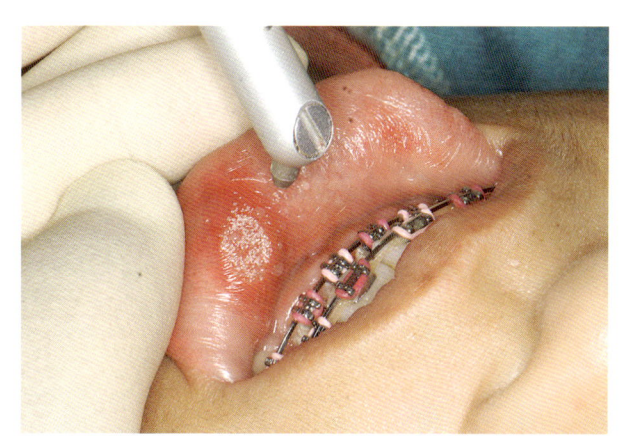

図5　口内炎に対して低出力のレーザーを照射すると効果的である.

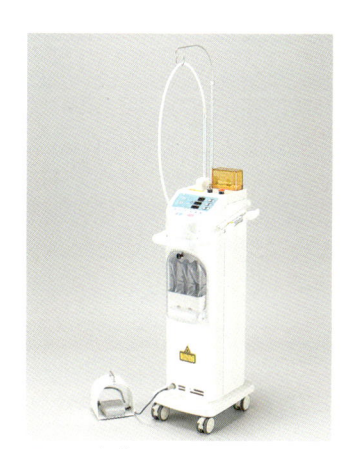

図6　炭酸ガスレーザー.

図7　ポジションを変化させて歯を挺出させる．本例の場合，第一小臼歯の根面う蝕のために挺出させている．治療当初は第一小臼歯の歯頸部のところにブラケットをボンディングした．挺出がすすむだが，さらにワイヤーを屈曲して挺出させている．

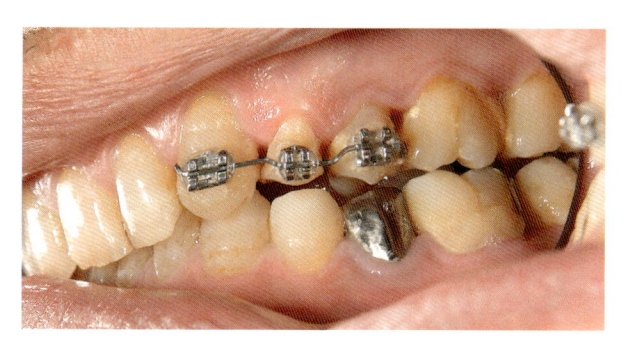

※4　セルフライゲーションブラケット
　エッジワイズ装置では，従来，結紮はエラスティックや金属線で行っていた．この装置は，ブラケットの表面にシャッターのような仕組みが組み込まれていて，蓋をすることで結紮が可能となる．摩擦抵抗が従来のブラケットと比較して小さいことが特徴である．

7 保定中の配慮

保田　好隆

動的期間と同じくらい保定期間が必要

　ブラケット，チューブやバンドを口腔内から撤去すると，それらの装置の代わりに保定装置を装着する必要がある．骨量に問題があり，動揺度の2度程度で，中程度以上の歯周病を有する場合は，ツースポジショナー(図1)のような装置を使用せず，歯が移動しないように舌側から固定する，あるいは補綴的に固定することが必要になる．また固定式リテーナーの場合，歯石が付着しやすいが，歯肉の炎症には影響しないと報告されている．

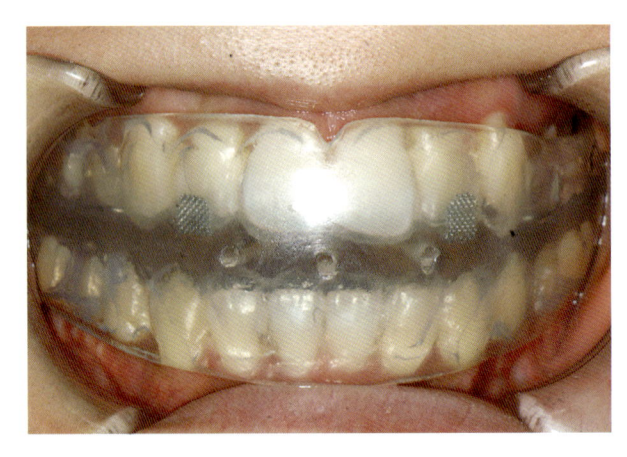

図1　ツースポジショナー．
　本装置の作製時にセットアップモデルを作ることで，歯を少し移動させることができる．本装置を装着して1日1時間程度噛みしめると効果的である．

　また骨量に問題を持たない場合は，術者の好みや患者のモチベーションによって保定装置を選択するとよい．
　大切なことは，"エッジワイズ装置が撤去された"="矯正歯科治療が終了した"ということではない．少なくとも，歯を動かしてきた時間と同じくらい保定期間が必要となる．またその期間は，定期的に歯周病に関する治療が必要となる．場合によっては，矯正歯科治療の後，歯周外科処置，補綴処置を行わなければならないケースも多いと考える．
　動的矯正歯科治療の後，苦労して手に入れたよい噛み合わせと審美的な歯並びの維持に努力を惜しんではいけない．また治療開始前に"保定"に関する説明を患者にしておく必要がある．

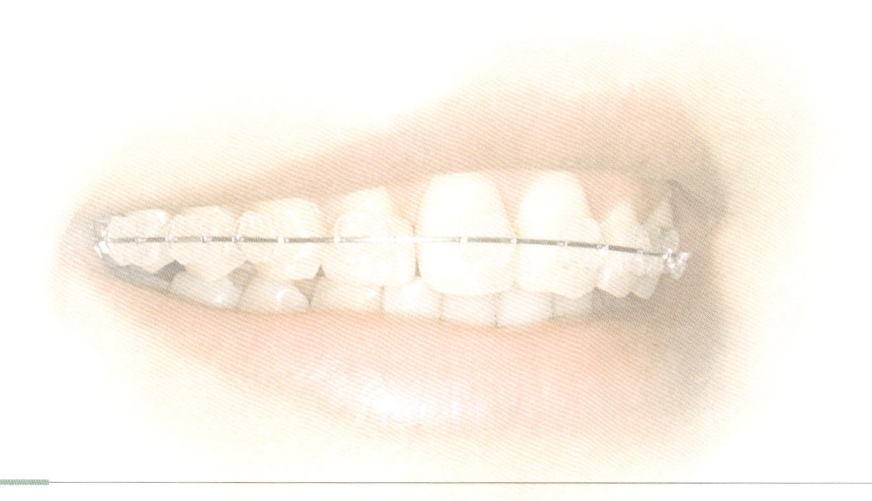

Chapter 7　歯周-矯正治療のコラボレーション

1 歯肉縁上プラークコントロール

吉田　拓志／内田　剛也

成人矯正と歯周治療

　　近年，矯正歯科治療が広く一般的に普及したこと，審美を重視した矯正歯科治療技術や矯正材料の進歩に伴い成人矯正症例が増加してきている．成人矯正は成長期の矯正歯科治療と比較すると顎骨の成長を利用できないこと，う蝕，歯周病，失活歯，歯の欠損などのさまざまな問題をもっている．とくに歯周病は20歳代で6割以上に何らかの異常があり，30歳代以降は加齢とともに有病率が上昇し，40歳代以降では9割以上が歯周病の有病者となっている．そのため成人矯正の術前には，歯周治療を行うことが不可欠である．

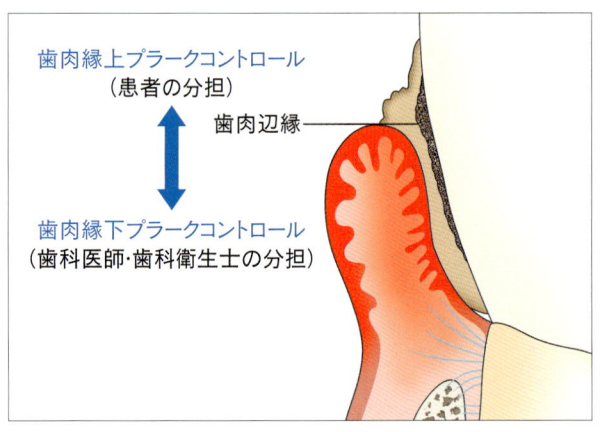

歯肉縁上プラークコントロールの意義

　　歯周治療の目的は，歯周病の原因因子を取り除くことである．なかでも最大の因子は，プラークであることがこれまでの研究で明らかになっている．プラークは，その存在部位から歯肉縁上プラークと歯肉縁下プラークに分けられる．

　　1960年代，Löeら[1]は一連の研究のなかで，歯肉の炎症はプラークにより起こることを明らかにした．1992年にDahlenら[2]は，長期にわたる歯肉縁上プラークコントロールにより歯肉縁下細菌叢の量的，質的変化があったことを確認している．しかし6mm以上の深いポケットでは，あまり変化がみられなかったことも合わせて報告している．

　　Westfeltら[3]は，重度の歯周病に対して，歯肉縁上プラークコントロールだけではその進行を止めることは難しいと報告している．また重度の歯周病に対しては，歯肉縁下のプラークコントロールを行った後に，歯肉縁上プラークコントロールを行えば歯周病の進行を防ぐことができる可能性があると述べている．

矯正歯科治療前の歯肉縁上プラークコントロールの実際

　　プラークコントロールとは，口腔内のプラークを除去し，再度付着することを防止することにより口腔内を清潔に保つことをいう．プラークコントロールは，歯肉縁上プラークコントロールと歯肉縁下プラークコントロールに分けられるが，それぞれに機械的プラークコントロールと化学的プラークコントロールがなされる．さらに患者自身が行うセルフケアと歯科医師，歯科衛生士が行うプロフェショナルケアに分けることができるが，それぞれの責任分担を明確にしておく必要がある（図1，表1）．

図1　プラークコントロールの分類．

表1 プラークコントロールの分類.

実施者		患者	歯科医師・歯科衛生士
場所		家庭	歯科医院
対象		歯肉縁上プラーク	歯肉縁下プラーク
手段	機械的	歯ブラシ デンタルフロス 歯間ブラシ 舌ブラシ	PMTC スケーリング ルートプレーニング 歯周外科治療
	化学的	歯磨剤 洗口剤	殺菌剤 抗菌剤
	生物学的	プロバイオティックス含有錠剤	

　機械的な歯肉縁上プラークコントロールの主体は，セルフケアである患者らが行うブラッシングが主体となるが，それを達成させるには，患者にプラークコントロールの重要性を認識させ，日々これを実践しようとする気持ちを持たせること(モチベーション)が大切である．また，個々の患者に適した具体的な清掃方法を指導(テクニック指導)しなければならない．具体的には，歯周病の重症度，歯冠・歯肉形態，患者の技量や現状に合わせて歯間ブラシ，デンタルフロスなどの補助的清掃用具(図2)や音波歯ブラシ(図3)の使用も必要となる．また，歯科医師，歯科衛生士によるスケーリングによって患者の不十分なプラークコントロールを補うとともに，患者のモチベーションを高め維持する効果が期待できる．

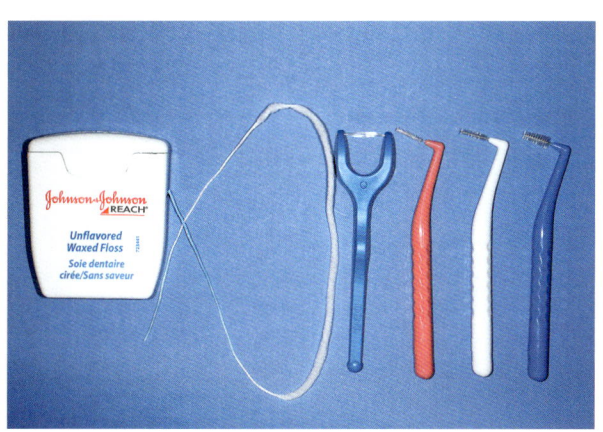

図2　補助的清掃用具．
　歯ブラシだけでは歯間部のプラークを完全に除去することは難しい．そのためデンタルフロス，歯間ブラシを歯冠形態や歯間空隙の大きさにあわせ選択し，患者に使用方法を指導する必要がある．

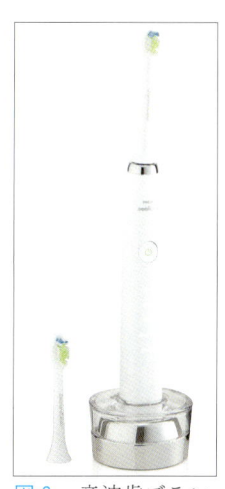

図3　音波歯ブラシ．
　音波領域(16〜20,000Hz)内での音波振動でプラークを除去する歯ブラシである．手用歯ブラシと比較して，矯正歯科治療の患者に対してプラークの除去効果が高いことが報告されている．とくにブラケット周囲やワイヤーの下の歯面を磨くのに適している．

次に化学的プラークコントロールとは，抗菌薬，消毒薬，酵素剤などの薬物（図4）により，化学的にプラークの形成を抑制すること，あるいはすでに付着したプラークを除去する方法をいう．プラークにより除去効果が低下すること，抗菌薬の場合は耐性菌の出現の問題があるため，急性期や歯周外科治療後のように十分な機械的プラークコントロールができないときの補助的な手段となる．

また最近では，プロバイオティクス(probiotics)と呼ばれる有用微生物を用いた感染予防が注目されている．プロバイオティクスとは，抗菌物質(antibiotics)に対比される言葉で，生物間の共生関係(probiosis)を意味する用語を起源とする造語である．歯科領域では乳酸菌(LS1)を含む錠菓（図5）を用い，歯肉縁下プラーク中で歯周病原性の高い *Porphyromonas gingivalis* 菌数を減少させる効果の報告があり[4]，これらを生物学的なプラークコントロールとして応用されるようになってきている．

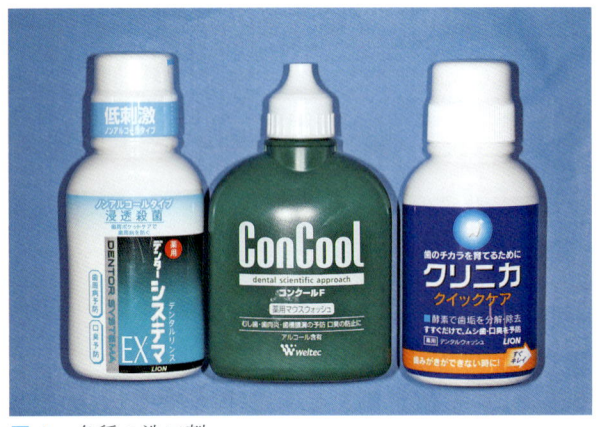

図4　各種の洗口剤．
　洗口剤のなかには，歯周病の原因細菌を殺菌する薬用成分を含むものがあるが，プラークにより除去効果が低下するため，あくまで機械的なプラークコントロールの補助として用いる．

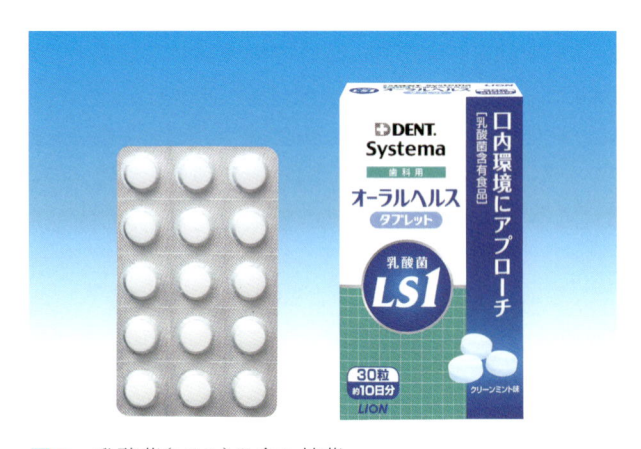

図5　乳酸菌(LS1)を含む錠菓．
　生物学的プラークコントロールとして，これからの研究と臨床応用に期待される分野である．

プラークコントロールを行うにあたり，次に大切なのは修飾因子の除去である．プラークを増加させたり取り除きにくくするプラークリテンションファクター（歯石，不適合修復・補綴物，小帯異常）を除去したり改善することである（図6 a～c）．

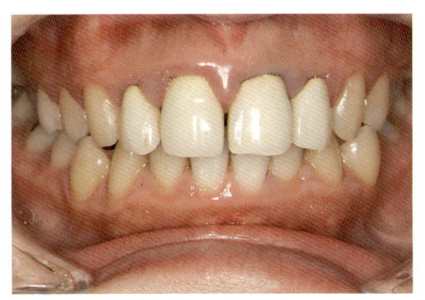

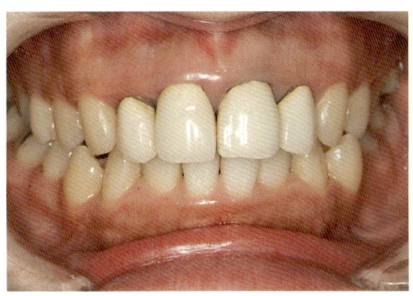

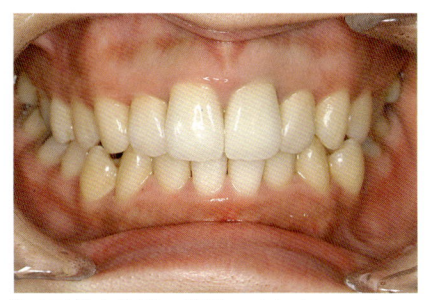

図6 a～c　プラークコントロール行い炎症が除去されると，歯周組織の健康は回復し，歯は正常な位置に移動しはじめる．プラークリテンションファクターである不良補綴物の除去，外傷性咬合の除去を行うことにより，安定した歯周組織を得ることができる．

さらに大切なのは，歯周組織に咬合性外傷を引き起こし，歯周炎を増悪させる外傷性咬合(外傷性の修飾因子)を除去することである．欠損によっては，残存歯の咬合力の負担を軽減するために，冠，義歯などによる処置が必要である(図7a〜d)．

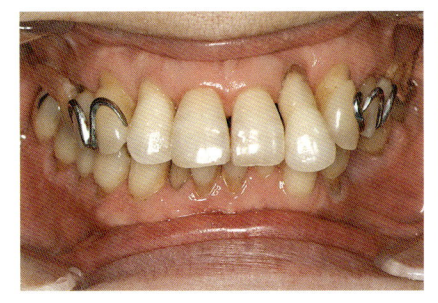

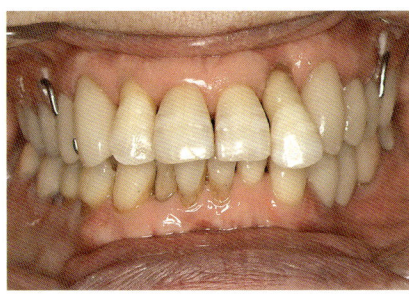

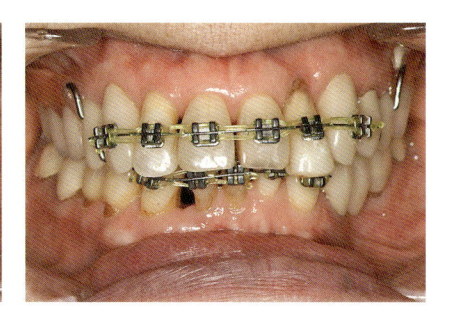

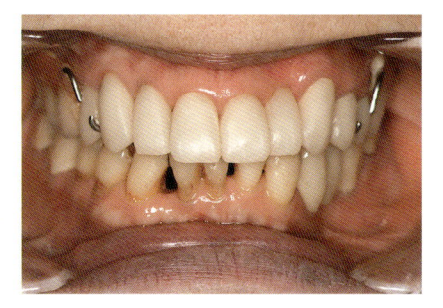

図7a〜d 咬合崩壊を伴った症例では，治療義歯およびプロビジョナルレストレーションを装着後，咬合の安定を図ってから矯正歯科治療に移行する．

適切な歯肉縁上プラークコントロールを行うことにより，歯肉縁下の細菌叢の変化や臨床症状の改善を得られるが，深い歯周ポケットの場合は歯肉縁上のみならず，積極的な歯肉縁下プラークコントロール(SRP，歯周外科治療)を行う必要がある．

矯正歯科治療中，後のプラークコントロールの実際

歯の傾斜移動・歯体移動に関わらず，矯正力を加えると咀嚼時にジグリングフォースが加わる．歯周炎に罹患した歯にジグリングフォースが加わると，歯周組織の破壊が起こるため[5]，確実な炎症のコントロールと，適切な歯肉縁上プラークコントロールができることを確認してから矯正歯科治療を行うべきである(図8，9)．

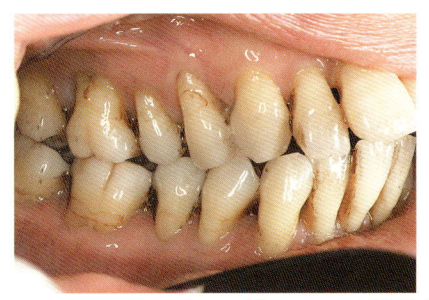

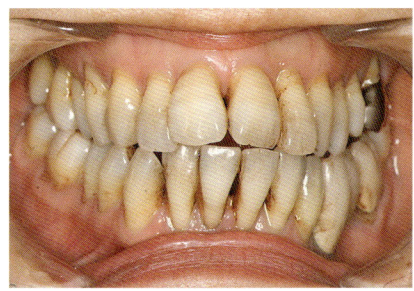

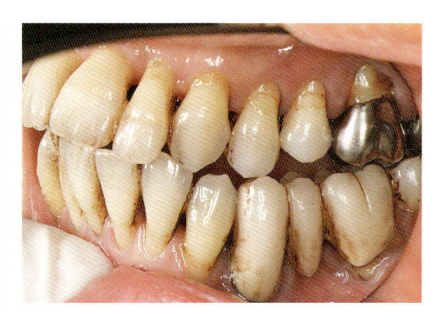

図8a〜c 初診時口腔内写真．
　全顎的に歯周炎の進行を認め，病的な歯の移動により適切なアンテリアガイダンスが存在しない．アンテリアガイダンスの獲得のため，予後不良歯の抜歯，歯周治療後に矯正歯科治療を行うこととした．

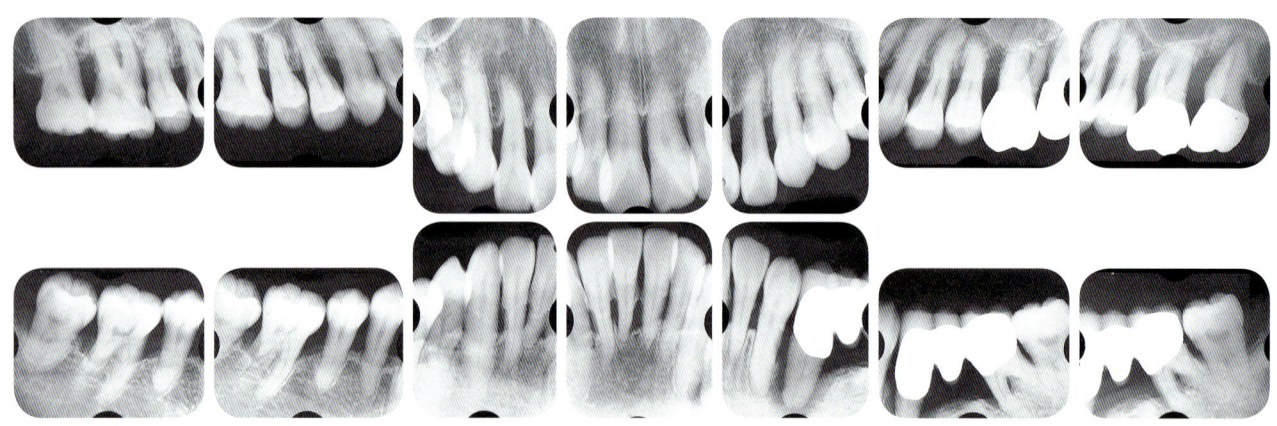

図8d　初診時エックス線写真.

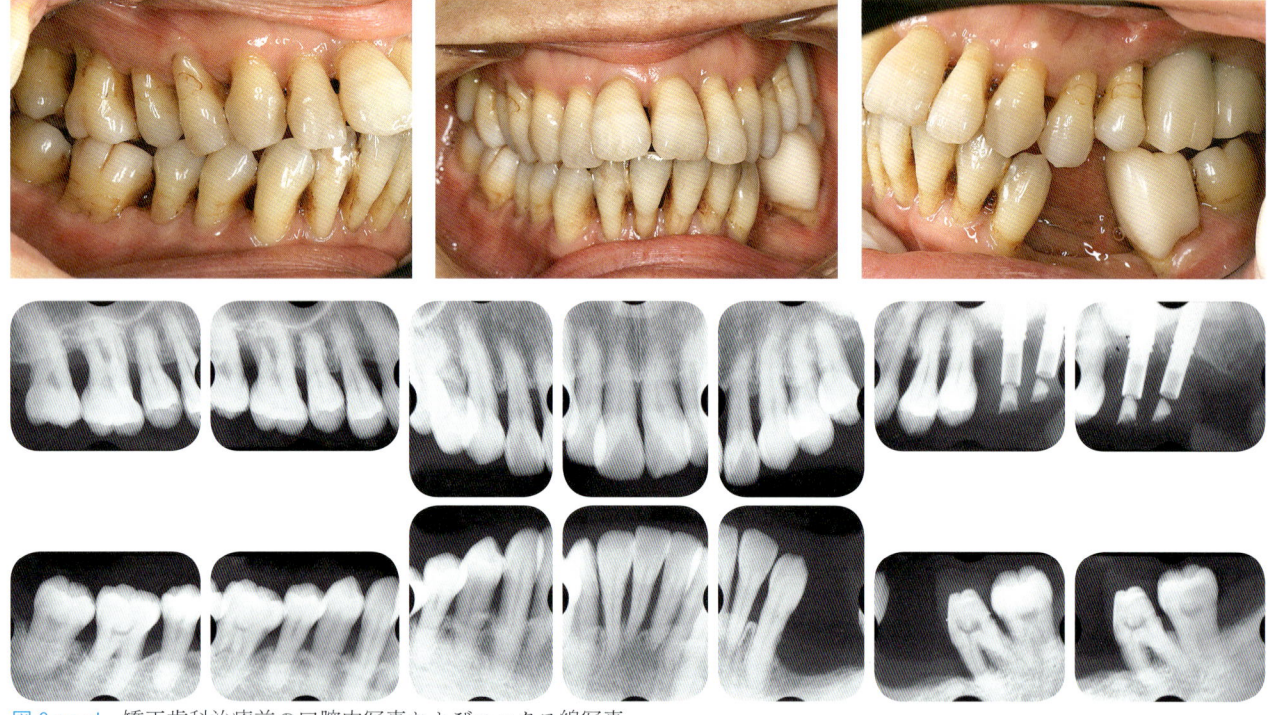

図9a〜d　矯正歯科治療前の口腔内写真およびエックス線写真.
　歯周環境の改善後，適切な歯肉縁上プラークコントロールができることを確認してから，矯正歯科治療に移行する．|6 7 にはアンカーのためにインプラントを埋入している．

　矯正装置は構造上プラーク吸着性が高いため，装置そのもの，あるいは術式はできるだけ単純な構造にすべきである．また，ブラケット周囲のボンディング材の余剰部なども好ましくない．大臼歯部では，バンド装着よりブラケットを装着されたものの方がプラークコントロールしやすく，歯間隣接面におけるアタッチメントロスは少ないと報告[6,7]されている（図10）．

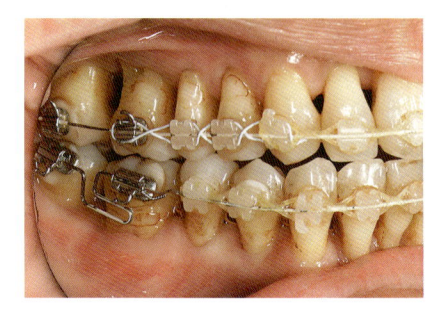

図10　大臼歯部ではバンド装着よりボンディングされたものの方がプラークコントロールしやすいため，歯周組織の健康のためにはボンディングが好ましいと考えられる．

バンド装着の術式では，バンドの辺縁を歯肉縁下に置くと，プラークが歯肉縁下に付着しやすく，歯周病が助長するといわれているため注意しなければならない[8]．

矯正装置を装着すると清掃が難しくなるうえ，患者は装置が壊れる危険性を感じて清掃を控える傾向がある．そのため矯正装置装着後には，直ちに再度口腔衛生指導を行い，装置に準じた適切なブラッシングのテクニック指導を行う必要がある(図11a〜c)．

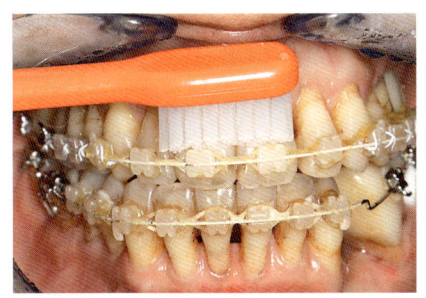

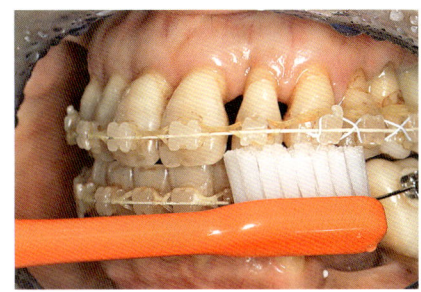

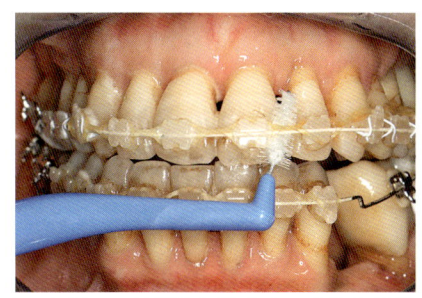

図11a〜c　ブラケット周囲にはプラークが残存しやすいため，手用歯ブラシ，歯間ブラシを用いて効果的に除去する方法を指導する．歯ブラシの毛先が45°の角度でブラケットにあたるように磨くとよい．

矯正歯科治療中は，定期的に歯周組織と咬合の管理を行う必要がある．とくに術前に歯周疾患を認めた患者は，歯周組織が健全な患者に比べ来院頻度を多くする．管理内容は，プラークコントロールの状態，プロービングデプス，動揺度，プロービング時の出血，歯肉退縮，咬合状態，歯科医師・歯科衛生士によるプロフェッショナルケアなどである(図12a〜c)．

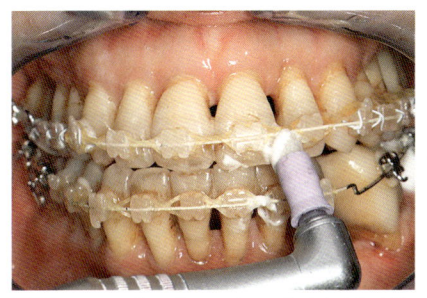

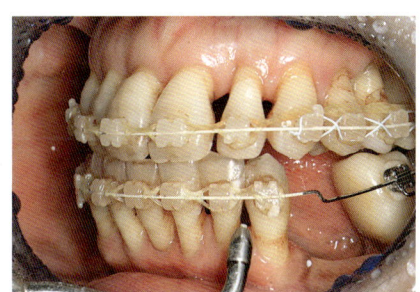

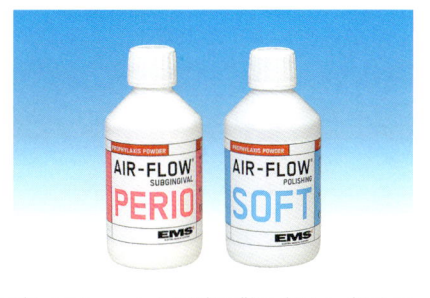

図12a〜c　プロフェッショナルケアでは，バイオフィルム除去にラバーカップを低速回転で用い，また到達困難な細かい部分には，グリシンパウダーを用いたエアーフローによる機械的プラークコントロールも有効である．

歯周組織に著しい炎症や深いポケットを認めた場合，矯正力を加えるのを一時中断し，歯肉縁下プラークコントロールを行い，改善を確認後に再び開始する．また矯正歯科治療中に咬合が変化することにより，咬合性外傷が起こることがある．歯の動揺や歯槽骨の吸収といった症状を認める場合は，咬合調整や，対顎の歯を移動させることなどをして咬合のコントロールを行う必要がある．患歯が失活歯の場合，歯根破折のリスクも伴うため，とくに咬合接触状態について注意を払う必要性がある．

矯正動的治療終了後にも，継続的な口腔衛生指導を行う必要がある．装置除去後，清掃がしやすくなったため，過度のブラッシングが行われることにより唇側に歯肉退縮が生じる危険性があるからである．

サポーティブペリオドンタルセラピー（SPT）とメインテナンス

矯正歯科治療および修復・補綴治療終了後，病状安定となった歯周組織を長期間維持するためのSPTや，治癒後の健康管理のためのメインテナンスを定期的に行うことが不可欠となる[9]．とくに歯周病の感受性の高い患者において，徹底的に管理されたSPTが実行されない場合，歯周病の再発や進行のリスクは高いと考えられるため，通常3か月ごとのSPTを行うことが推奨される[10]．

SPTを継続した後，歯周組織の炎症は認められず，歯周ポケットは3mm以下（プロービング時の出血はない），臨床的に歯周組織の健康が回復し，治癒と判定できた場合は，SPTは終了となり，その後はメインテンス（健康管理）に移行する．

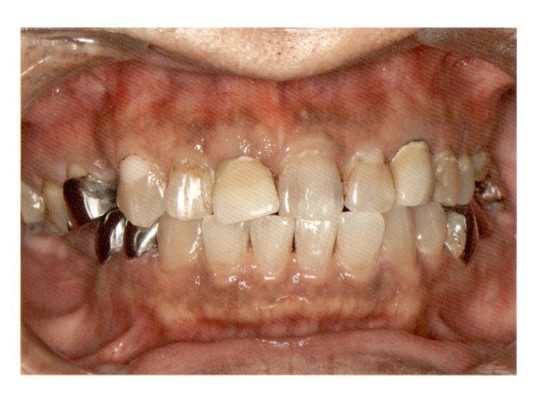

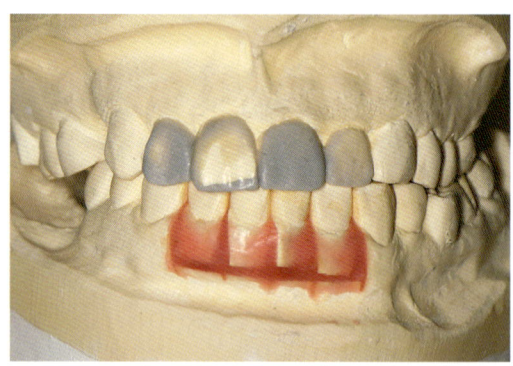

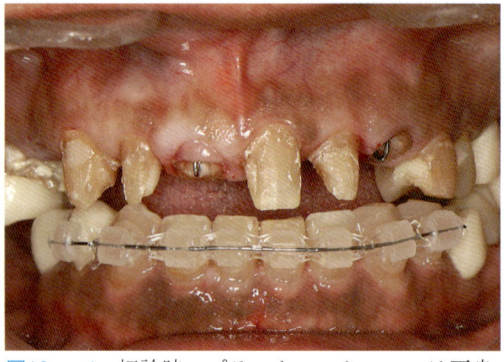

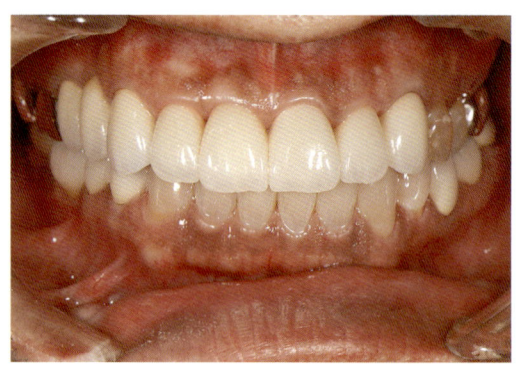

図13a～d　初診時，プラークコントロールは不良で2次う蝕も多く認められた．また右下大臼歯部は欠損していた．ほぼ切端咬合で一部反対咬合のため，アンテリアガイダンスに問題があった．アンテリアガイダンスの獲得を診断用ワックスアップで確認後，矯正治療と修復治療を行った．右下欠損部にはインプラントによる咬合支持を確保した．補綴治療後，3か月に1度のSPTを行うことで処置後2年経過しているが安定した状態を維持している．

参考文献

1. Löe H, Theilade E, Jensen SB: Experimental gingivitis in man. J Periodontl. 1965；36：177-187.
2. Dahlen G, Lindhe J, Sato K, Hanamura H, Okamoto H: The effect of supragingival plaque control on the subgingival microbiota in subjects with periodontal disease. J Clin Periodontol. 1992；19：802-809.
3. Westfelt E, Rylander H, Dahlén G Lindhe J: The effect of supragingival plaque control on the progression of advanced periodontal disease. J Clin Periodontol. 1998；25：536-541.
4. 松岡隆史, 菅野直之, 瀧川智子, 高根正敏, 吉沼直人, 伊藤公一, 古賀泰裕：Lactobacillus salivarius TI2711（LS1）の服用によるヒト歯肉縁下プラーク中の歯周病原菌抑制効果. 日歯周誌. 2006；48：315-324.
5. Ericsson I, Lindhe J: Effect of longstanding jiggling on experimental marginal periodontitis in the beagle dog. J Clin Periodontol. 1982；9：497-503.
6. Hamp S, Lundstrom F, Nyman S: Periodontal conditions in adolescents subjected to Multiband orthodontic treatment with controlled oral hygiene, Eur J Orthod. 1982；2：77-86.
7. Boyd RL, Baumrind S: Periodontal considerations in the use of bonds or bands on molars in adolescents and adults. 1992；62：117-126.
8. Ericsson I, Thilander B, Lindhe J, Okamot H: The effect of orthodontic tilting movements on the perioiodontal tissues of infected and non-infected dentitions in dogs. 1977；4：278-293.
9. Axelsson P, Lindhe J: Effect of controlled oral hygiene procedures on caries and periodontal disease in adults. J Clin periodontal. 1978；5：133-151.
10. Knowles JW, Burgett FG, Nissle RR, Shick RA, Morisson EC, Ramfjord SP: Results of periodontal treatment related to pocket depth and attachment level eight years. J Clin Periodontol. 1979；50：225-233.

2 歯肉縁下プラークコントロール

内田　剛也／吉田　拓志

歯肉縁下プラークの除去

　歯科治療におけるプラークコントロールは，どの分野の治療においても重要である．また治療後も良好な歯周組織環境を長期にわたり維持するには，メインテナンスやSPTが不可欠である．前項目の「歯肉縁上プラークコントロール」において，深いポケットのある中等度以上に進行した歯周炎では，歯肉縁上プラークコントロールのみでの炎症のコントロールが困難であると解説されている．そこで本稿では「歯肉縁下プラークコントロール」としてのスケーリング・ルートプレーニング(SRP)や，歯周外科治療に視点を置き解説を加える．また歯周病患者が矯正歯科治療を行うときの前処置としての歯肉縁下のプラーク(バイオフィルム)の除去の意義を考えたい．

SRPと歯周基本治療の重要性

　歯周基本治療では歯周病の原因となる細菌やその他の修飾因子の除去による「炎症のコントロール」と「安定した咬合の付与」を目的とした治療が行われる．また，この期間に患者の全身的なリスクファクター(喫煙，循環器疾患や糖尿病など)の評価や服用薬について他科担当医と十分な連携を行う必要性もある．

炎症のコントロール

　患者・歯科医師・歯科衛生士による歯肉縁上プラークコントロールにより，主因子である細菌の除去を行う．矯正歯科治療中はプラークコントロールが難しくなるため，歯周基本治療の間に患者にその意義を理解してもらい，ブラッシングのテクニックを習得してもらう．またプラークリテンションファクターとしての歯根面に付着した歯石や，プラークの除去を目的とする「歯肉縁下プラークコントロール」としてSRPを歯科医師・歯科衛生士が行い，ポケット内の炎症性細胞を減少させ，矯正歯科治療前に炎症のない歯周組織を獲得する．

　それに並行してう蝕や不適合修復・補綴物を除去し，プロビジョナルレストレーションにおきかえ，保存が困難とした歯の抜歯などを行うことで，矯正歯科治療前に歯肉縁上プラークコントロールが容易な環境をつくっていく．また，不十分な根管充填や根尖病巣のある歯が矯正歯科治療中にフィステルを生じさせることもあるため，感染根管治療を行うことで根管内のプラークの除去を行う．機械的なプラーク除去を行っても炎症の改善を認めない症例では，化学的および生物学的プラークコントロールを用いることもある．

安定した咬合の付与

歯周基本治療における咬合性外傷への対応

　咬合性外傷に罹患した歯では，歯の動揺，フレミタス，早期接触，咬耗によるファセット，歯の病的移動，垂直性骨吸収，歯の破折，知覚過敏などの臨床症状を示す．なかでも歯の動揺は，咬合性外傷の指標として最も一般的なものである．歯の動揺は，歯周炎により付着の喪失が生じると増加し，病的な挺出や移動により早期接触が生じ，歯周組織のさらなる破壊を助長する．また，2度以上の動揺を示す歯では，事前に動揺を抑制してから，

SRPを行う必要があると考えられている[1]（図1）．この動揺を改善しないままSRPを行うと，キュレットが根面の歯石を捉えてストロークを加えても，歯の動揺のため力が伝わらず歯石を取り残すことが多いと感じている（図2）．

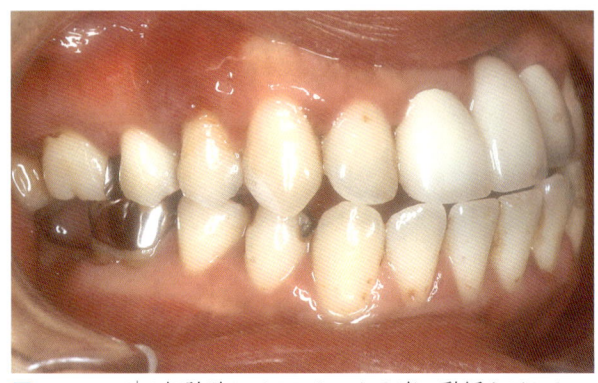

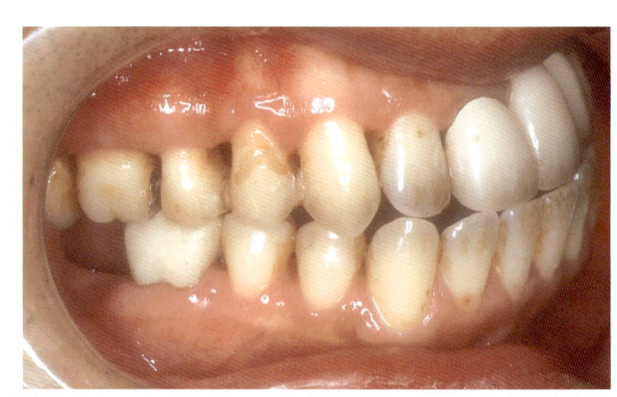

図1 a, b　4|は初診時にはPD 6 mmと2度の動揺を示した．TBIと全顎的なSRPにより著しい炎症は消退した．また右側方運動時にガイディングティースであるため，暫間固定を行った．

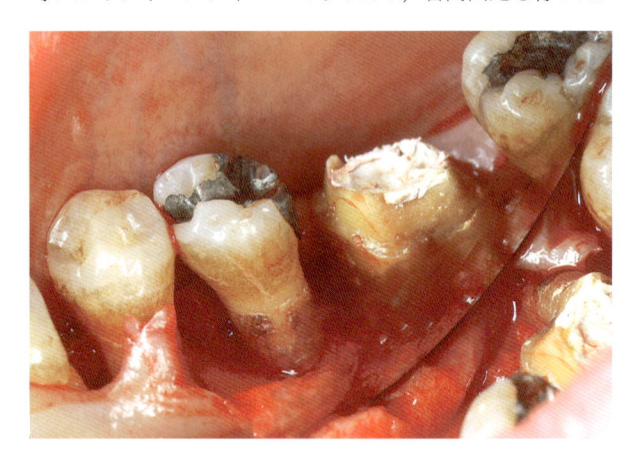

図2　歯の動揺を改善せずにSRPを行ったが，フラップを開けてみると根面に歯石の取り残しを認めた．

歯周炎に罹患した歯に矯正力やジグリングフォースが加わると，共同破壊因子として作用し，歯周炎を悪化させる．しかし歯肉縁下の感染が除去され，適切な歯肉縁上プラークコントロールにより歯周組織に炎症が存在しなければ付着の喪失は生じることがなく，歯周炎の再発や悪化を防ぐことができるとEricssonとLindhe[2]が報告している．このことからも歯肉縁下プラークコントロール後も，矯正歯科治療下での歯肉縁上プラークコントロールの重要性が強調される．

悪習癖への対応としてのMFT[※1]

臨床の現場で見落とされやすい項目に，舌悪習癖がある．進行した歯周炎により支持能力の低下した歯周組織では，咬合支持負担のみだけではなく，舌・頬・口唇からの異常な力に対応する能力に乏しく，歯の病的移動を伴うことも少なくない．また，治療後にこれらの異常な力が加わることによって，さらなる歯列不正や，これに伴う咬合性外傷が生じることもある．このような症例では歯周治療とともに矯正歯科治療後のリラップス防止の観点から，歯周基本治療の段階でMFTの必要性を強く感じている（図3 a, b）．

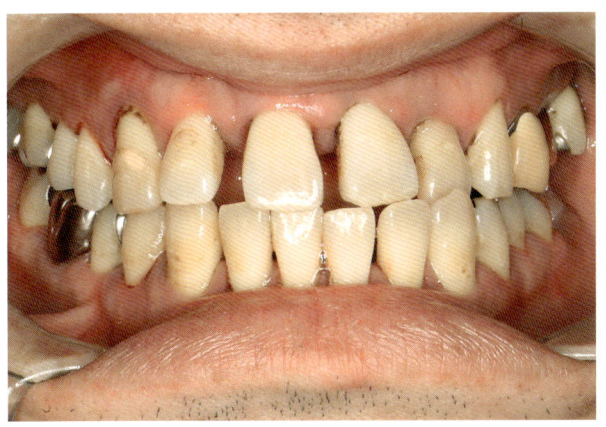

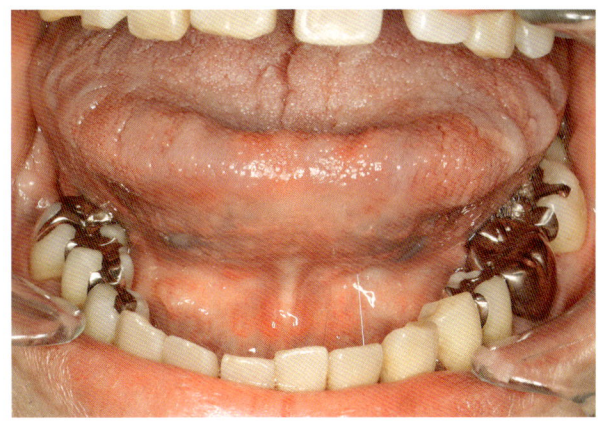

図3a, b　舌悪習癖が修飾因子と推察される，前歯部のフレアーアウトとオープンバイト．

SRPでの歯石の取り残し

　歯周炎は，歯周基本治療による徹底した非外科治療とメインテナンスにより，長期にわたり良好な治療結果が得られることが実証されている[3]．SRP後に徹底した歯肉縁上プラークコントロールを繰り返すことにより，歯肉縁下の細菌叢のコントロールに効果が期待できると報告されている[4]．しかし深い歯周ポケットは，歯肉縁上プラークコントロールのみで対処が困難であることは，前項でも触れたとおりである．

　進行した歯周疾患では歯肉縁下プラークコントロールが重要な処置になる．とくに矯正歯科治療の術前には，この処置の良否が予後に影響を与えることになる．Waerhaug[5]は，5mm以上の歯周ポケットに非外科的に対応した場合，約90％の部位で歯石とプラークの取り残しが生じるとしていると報告している．また，Fleischer[6]は歯根の形態と術者の熟練度により歯石の除去率に差が生じ，とくに非外科治療での多根歯ではポケットが4mm以上の部位に著しい低下がみられると報告している．Lindheら[7]は，歯周外科治療が有効な初診時のポケットの深さ（clinical probing depth；CPD）を前歯と小臼歯で6〜7mm，大臼歯で4.5mm以上であるとし，部位および歯根形態により歯周外科治療が有効なポケット値に差があることを報告した（図4a〜d）．

　しかし初診時に大きな値を示したポケットでも，歯周基本治療後の歯肉退縮によりポケットの値は減少する．その後，再SRPを行うことで初診時にはとどかなかった深部の歯石やプラークの除去も可能となる．そのため十分な歯周基本治療を行ったうえで，4mm以上のプロービング値が残存し，またプロービング時の出血がある場合には，歯肉縁下プラークと歯石の取り残しが疑われる．併せて患者の年齢や歯肉の性状，歯根の形態，骨縁下欠損の形態などを考慮して歯周外科治療の適応を決定する．

※1　**MFT（oral myofunctional therapy）**
　口腔周囲の筋機能訓練を行うことで，咬合異常を治療する方法である．訓練によって正しい機能を身につけることで，正しい形態に整えようとする方法である．

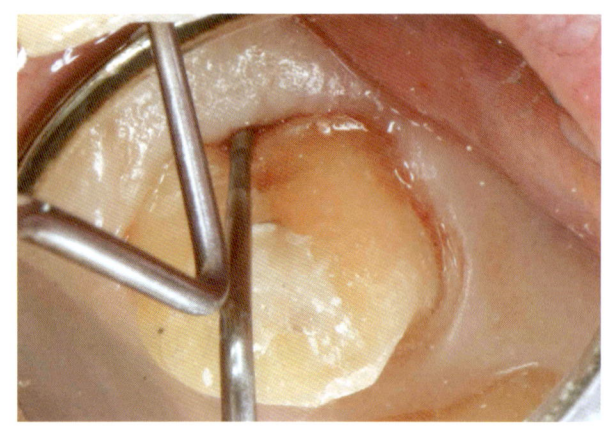

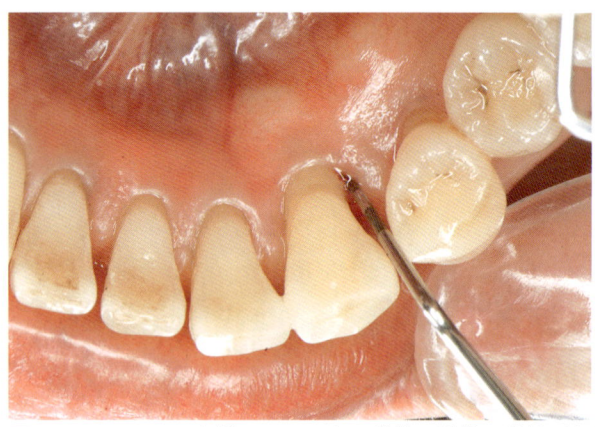

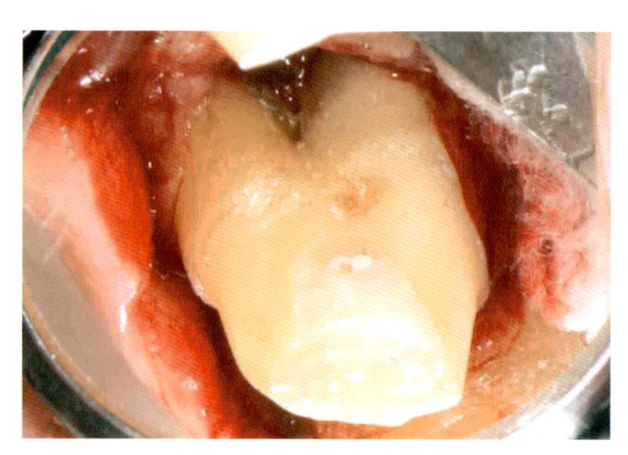

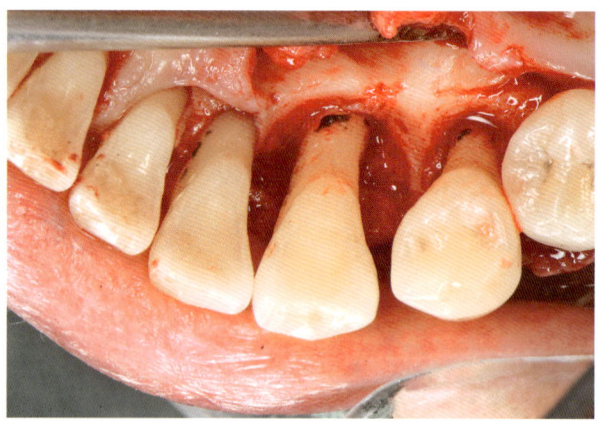

図4 a〜d　CPDより浅いPDでも，歯根の形態や骨縁下欠損の形態によりインスツルメンテーションが困難な場合は，歯石の取り残しは生じやすい．歯肉の性状，歯根の形態，骨縁下欠損の形態などを考慮し歯周外科治療の適否を決定することになる．

矯正歯科治療前処置としての歯周外科治療

　　　　　歯周組織の再生に必要な前駆細胞は，歯根膜[8]と骨髄[9]に由来しているといわれている．このため組織再生に関わる細胞を含む血液の貯留ができる足場が必要となる．
　　　　　Roslingら[10]は，
①骨欠損の除去を行う根尖側移動術
②骨欠損のキュレッタージ[※2]は行うが，骨の除去は行わない根尖側移動術

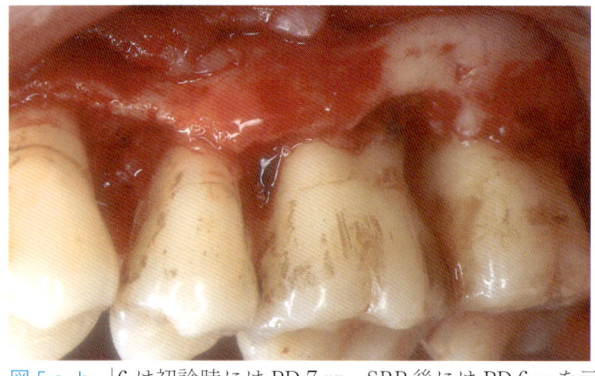

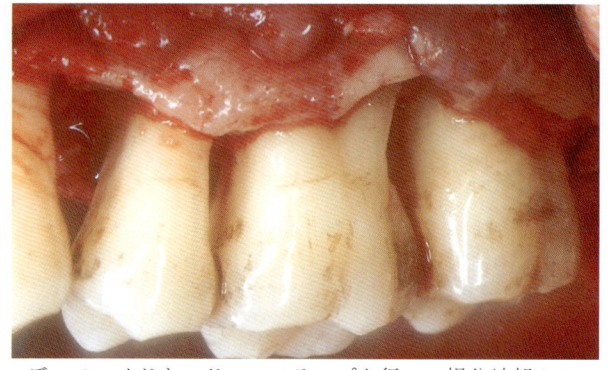

図5 a, b　6は初診時にはPD 7 mm，SRP後にはPD 6 mmを示した．モディファイドウィドマンフラップを行い，根分岐部やキュレットの到達が困難な部位においては最小限の歯槽骨整形にとどめ矯正歯科治療に移行した．

※2　キュレッタージ（歯周ポケット搔爬）
　細菌，歯石，病的セメント質の除去などの歯根表面の処置とともにポケット上皮，肉芽組織の搔爬（歯肉搔爬）を行う処置をいう．比較的浅い歯周ポケットに有効であるが，歯肉組織の搔爬が不十分になりやすい．

③骨欠損の除去を行うウィドマンフラップ[※3]
④骨欠損のキュレッタージは行うが，骨の除去は行わないウィドマンフラップ
⑤骨欠損のキュレッタージは行うが，骨の除去は行わない歯肉切除

の5種類の歯周外科処置後に，すべての患者に2週間ごとに口腔衛生指導とプロフェッショナルクリーニングを2年間行い治癒像を比較した．

最も良好な治癒像を示したのは④の骨欠損のキュレッタージは行うが，骨の除去は行わないウィドマンフラップであるという報告をしている．

歯周外科治療後に矯正歯科治療が計画されている場合，矯正歯科治療による歯周組織のリモデリングの可能性も考慮し，歯根面に付着した為害性物質と骨縁下ポケット内の軟組織の除去と骨内欠損部のディコルチケーション[※4]にとどめ，歯槽骨は可及的に温存を図るべきである（図5a, b）．

しかしインスツルメンテーションが困難な隣接部や根分岐部では，インスツルメントのアプローチを優先し，最小限で骨切除やルートリセクション[※5]が必要となる（図6a, b）．

※3　ウィドマンフラップ

　Widmanによって提唱された古典的なフラップ（歯肉剥離掻爬）手術である．しかし，①骨の削除量が多い，②外科的侵襲が大きい，③歯肉切除と同等の歯肉の喪失などの欠点がある．現在ではRamfjordらによるWidman原法を改良したウィドマン改良フラップ手術が主流になっている．第1に内斜切開，第2に歯肉溝切開，第3に歯間部の水平切開を行うことが特徴である．歯肉を剥離し全層弁を形成し，炎症性肉芽組織の除去と歯根面の掻爬を行うが，骨面の露出を最小限にできるという利点がある．

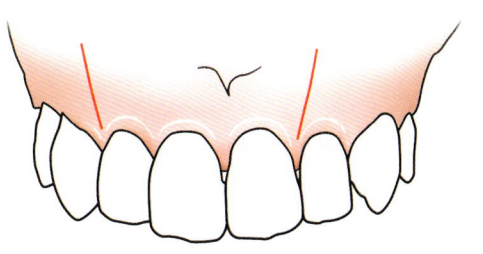

---

① 手術部両側に縦切開．

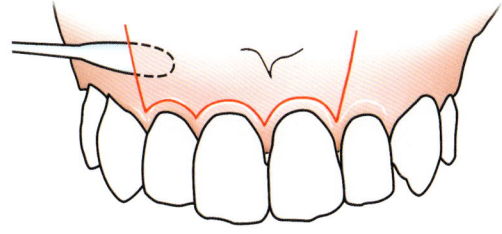

② 歯肉縁から1mmを歯肉縁に沿って歯肉切開し，縦切開と連結．
骨膜剥離子を一方の縦切開から挿入し他側の縦切開と歯冠方向に進める．

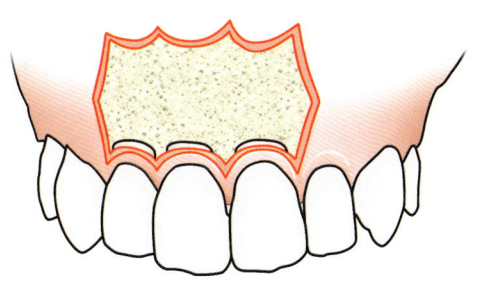

③ 粘膜骨髄弁を剥離翻転後
肉芽組織と歯根面付着物を除去
骨縁を整える．

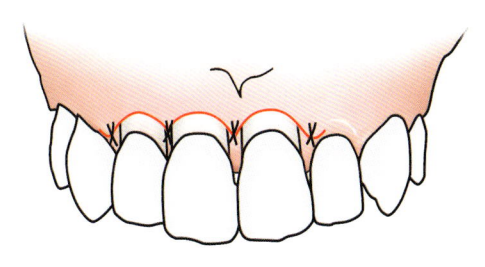

④ 縫合後は、歯周ポケットは除去されるが
歯根面の露出量が多くなり
知覚過敏症状が生じやすい．

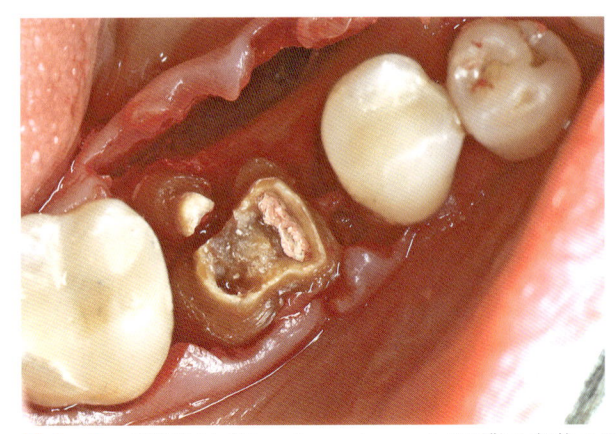

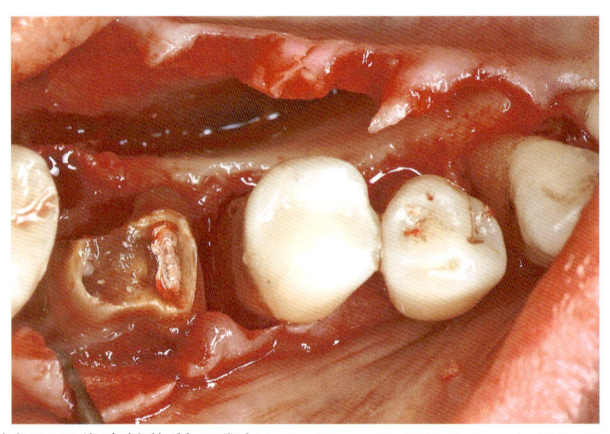

図6a, b　歯肉縁下プラークコントロールが困難な部位である分岐部には為害性物質が残留しやすい．このためルートリセクションやルートセパレーションを行うことも少なくない．

　為害性物質を残留したまま矯正歯科治療が行われた場合には，既存の炎症性因子による組織破壊に外傷性破壊が合併し，短期間で急速に組織破壊を招く危険が生じることになる．これは矯正歯科治療の圧迫側に生じる破骨細胞が，既存の炎症性細胞による破骨細胞に加わり，歯槽骨の吸収が進行し，牽引側では骨芽細胞の活性が炎症性細胞により低下し骨新生が生じないことによる[11]．このため矯正歯科治療の前処置としての歯周外科治療は，最小限の侵襲で完全な為害性因子の除去が求められることになる．

　上記の内容の臨床例を1例提示してみる(図7)．

※4　ディコルチケーション(decoltication)
　3壁性骨欠損などの骨欠損部を骨髄由来の未分化間葉系細胞を含んだ血液で満たすために，鋭利なキュレットで欠損部の骨皮質を剥離・除去したり，ラウンドバーなどで骨髄を穿孔する手技である．

※5　ルートリセクション(歯根切除，root resection)
　多根歯の保存不可能な歯根を切断除去する治療法である．一般的には上顎大臼歯に行われる術式であり，3根のうち1根を除去する．トライセクションと表現することもあるが，国際的な用語ではない．根分岐部病変を含む歯槽骨吸収が1根の周囲に限局し，根尖近くまで波及して治療が望めない歯に行われる．また，予後不良な根尖病変や，根管壁の穿孔，歯根の垂直的破折が1根に存在する歯に対しても行われる．

臨床例

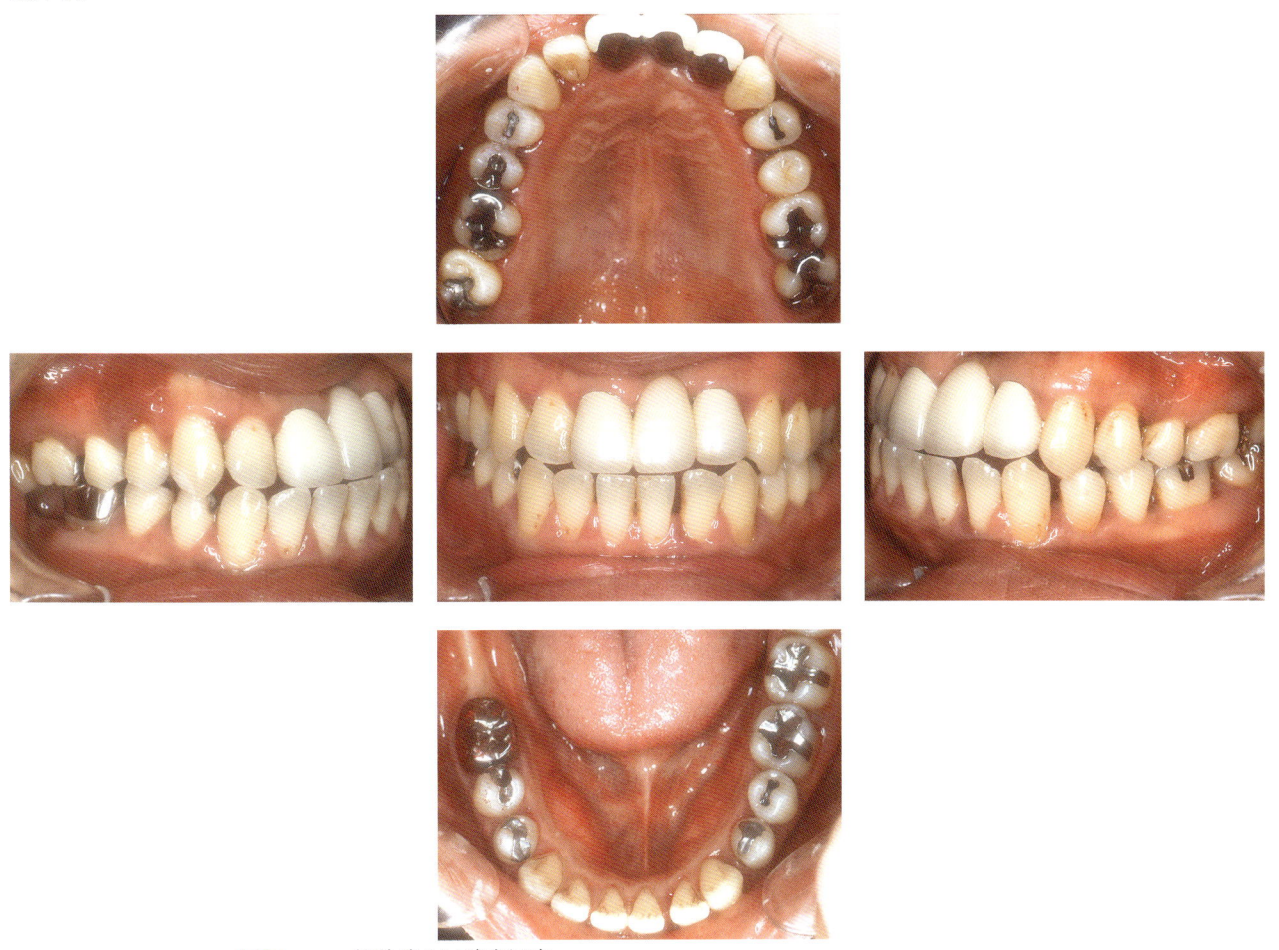

図7a～e　初診時の口腔内写真.

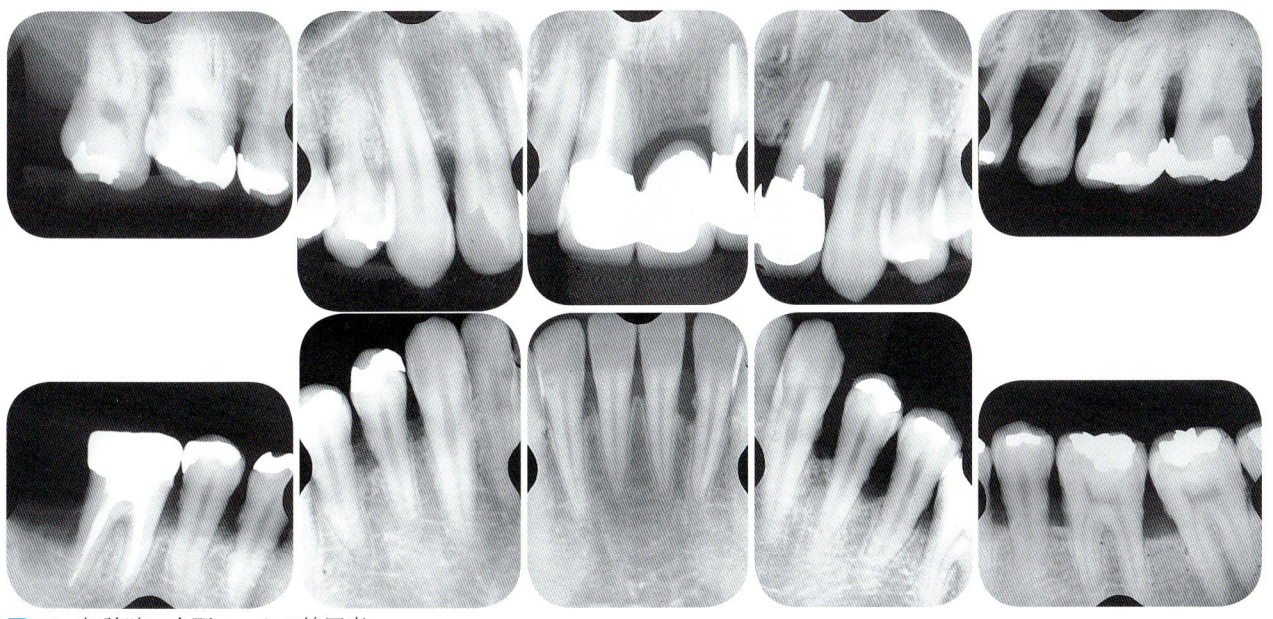

図7f　初診時の全顎エックス線写真.

　患者は当時29歳の男性で，前医から歯周炎と不正咬合の診断を受け当院に紹介来院した．前歯部オープンバイトであり，適切なアンテリアガイダンスが存在しない．このため左右側方運動時に臼歯でガイドを行っており，平衡側での咬頭干渉も存在した．またこれらガイディングティースには，垂直性骨吸収と6mm以上の歯周ポケットが存在した．7|骨欠損部の状況と，7|が著しい動揺を示し抜歯に至ったという経緯から，全顎中等度慢性歯周炎と咬合性外傷の合併症と診断した．

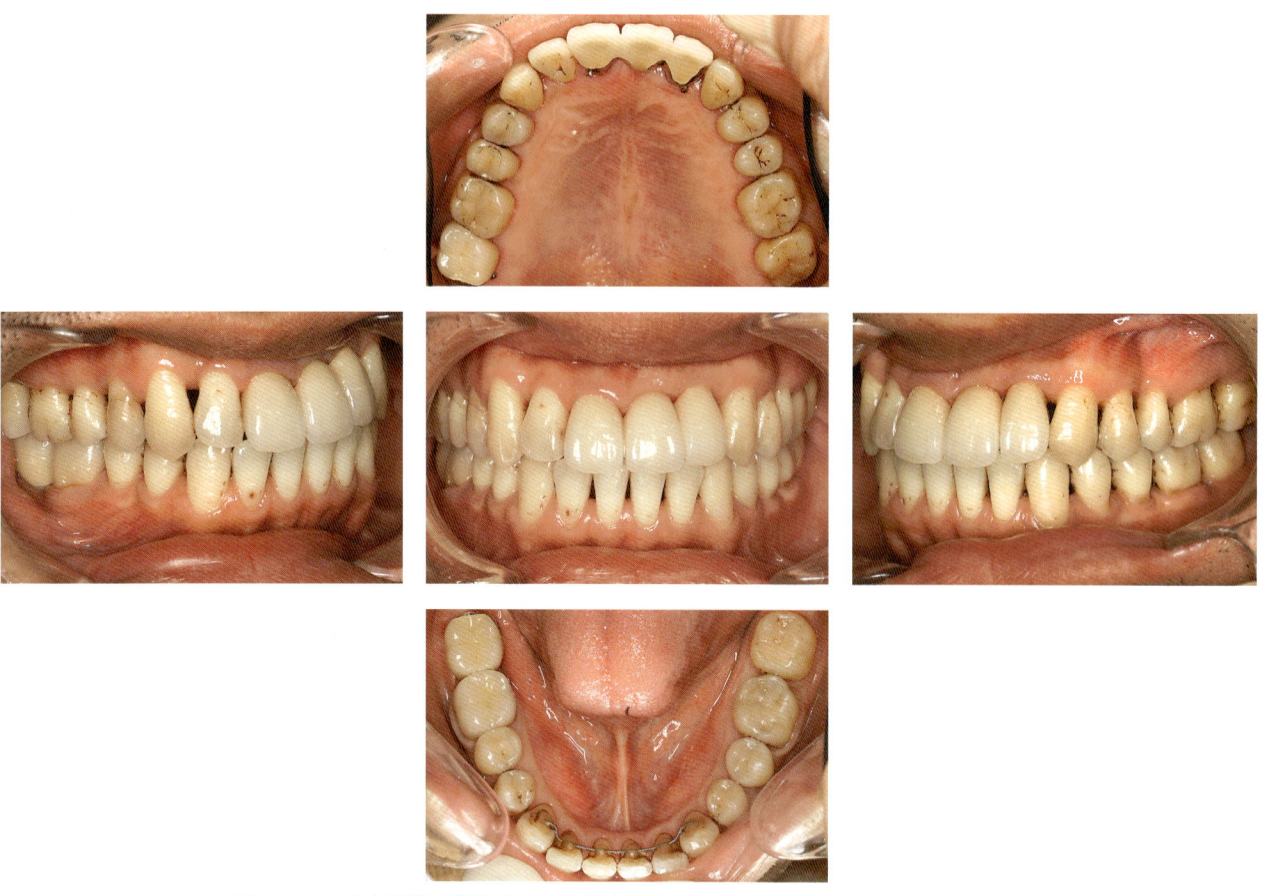

図7 g〜k　咬合機能回復治療時の口腔内写真．

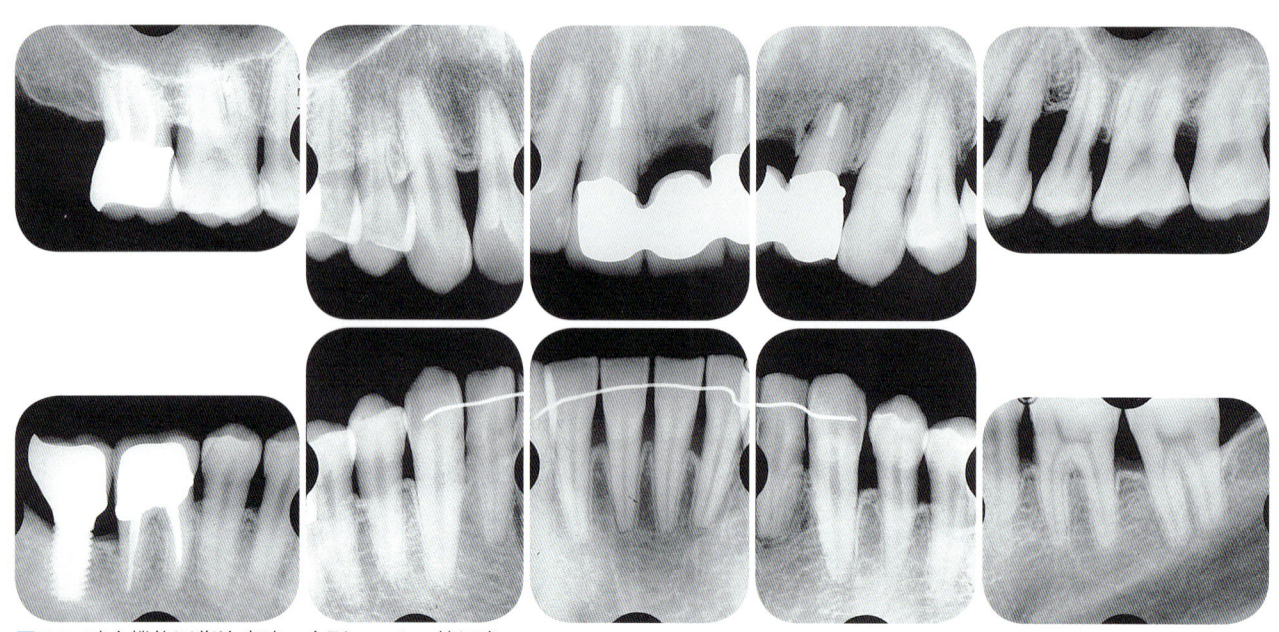

図7 l　咬合機能回復治療時の全顎エックス線写真．
　プロビジョナルレストレーションを装着し，機能性および審美性にも留意して約4か月間の経過観察を行った．この間，1部のオベイドポンティックの形態修正や7インプラントのプロビジョナライゼーションを行い，歯肉の反応を観察した．リラップスに対する懸念から，矯正歯科治療終了後1年以上経過してから最終補綴物の製作を開始した．適切なアンテリアガイダンスの付与と臼歯部咬合支持の確保により，安定した咬合の獲得がなされた．

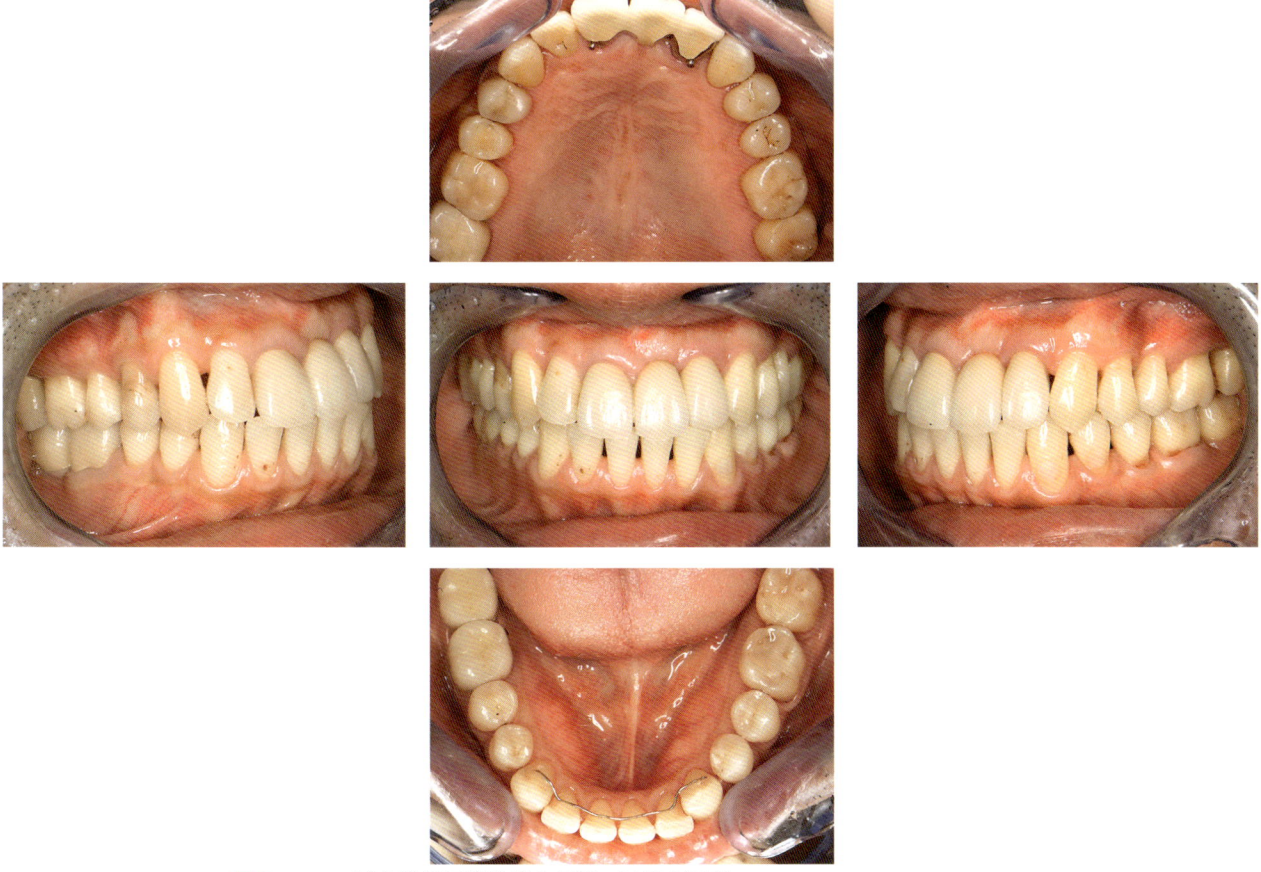

Chapter 7／歯周 - 矯正治療のコラボレーション

図7 m〜q　咬合機能回復治療6年後の口腔内写真．

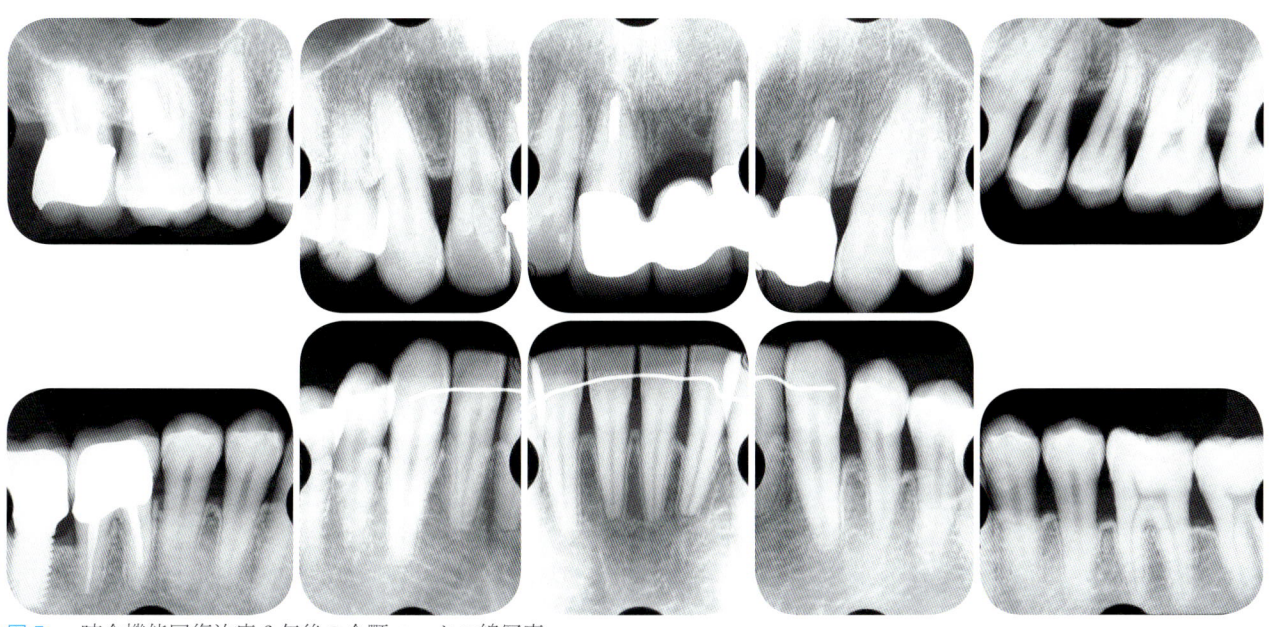

図7 r　咬合機能回復治療6年後の全顎エックス線写真．
　補綴処置後6年が経過したが，炎症のない歯周組織と安定した咬合状態は維持され，良好な審美性を保っている．

参考文献

1. 横田誠：歯の喪失の予防―咬合の保全・確保―動揺歯の対応が咬合崩壊を予防する．日歯医学会誌．2000；19：13-19.
2. Ericsson I, Lindhe J；Effect of longstanding jiggling on experimental marginal perodontitis in the beagle dog, J Clin Periodontol. 1982；9：497-503.
3. Badersten A, Nilevus R, Egelberg T：Effect of non surgical periodontal therapyⅡ：severly advanced periodontitis. J Clin Periodontol. 1984；11：63-76.
4. Magnusson I, Lindhe J, Yoneyama T, Liljenberg B：Recolonization of a subgingival microbiota following scaling in deep pockets. J Cline Periodontol. 1984；11：193-207.
5. Waerhaug J：Healing of the dento-epithelial junction following subgingibal plaque control．Ⅱ：As observed on extracted teeth. J Periodontol. 1978；49：119-134.
6. Fleicher HC, Mellonig JT, Brayer WK, Gray JL, Barnett JD：Scaling and root planning efficancy in multirooted teeth. J Periodontol. 1989；60：402-409.
7. Lindhe J, Socransky SS, Nyman S, Haffajee A, Westfelt E：Critical probing depths in periodontal therapy . J Clin Periodontol. 1982；9：323-336.
8. Nyman S, Lindhe J, Karring T, Rrlander H：New attachment following surgical treatment oh human periodontal disease. J Clin Periodontol. 1982；9：290-296.
9. Aukhil I, Petterson E, Suggs C：Periodontal wound healing in the absence of periodontal ligament cells. J Periodontol. 1987；58：71-77.
10. Rosling B, Nyman S, Lindhe H, Jern B：The healing potential of the periodontal tissue following different techniques of periodontal surgery in plaque-free dentitions. J Clin Periodontol. 1976；3：233-250.
11. 薮田英司，坂上竜資，加藤熙：サルの垂直性骨欠損を伴う人工的歯周炎に咬合性外傷と歯肉の炎症が与える影響．日歯周誌．2000；42：282-297.

3 急性症状への対応

伊藤　公一

矯正歯科治療前および治療中の炎症のコントロールの重要性

　歯を移動するための矯正力は，外傷力としても作用することがあるので，不適切な矯正力は，種々の不快な臨床症状の発現や歯周組織を破壊する因子となる[1]（表1）．

表1　不適切な矯正力による臨床的・エックス線学的所見．

疼痛の発現
打診に対する過敏反応
歯の弛緩動揺の亢進
当該歯の移動が不可能
歯根膜腔の拡大や歯根吸収などの病的変化

　これらの所見は，過高な修復物が装着されたり，咬合干渉などによって外傷性咬合が歯に加わり，咬合性外傷が起こる原理と類似している（図1）．

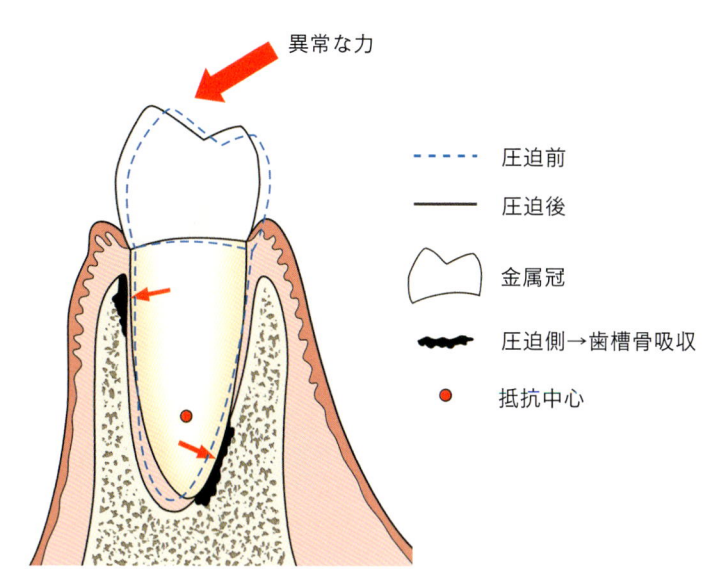

図1　咬合性外傷．咬合調整が不十分な金属冠を装着すると急性咬合性外傷が生じる．外傷力が加わった圧迫側の歯槽骨は吸収し，歯根膜腔の拡大が生じ，結果として歯の挺出感を覚え，歯の動揺が増加したり，咬合痛を訴えるようになる．

　正常な歯周支持組織を有している歯では，歯に外傷力が加わっても歯肉炎が生じたり，付着の喪失は起こらないことがわかっている．したがって歯列不正や不正咬合があっても，歯周支持組織が正常な場合や歯肉炎程度であり，かつ歯に加わる外傷力が歯周組織の適応範囲内であるときは，歯肉炎が悪化したり，付着の喪失が生じることはない[2]（図2）．

3 急性症状への対応

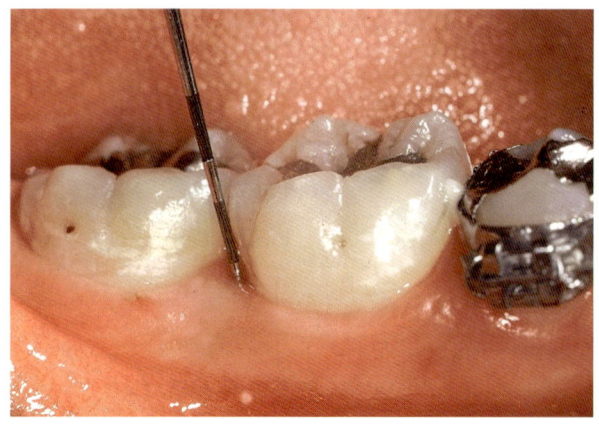

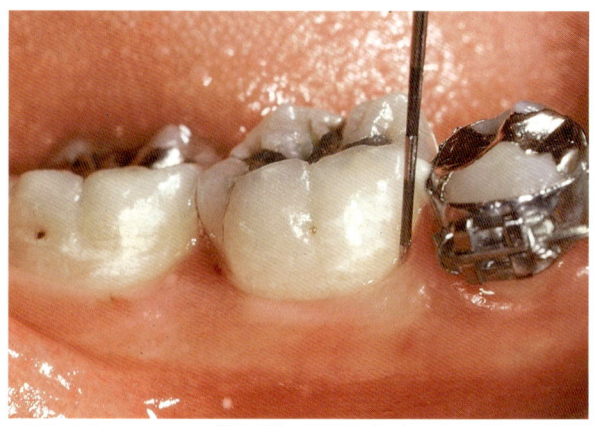

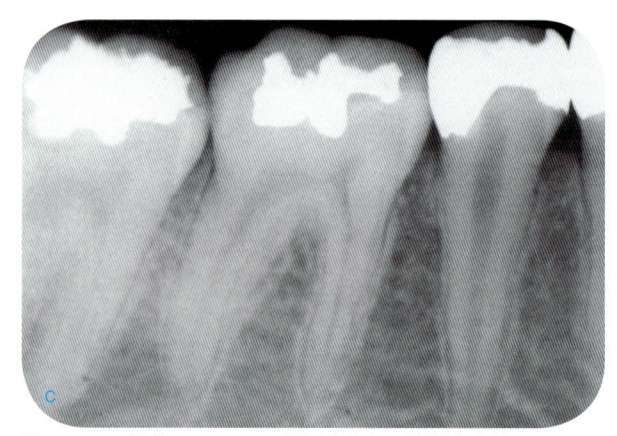

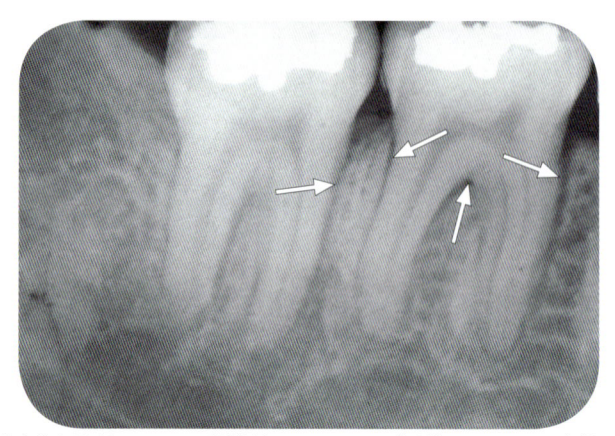

図 2 a, b　20歳代, 女性. 矯正歯科治療を開始したが, 7]と6]に歯の疼痛が生じたので, 7]と6]の帯環を除去した. 6]には顕著な炎症は認められず, 近遠心頬側のプロービングデプスは2mmであるので, 付着レベルはCEJ付近にあると診断できる. 7]も同様である.

図 2 c, d　術前のエックス線写真(c)と帯環除去後のエックス線写真(d)を比較すると, 歯槽骨レベルはほぼ同様であるが, 歯根膜腔の拡大(⟹)が顕著な差異として認められる.

　しかし歯周炎罹患歯に外傷力が加わると, 炎症単独のときより, より重篤で, かつ急速な歯周組織破壊が生じることが知られている. 一般的に矯正歯科治療を行う場合では, ブラケットや帯環を歯に装着し, アーチワイヤーを結紮線やゴムリングで固定するため, プラークコントロールが著しく困難になることが多い. とくに歯冠長の短い症例に帯環を連続して装着する際には, 炎症のコントロールが極めて困難となる.

　矯正歯科治療開始前に, 患者に歯ブラシや補助的清掃用具を用いてプラークコントロール法を徹底して指導するとともに, 術者も矯正装置の装着にあたっては, 歯肉や周囲粘膜を損傷しないよう配慮する. またプラークが付着停滞しないような歯周環境を作ることと, その目的に合致するような矯正歯科治療用の装置を選択するよう留意しなければならない[3].

　とくに垂直型骨吸収がみられ, 4mm以上の深い歯周ポケットを有する歯では, 歯周基本治療では歯肉縁下プラークの除去が困難であり, 付着の改善度も少ない[4](図3). 再評価検査後, 歯周外科手術が適応症であっても, 必ずしもすべての患者が歯周外科手術を受け入れてくれるとは限らない.

　一般的に歯周基本治療後は, 歯肉縁上・縁下プラーク量が減少するので, 視診で歯肉に炎症がみられず, BOPもみられなくなることが多い. しかし炎症が改善した場合においても, 外傷力や矯正力が加わることで, 歯肉の炎症が一過性に急性転化することもある. その場合は, 排膿およびポケット内洗浄後にテトラサイクリン系抗菌薬ペーストをポケット内に投与すると, 臨床症状の促進効果が認められる[5](図4).

Chapter 7／歯周 - 矯正治療のコラボレーション

図3 臨界プロービングデプス．スケーリング，ルートプレーニングでは2.9mmを境に，それ以上の深さでは付着の獲得が，それ以下では付着の喪失が生じる．ウィドマン改良フラップ手術では，4.2mmを境にして，それぞれ付着の獲得あるいは喪失が生じる（文献2より引用改変）．

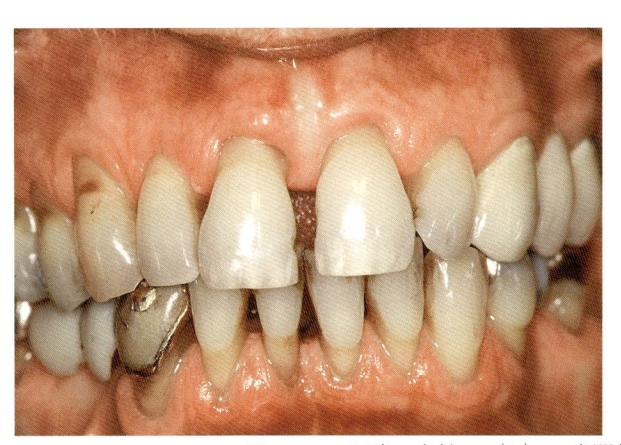

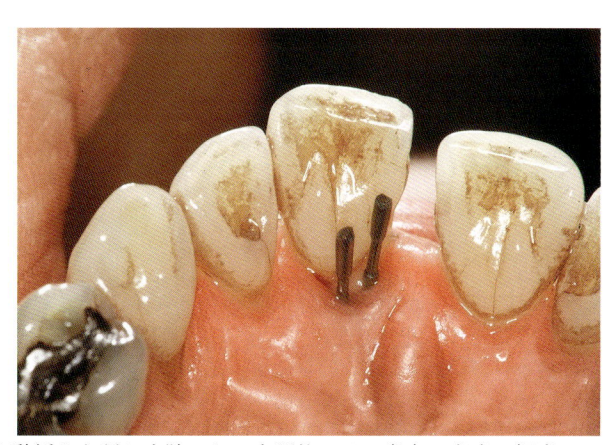

図4a, b 64歳，女性．1|と|1の歯間離開と動揺を主訴に来院した．全顎的には，歯肉の炎症は軽度で，プロービングデプスも3〜5mm以内である．しかし，1|のプロービングデプスは7〜8mmで活動性病変があり，3度の動揺を示す．

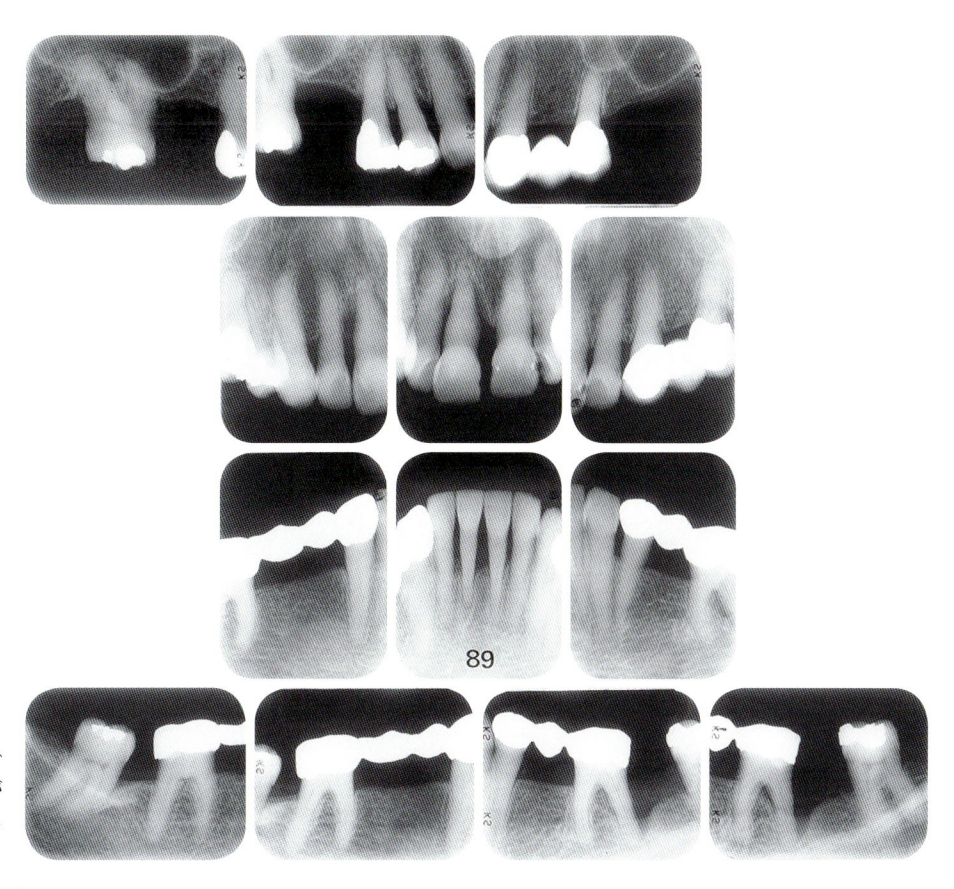

図4c 全顎エックス線写真では，概ね中等度の水平性骨吸収が認められる．1|には根長2/3に至る垂直性骨吸収が認められる．

149

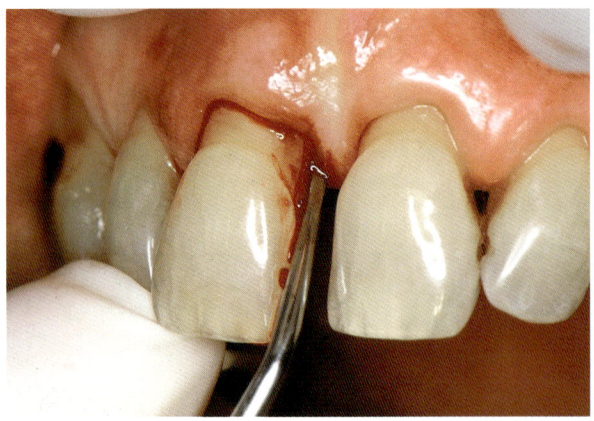

3 急性症状への対応

図4d 局所麻酔下で歯肉縁下プラークと歯石を徹底的に除去した.

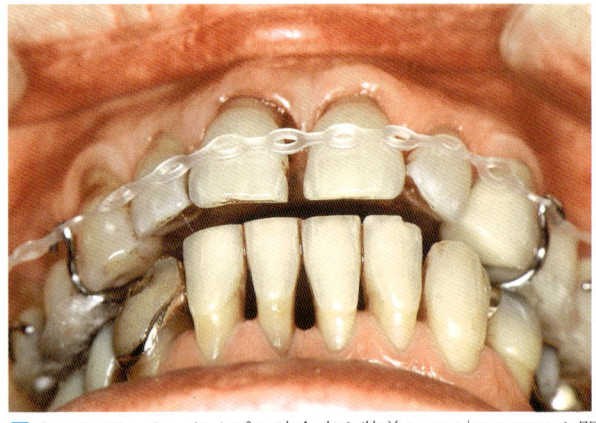

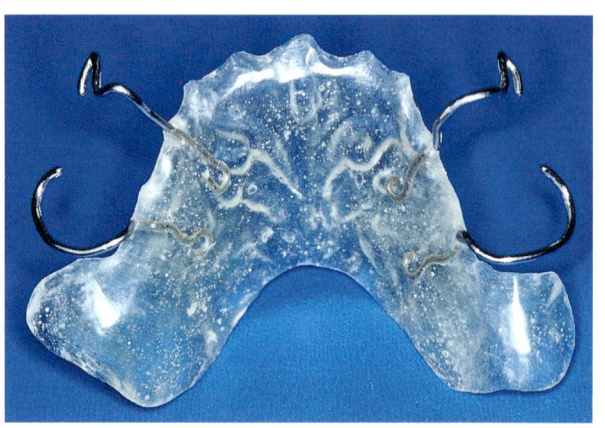

図4e, f Hawleyタイプの咬合床を装着して 1| の MTM を開始する.

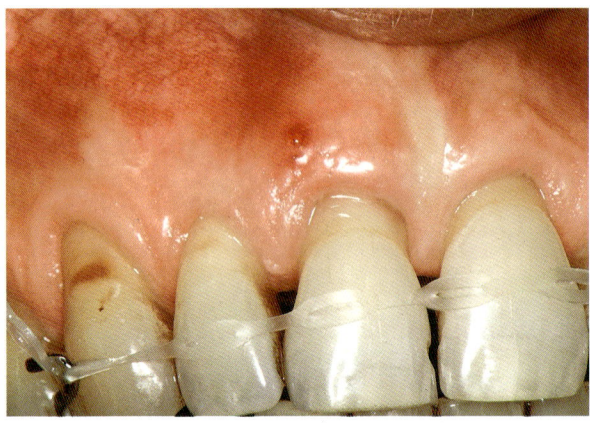

図4g MTM 開始1か月後, 1| 唇側遠心に急性歯周膿瘍が生じた. この急性歯周膿瘍は, 歯肉縁下プラークが十分除去されていない 1| に, 不適切な矯正力が加わって発症したと思われた.

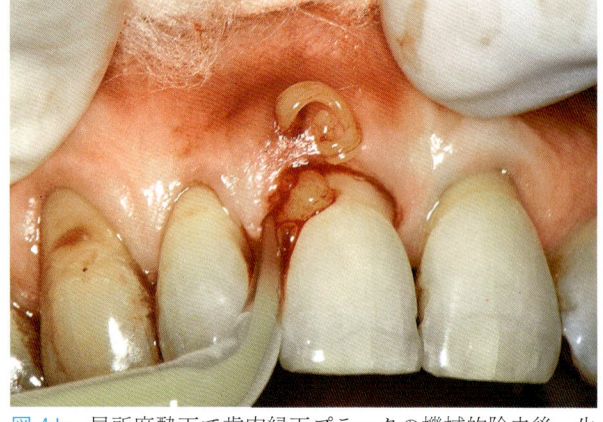

図4h 局所麻酔下で歯肉縁下プラークの機械的除去後, 生理的食塩水で十分洗浄し, ついでテトラサイクリン系抗菌薬ペーストを局所投与した.

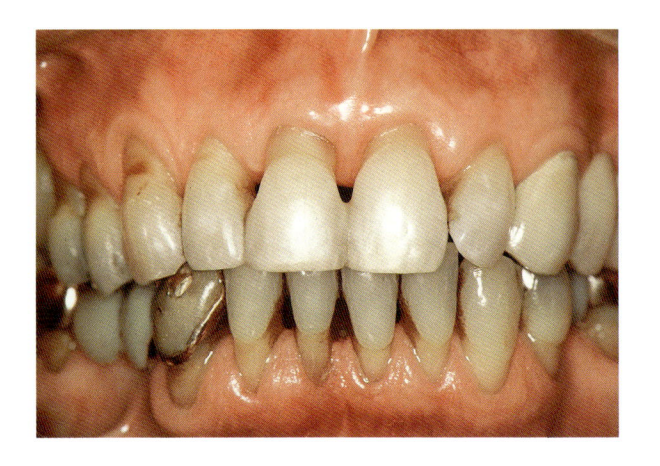

図4i その後, 2週間ごとに咬合調整と歯肉縁下プラークコントロールを反復し, ピンと接着性レジンで固定し, MTM を完了した.

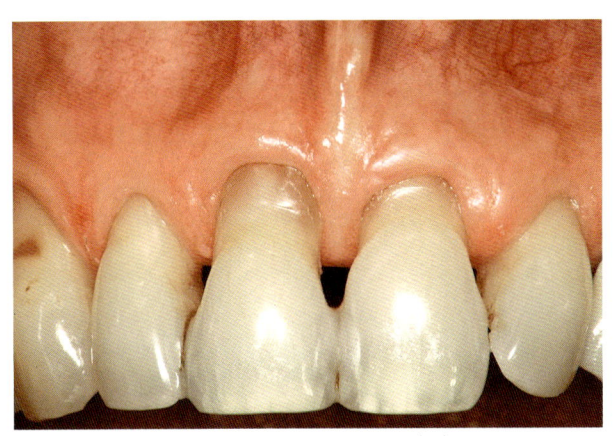

図4j　MTM完了3年後，歯肉退縮は1|と|1で1〜2mm進行しプロービングデプスは浅くなったが，付着レベルに変化はない．

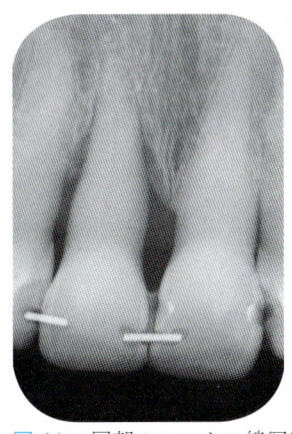

図4k　同部のエックス線写真でも歯槽骨の破壊は停止し，治療開始時の歯槽骨レベルが維持されている．

　しかし歯周支持組織が減少している歯であっても，患者と術者の適切な協働作業によってプラークが除去され，歯肉の炎症がコントロールされていれば，適切な矯正力さえ与えれば，さらなる付着の喪失は起こさずに目的とする方向に歯を移動できる．吸収した歯槽骨レベルは，長期間にわたって矯正歯科治療開始前の歯槽骨の高さを維持できるし，むしろ改善することも少なくない[6]（図5）．

図5a　62歳，女性．多発性急性歯周膿瘍と歯の動揺を主訴に来院した．全身因子として糖尿病がある．全顎的には，歯肉の炎症は軽度から重度で，急性歯周膿瘍形成が散在している．プロービングデプスは，3〜9mmを示し，1〜3度の歯の病的動揺を認める．

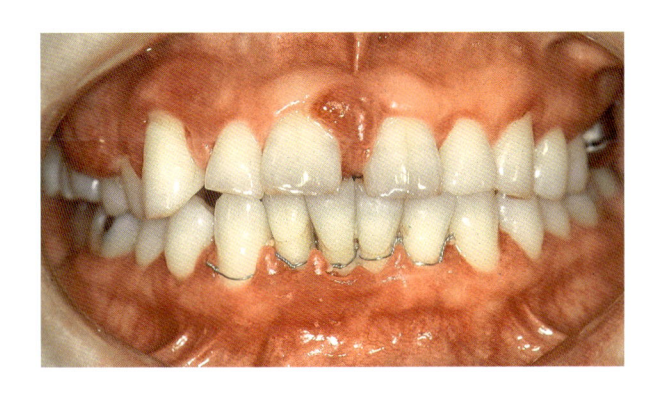

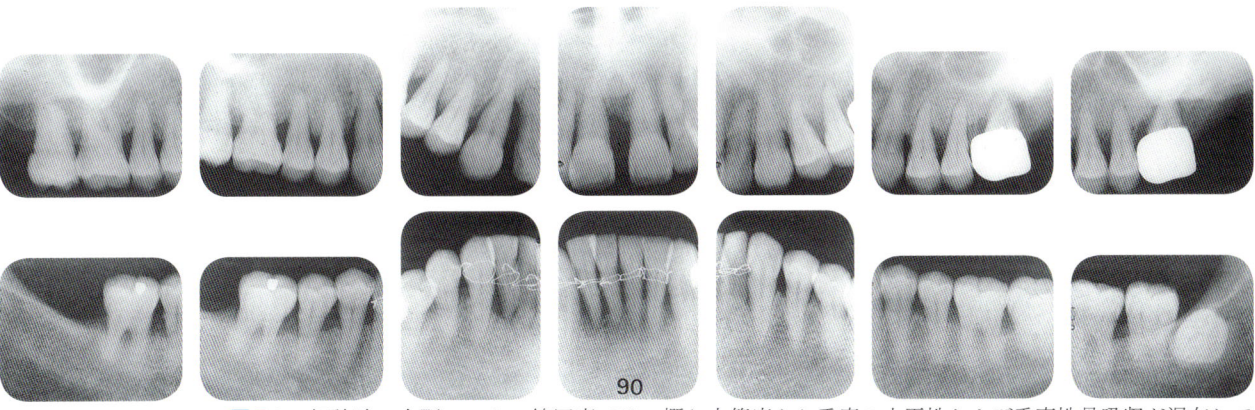

図5b　初診時の全顎エックス線写真では，概ね中等度から重度の水平性および垂直性骨吸収が混在して認められる．3|,|6,1|,|2,|1,|2には根長2/3以上の垂直性骨吸収が認められる．

3 急性症状への対応

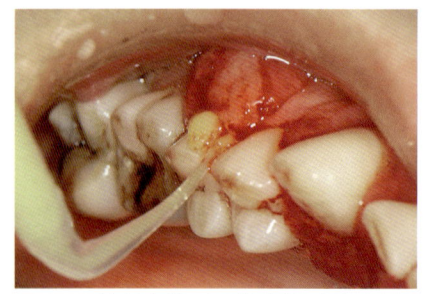

図5c 局所麻酔下で歯肉縁下プラークと歯石を機械的に除去すると同時に，テトラサイクリン系抗菌薬ペーストを用いて化学的プラークコントロールを併用した．

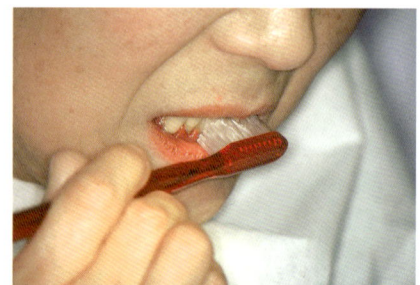

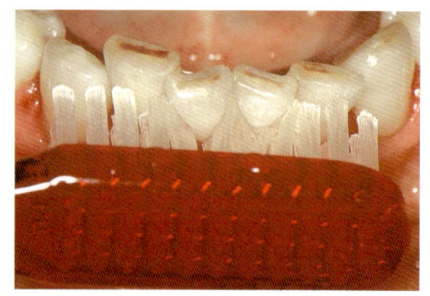

図5d, e 患者にはブラッシングや補助的清掃用具の使用法を指導し，歯肉縁上プラークコントロールを行わせた．

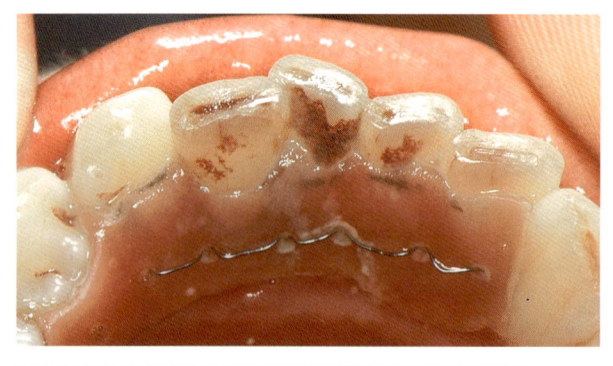

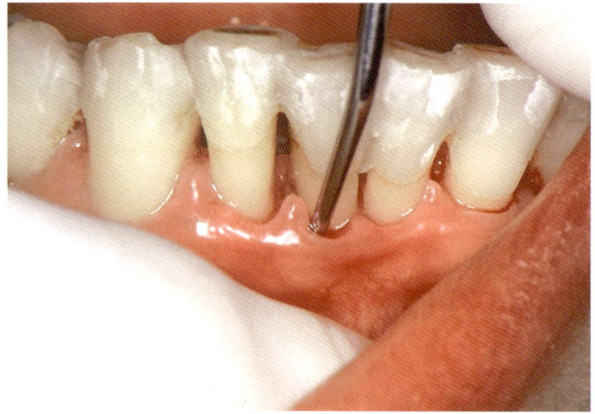

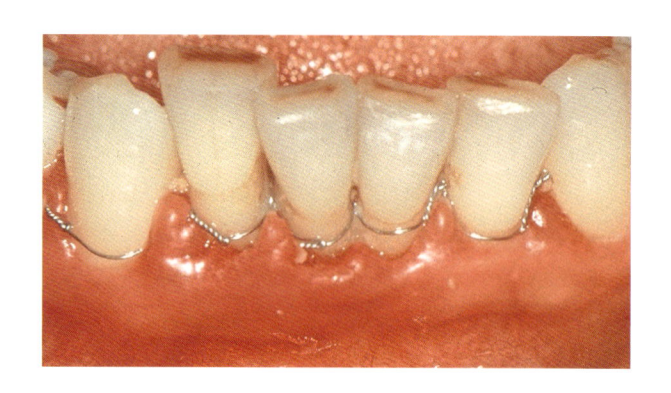

図5f～h さらに，プラークコントロールを妨げる因子，不適切な暫間固定装置を除去し，プラークコントロールしやすい環境を整備し，歯肉縁上・縁下プラークコントロールを行った．下顎前歯部には接着性レジンによる固定を行った．

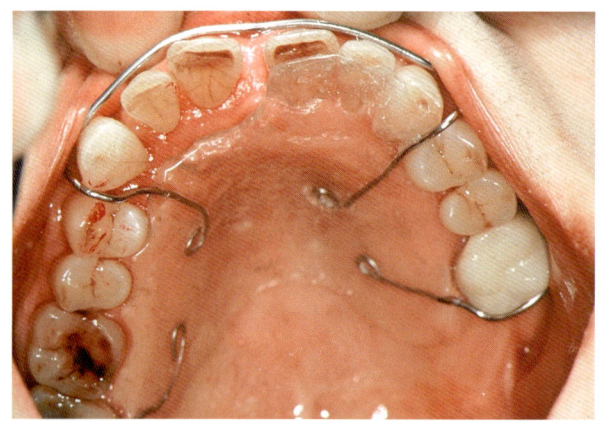

図5i Hawleyタイプの咬合床を装着して`3—1`のMTMを開始する．

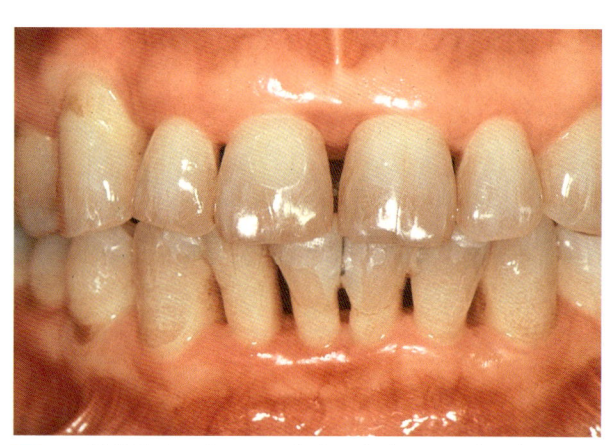

図5j 動的治療が完了し，歯肉の炎症および歯間離開は改善され，`|6`を除き，プロービングデプスは概ね1～3 mm，歯の動揺は1～2度となった．

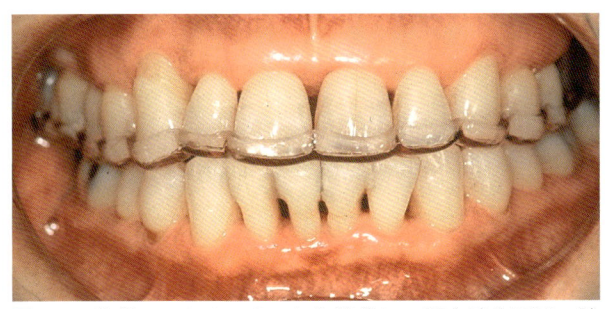

Chapter 7／歯周 - 矯正治療のコラボレーション

図5k　患者にはナイトガードを装着し，極力咬合因子の除去を図った．

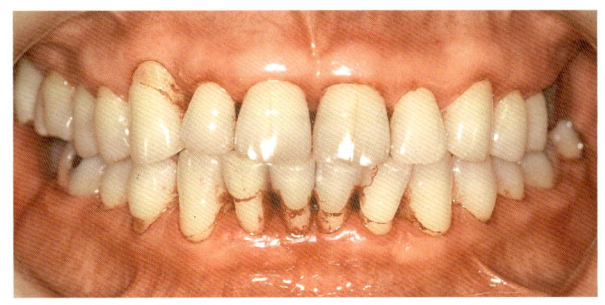

図5l　患者も歯肉縁上プラークコントロールを徹底し，炎症性因子を除去した．

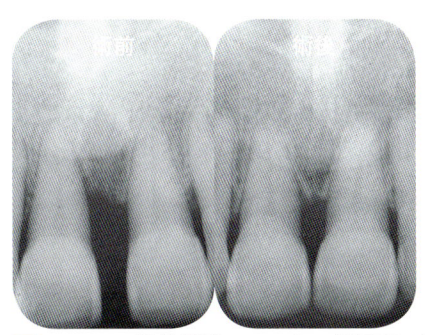

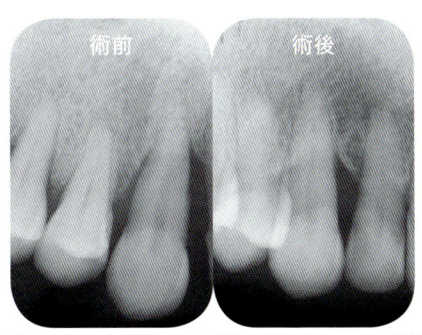

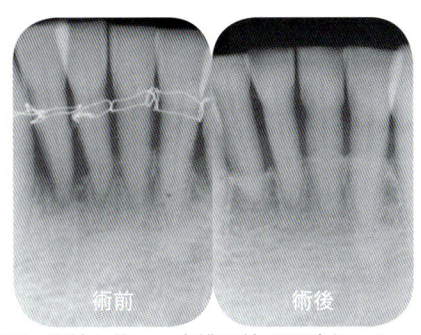

図5m〜o　術前術後のエックス線写真の比較である．歯槽骨の吸収は停止し，歯間離開の閉鎖に伴い，歯槽硬線が明瞭化した．

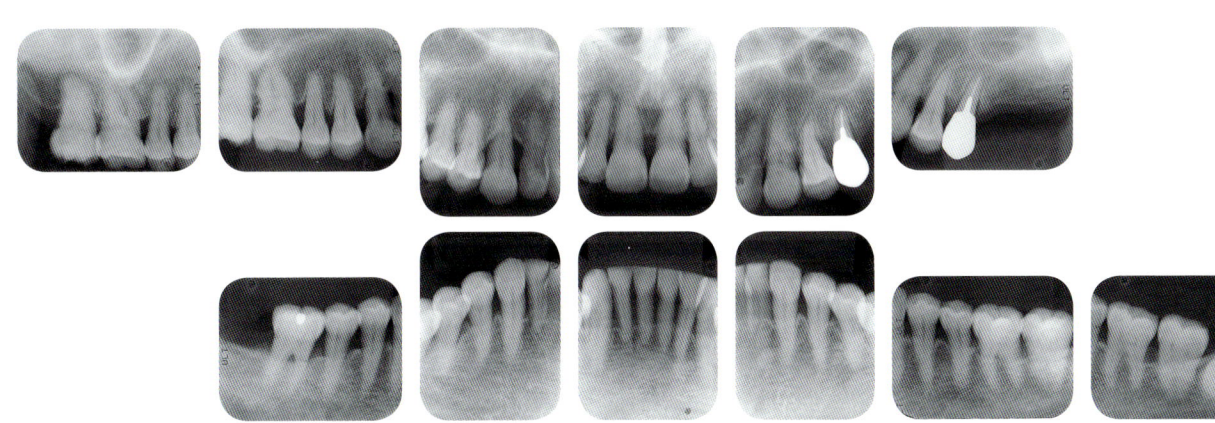

図5p　初診から10年後，歯肉退縮は1〜2mm進行しプロービングデプスは浅くなったが，付着レベルに変化はない．予後不良であった6は抜歯，5は破折し，歯内療法後に支台築造し金属冠が装着されている．SPT後のエックス線写真でも歯槽骨の破壊は停止し，治療開始時の歯槽骨レベルが維持されている．

参考文献

1. Kessler M：Interrelationships between orthodontics and periodontics. Am J Orthodontics. 1976；70(2)：154-172.
2. 吉江弘正，伊藤公一，村上伸也，申基喆：臨床歯周病学．東京：医歯薬出版．2007；310-311.
3. Zachrisson BU：Clinical implications of recent orthodontic-periodontic research findings. Seminars in Orthodontics. 1996；2(1)：4-12.
4. Lindhe J, Socransky SS, Nymann S, Haffajee A, Westfelt E："Critical probing depths"in periodontal-therapy. J Clin Periodontol. 1982；9(4)：323-336.
5. 特定非営利活動法人日本歯周病学会(編)：歯周病患者における抗菌療法の指針2010．東京：医歯薬出版，2011；18-19.
6. Nelson PA, Årtun J：Alveolar bone loss of maxillary anterior teeth in adult orthodontic patients. Am J Orthod Dentfacial Orthop. 1997；111(3)：328-334.

153

4 矯正用マイクロインプラント

高橋　正光

矯正用マイクロインプラントと植立部位周囲組織への配慮

　成人における矯正歯科治療の難しさの1つに，協力性が得られにくいということがあげられる．大学生や社会人の場合，多忙な日常生活のなかで可撤式の装置を長時間使用することは困難であることが多い．とくにヘッドギアーは従来の矯正歯科治療のなかで固定源を保持するために使用されてきたが，成人矯正症例においては使用時間の不足により固定源の喪失が生じてしまい，当初の治療目標を達成できなかったものも多く認められる．

　そこで患者の協力性に依存せず，かつ絶対的な固定源となりうるものとして補綴用インプラントの応用が考案された．補綴用インプラントが矯正歯科治療における固定源として有効であったことは数多く報告されてきたが，植立術式の困難さや植立部位が限定されてしまうこと，矯正歯科治療終了後における撤去の際の侵襲が大きいこと，1本あたりのコストが高額なことなどの理由により一般的に使用されるほど普及したとはいいがたかった．

　ところが，10年ほど前より矯正用マイクロインプラントが開発され，上記の補綴用インプラントにおける欠点が改良されたため，とくに海外においては爆発的に普及し，使用されるようになった（わが国においては2012年2月現在，目的外使用となるため，使用の際には患者にその旨を説明し，同意を得なければならない）．

　現在，矯正用マイクロインプラントはさまざまな部位やシチュエーションにおいて応用されているが，本稿においては臨床応用において代表的な植立部位における周囲組織に対する配慮について述べたいと思う．

上顎頰側歯根間歯槽骨への植立

　矯正用マイクロインプラントの植立部位は，第二小臼歯と第一大臼歯間の歯根間歯槽骨が多くの場合に選択される．その理由としては，この部位は他の部位に比較して骨質も良好であり，矯正力を適用するのに位置的に優れているということがあげられる．また，不正咬合で歯根の近接が認められる場合を除いて，矯正用マイクロインプラントを植立することが可能な幅が認められることが多い（図1）．

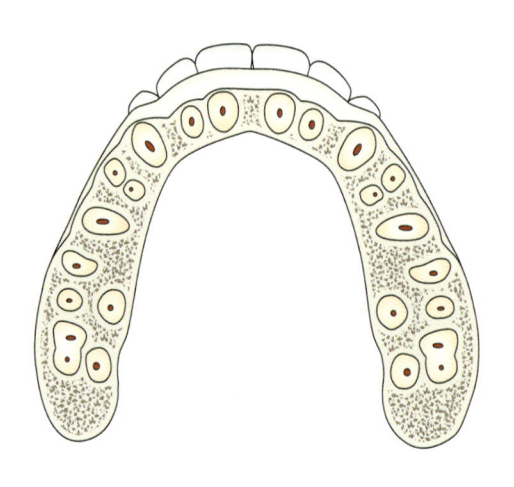

図1　上顎頰側および口蓋側歯根間には，矯正用マイクロインプラントを植立するのに十分なスペースが認められる．

とはいえ，隣接歯根の傷害を避けるためにはいくつかの注意点がある．
①なるべくサイズ的には細いものを用いる
②歯槽骨に対して垂直的に植立するのではなく角度をつけて植立する（図2）
③浸潤麻酔は，ごく少量を植立部位のみに浸潤させるようにし，歯根膜の受容器の感覚を残しておくことが必要である（図3）．

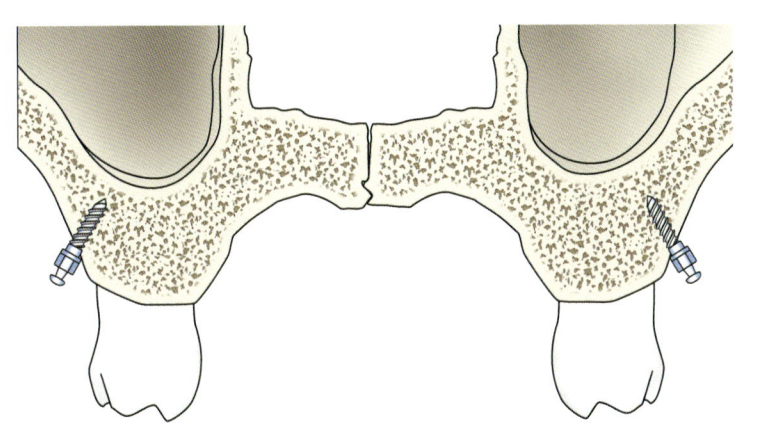

図2　上顎における矯正用マイクロインプラントは，歯槽骨表面に対して30～40°の角度で植立する．

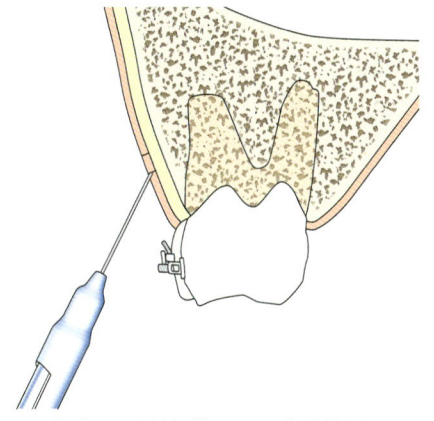

図3　浸潤麻酔は，当該部位のみに少量使用する．

　なお，不幸にして隣在歯歯根を傷害してしまった場合の予後については，歯根を穿通でもしない限り自然に修復されることが知られている．また，矯正用マイクロインプラントはいくら直径が小さいとはいえ，歯周組織との関係はほぼ一般的な補綴用インプラントと同じである．したがってインプラント頸部にプラークなどの汚染が存在すると，インプラント周囲炎が生じる．矯正用マイクロインプラントのインプラント周囲炎を避けるためには，術前における診査で植立部位をどこに決定するかということが最も重要になる．
　具体的には，付着歯肉上に植立を行うか（図4），歯肉歯槽粘膜境を超えた可動粘膜上に植立を行うか（図5）の選択が重要になる．

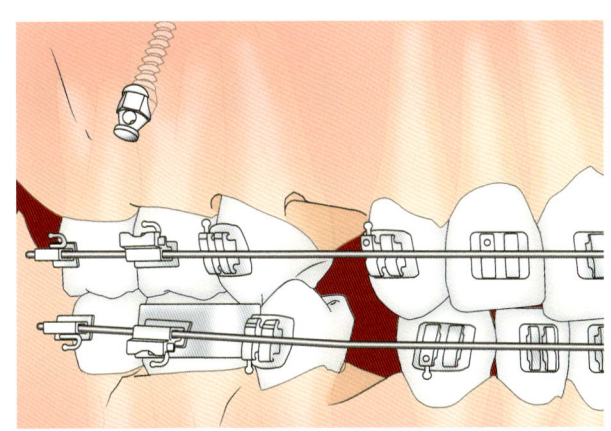

図4　付着歯肉上からの植立．

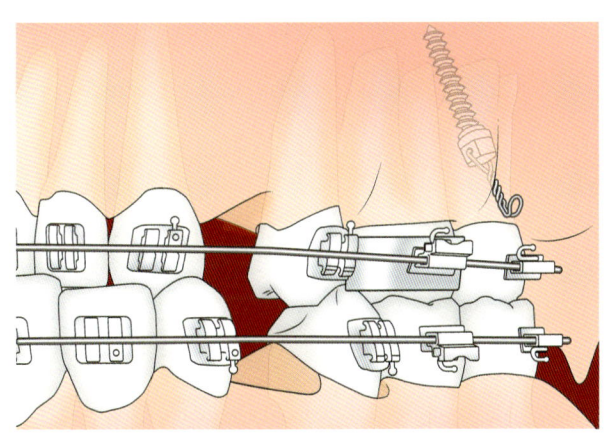

図5　歯肉歯槽粘膜境を超えて可動粘膜上に植立した場合，リガチャーワイヤーでフックを作っておくとよい．

矯正用マイクロインプラントの植立は，よほどの理由がない限り付着歯肉上に行った方が無難である．矯正歯科治療における生力学的観点から矯正用マイクロインプラントの植立位置の決定を行うと，歯肉歯槽粘膜境を超えた可動粘膜上に植立を行う方が理にかなっていると思われる場合は，ガミースマイル[※1]を伴う重度の過蓋咬合や，前歯部を歯体移動させたい症例などである．しかしインプラント体が可動粘膜によって被覆されてしまうため，エラスティックやコイルスプリングなどの弾性体[※2]の使用が困難になってしまう．そのため臨床の現場では，インプラント頸部にリガチャーワイヤーをツイストしてフックを作製することにより対処することになる（図6）．

　歯の移動は問題なく行われるが，ときにはインプラント周囲炎が生じてしまうこともあり（図7），患者の不快感は付着歯肉上に植立を行った場合に比較して強く，撤去の際にも切開などを必要とする欠点がある．インプラントヘッド部を口腔内に露出できるように植立できたとしても，インプラント頸部の周囲は可動粘膜しかないため，粘膜の移動によりポケット内に唾液やプラークの侵入が生じる可能性が高く，常に感染の危険にさらされている状態となる．

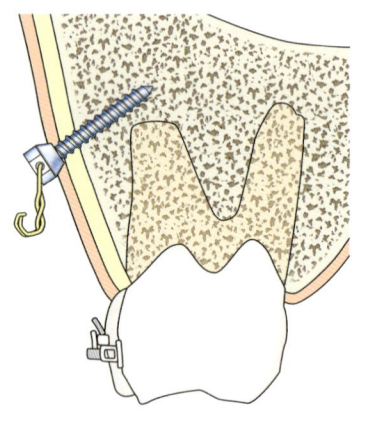

図6　リガチャーワイヤーによるフックの作製．

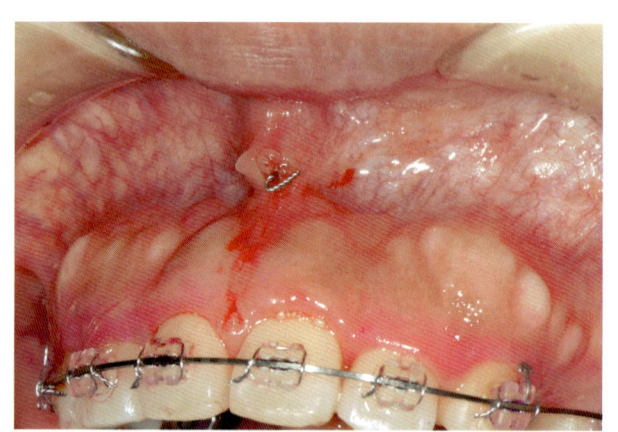

図7　リガチャーワイヤーによるフック周囲の炎症．

　なおインプラント周囲炎への配慮としては，口腔内を清潔に保つことしか方法がないのが現状である．インプラント自体のブラッシングについては賛否両論があり，その効果については明確ではない．それ以外の要素として，弾性体による周囲組織への圧迫が注意点としてあげられる．弾性体による牽引は，矯正歯科治療の多くの場面で認められるが，直線的に使用されるため，アーチ状の歯肉を圧迫して炎症を惹起させてしまう場合がある（図8，9）．

※1　**ガミースマイル（gummy smile）**
　笑った際に，上顎の歯肉が露出すること．

※2　**弾性体**
　弾性をもつ物体．

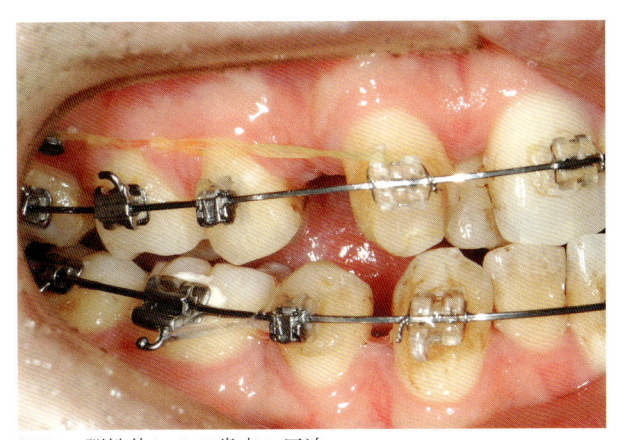

図8 弾性体による歯肉の圧迫.

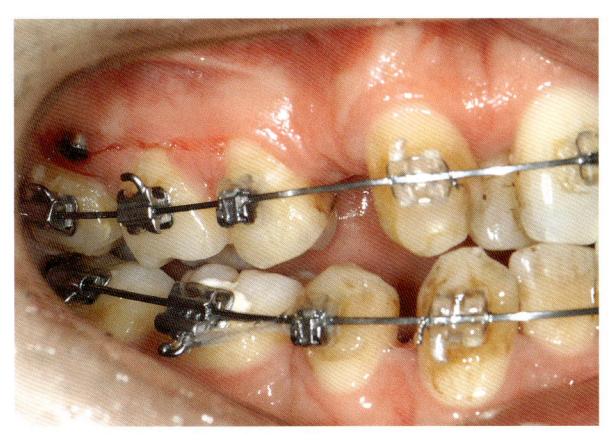

図9 弾性体除去後の歯肉の様子.

上顎口蓋側歯根間歯槽骨

　　この部位の歯槽骨は，頬側に比較してより大きいスペースが認められる(図10)．したがって隣接歯歯根への障害は起きにくい．同部位には解剖学的に大口蓋神経・動脈があるが，矯正用マイクロインプラントの植立部位はそれらよりも歯頸部側であり問題が生じる可能性は全くない．また上顎の口蓋は付着歯肉しかない状態であり，上記のようなインプラント周囲炎について心配する事項は比較的少ないといえる(図11)．

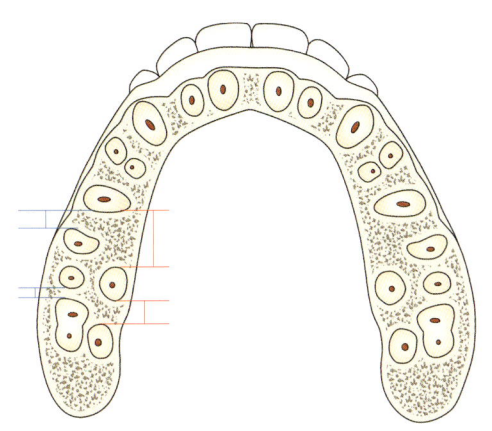

図10 口蓋側歯根間歯槽骨幅は頬側より大きい．

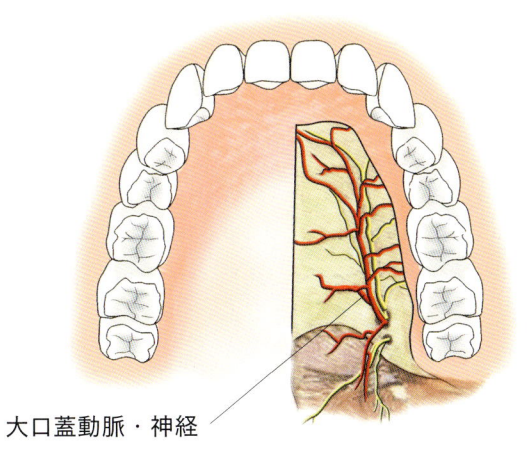

大口蓋動脈・神経

図11 大口蓋神経・動脈の走向．

ただし，口蓋粘膜は厚い場合も多い．矯正用マイクロインプラントは一般的な臨床使用の目安として，歯槽骨内に6 mmは挿入されていた方が予後はよいと報告されているため，植立前に麻酔針とラバーストップを利用して当該部位の粘膜の厚みを計測し(図12)，6 mmプラス口蓋粘膜の厚み分の長さのインプラントを選択する必要がある(図13)．

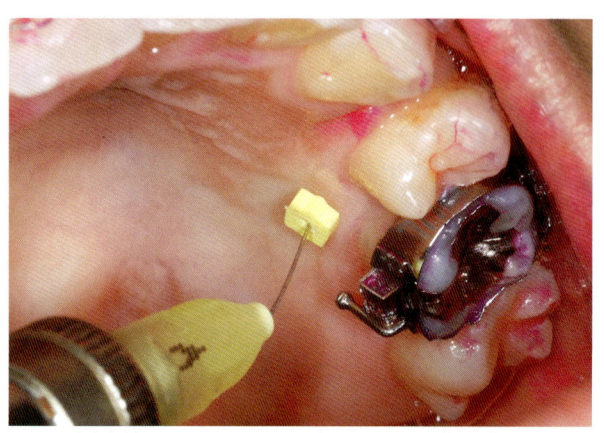

図12　浸麻針にラバーストップをつけて口蓋粘膜の厚みを測定．

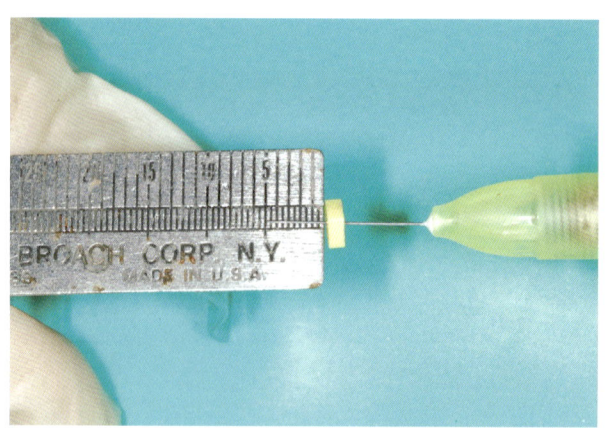

図13　インプラントの長さは，口蓋粘膜の厚み(5 mm)に歯槽骨内に埋入したい6 mmをプラスした長さを選択する．

下顎頬側歯根間歯槽骨

　この部位の歯槽骨は，他の部位に比較して骨質も良好であり，矯正用マイクロインプラントを植立することが可能なだけの幅がある(図14)．ただし皮質骨の厚みは上顎に比較して厚いため，セルフドリリング(ドリルを使用せずにインプラント体自身を直接ねじ込んでいく方法／図15)による植立は，インプラント体の破折(図16)を招くことがあり推奨できない．ドリルによるインプラント窩の形成を行った後に植立すべきである．

　また付着歯肉の量が少ないため，植立部位によっては歯肉歯槽粘膜を超えた可動粘膜上から植立せざるを得ない場合も多く，インプラントヘッド部が露出されたとしても，インプラント周囲炎が生じてしまうことがある(図17)．

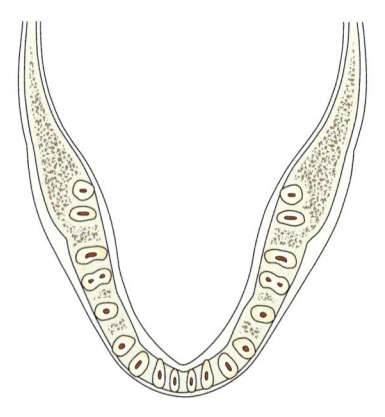

図14　下顎口蓋側歯根間には，矯正用マイクロインプラントを植立するのに十分なスペースが認められる．

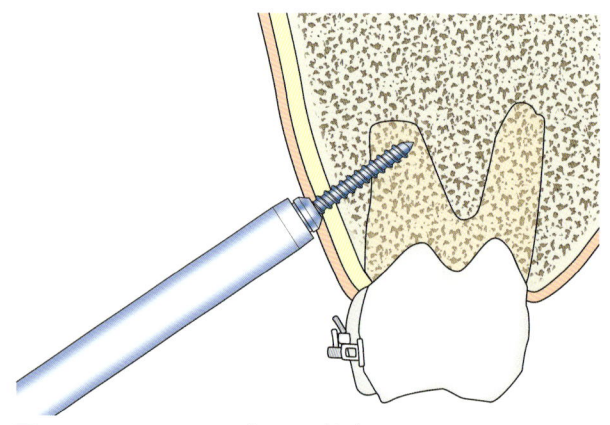

図15　セルフドリリングによる植立．

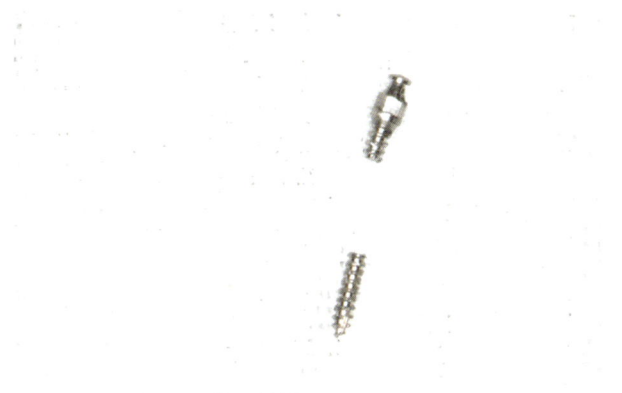

Chapter 7／歯周 - 矯正治療のコラボレーション

図16　インプラント体の破折．

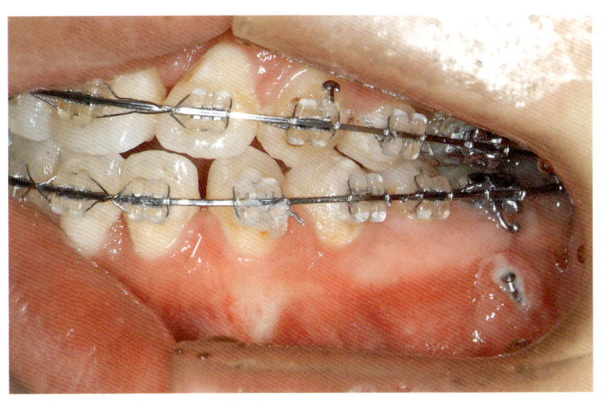

図17　インプラント周囲炎．

前鼻棘

　前鼻棘における矯正用マイクロインプラントの植立は，主にガミースマイルの改善や上顎前歯部のトルクコントロール(図18)を目的としている．植立における注意点は，隣接歯歯根の傷害と付着歯肉上からの植立ではないため，フックを設置しなければならないことである(図19)．運よくインプラントヘッド部が口腔内に露出された場合でも，インプラント周囲炎への配慮は必要である(図20)．また前鼻棘は，その名のとおり棘状の形状を示しているため(図21)，ドリルを使用してインプラント植立のための起始点を付与した方が無難である．

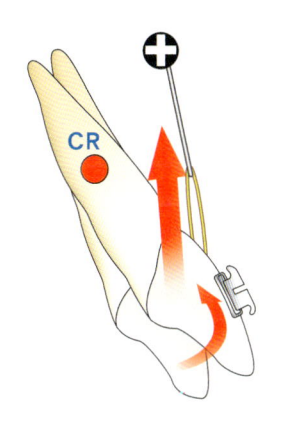

図18　前鼻棘部での矯正用マイクロインプラントによる上顎前歯部のトルクコントロール．

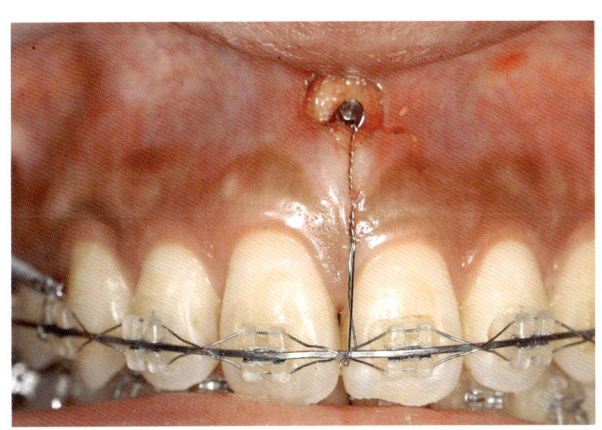

図19　リガチャーワイヤーによる上顎前歯の圧下．

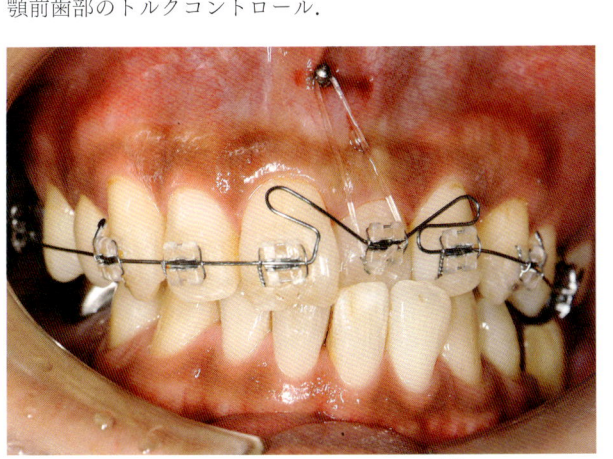

図20　インプラントヘッド部が露出された状態．

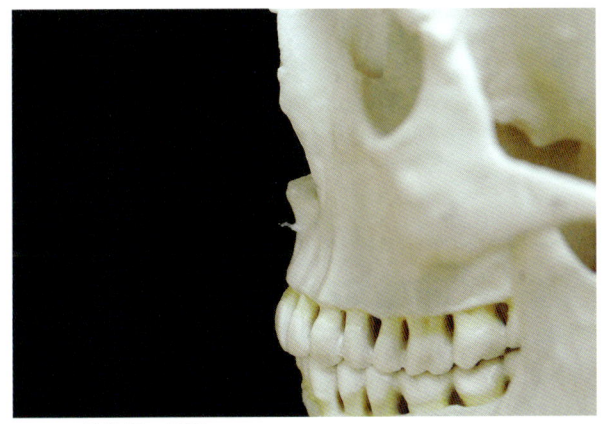

図21　前鼻棘の形状．

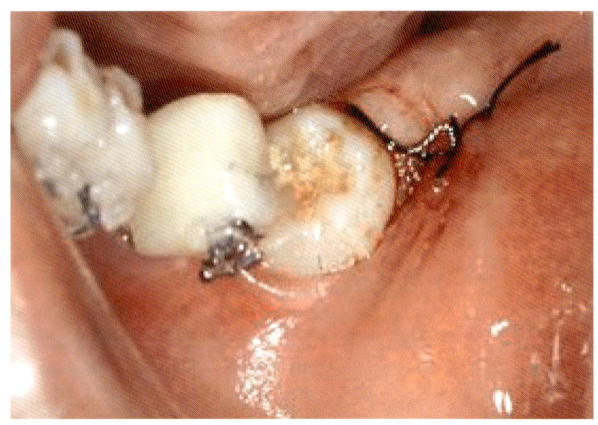

レトロモラー部

　レトロモラー部における矯正用マイクロインプラントの植立は，主に下顎大臼歯のアップライトを目的としている．植立における注意点は付着歯肉上からの植立ではないため，フックを設置しなければならないことである(図22)．フックの使用を避けるために，粘膜を貫通するような長いインプラントを選択した場合(図23)でも，インプラント周囲炎への配慮が必要である．またこの部位の歯槽骨は，固すぎるくらいであり，インプラント体の破折を防止するためにも必ずドリリングを必要とする．

図22　レトロモラー部における矯正用マイクロインプラントの植立．

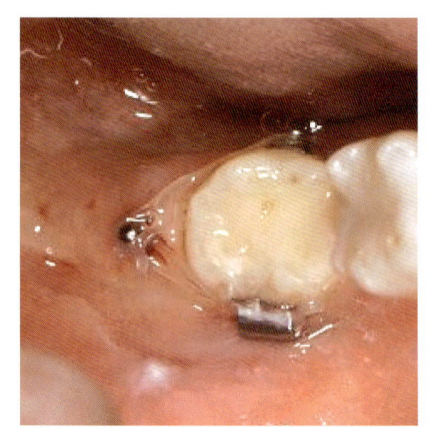

図23　長いインプラント体を用いた場合．

Chapter 7／歯周 - 矯正治療のコラボレーション

5 矯正的挺出法

伊藤 公一

定義

　矯正的挺出法(orthodontic extrusion)とは，歯に弱い持続的な矯正力を作用させ，歯冠側方向に歯を移動することによって，歯 - 歯周組織の関係を改善することをいう．強制的挺出法(forced eruption)[1]ともいうが，本書では矯正的挺出法を用いる[2]．

目的

①歯の保存
②歯周組織の改善(歯槽骨の再生，生物学的幅の確保，歯冠/歯根比の改善)
③審美性の改善
④補綴治療を最小限に止め，過剰治療を防止する．

適応症

①残根歯
②歯肉縁下う蝕
③破折歯
④垂直型骨欠損

歯 - 歯周組織 - 修復物・補綴物の関係

　歯，とりわけ残根歯を保存し，修復物・補綴物を良好に装着するために通常歯冠長伸展術を用いて適切な歯 - 歯周組織 - 修復物・補綴物との関係を構築できる．しかし歯冠長伸展術は，歯槽骨切除術や歯槽骨整形術を行うので，歯冠長の伸展が両隣在歯との不調和や審美障害を起こしたり，プラークコントロールが不良になることがある．とくに両隣在歯が健全である場合の残根歯，とりわけ複根歯での適応は困難となる[2,3](図1)．

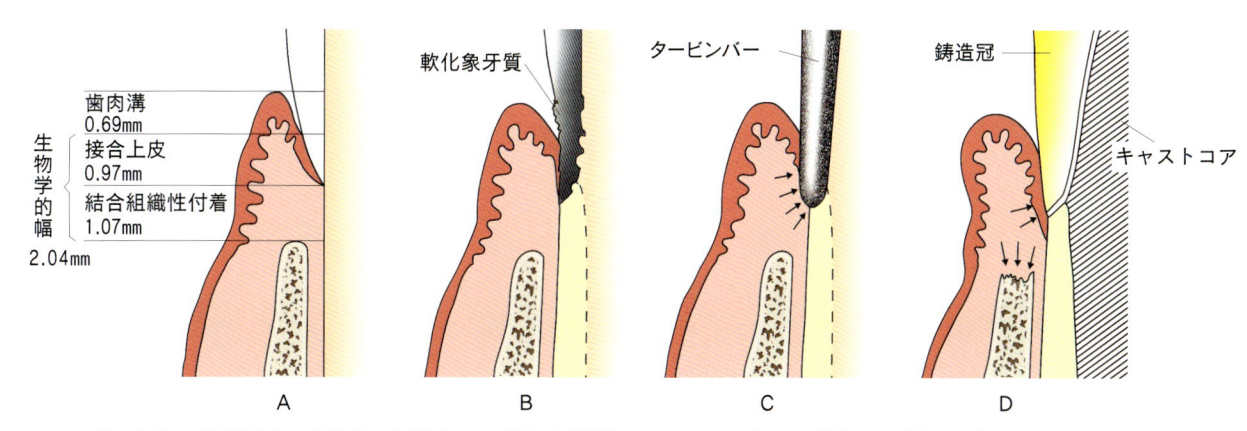

図1　適切な歯 - 歯周組織 - 修復物・補綴物との関係を構築することは，歯の長期保存と機能を営むうえで重要である．
A：正常な歯 - 歯肉結合部における生物学的幅．
B：う蝕が歯肉縁下にまで進行し，軟化象牙質(黒色部)を認める．
C：歯肉縁下に窩洞形成や支台歯形成が及ぶと生物学的幅が損傷される(→)．
D：この位置で，充填物や鋳造修復物を装着すると，生物学的幅を維持する必要があるので，付着喪失が生じ歯槽骨が吸収する．また，この例では鋳造修復物辺縁は健全歯質を被覆することができないので，キャストコアの脱落，鋳造修復物の脱落や歯根破折の原因となる．

矯正的挺出法の理論と種類

　矯正的挺出法は，矯正的緩徐挺出法(slow orthodontic extrusion)と矯正的急速挺出法(rapid orthodontic extrusion with fiber resection)とに大別できる．歯冠長伸展術に比べると，技術的ならびに経済的な面と治療期間が長いことが問題となる．しかし，歯槽骨の保存ならびに両隣在歯との調和を崩さずに，歯冠長を確保できることが長所である．また良好なプラークコントロールのもとで，適切な矯正力で歯を挺出させると，歯槽骨も歯冠側方向に増生し，図2にみられるような歯槽骨の形態的変化がみられる[1,2]．

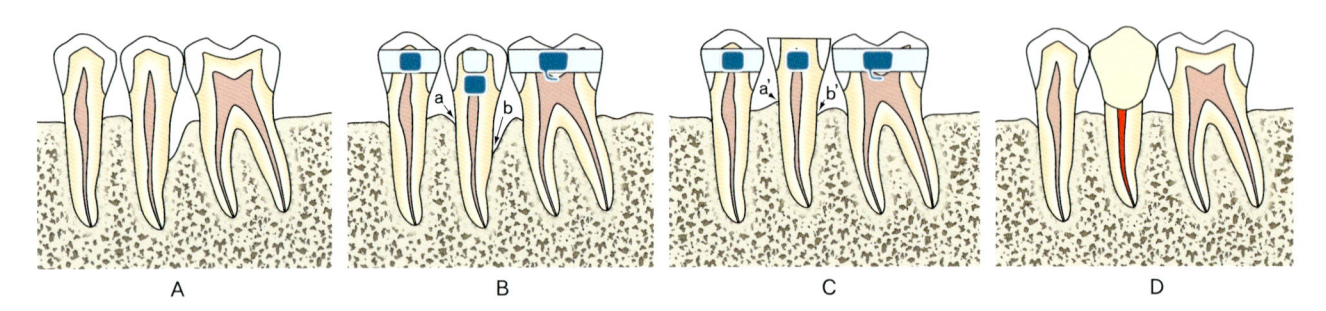

図2　矯正的挺出法の理論．
A：矯正的挺出前，5|の遠心に垂直型骨欠損がみられる．
B：5|の近心(a)の歯槽骨は正常レベルで，遠心(b)は歯槽骨欠損底部を示す．
C：挺出させる距離は，通常2〜3mmを限度とし，矯正力は20〜30gm程度の弱い力を用いる．矯正的挺出後，aはa'，bはb'の位置となる．近心の増生した歯槽骨はその程度に応じて歯槽骨切除術で除去する必要がある．
D：矯正的挺出完了後，修復あるいは補綴治療を行うが，歯の挺出量に応じて有髄歯の場合は抜髄処置を行わなければならないことも多い．

　矯正的急速挺出法は，当該歯の結合組織線維を切断することで，歯槽骨の増生を防止できる．矯正的緩徐挺出法と比べフラップ手術を行い歯槽骨切除・整形術を行う必要がないこと，治療期間を短縮できること，歯の後戻りを防止できることなどが長所となる．結合組織線維の切断は，歯の挺出を主目的としているのではなく，矯正的挺出に反応して生じる骨の増生を防止することを意図している．しかし，局所麻酔下で1〜2週に1度結合組織線維の切断を反復しなければならないことや，長期的な臨床経過観察がなされていないことが問題点となっている[4-6]．

　自然的挺出法(passive eruption)を歯科治療に応用する場合，原則として矯正的挺出法と同じ理論があてはまる．しかし歯の自然萌出力に頼るため，力をコントロールできないこと，予知性を把握することが困難なこと，何よりも治療期間がかかることが短所となる．

Chapter 7／歯周 - 矯正治療のコラボレーション

矯正的緩徐挺出法

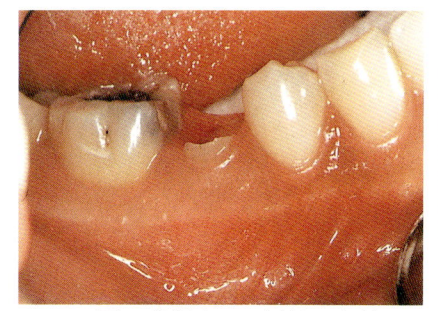

図3a 5̱は残根歯で，頬側の歯質の一部が歯肉縁上となっている以外は歯肉縁下に存在し，軟化象牙質も認められる．PDは1～2mmで正常範囲内である．

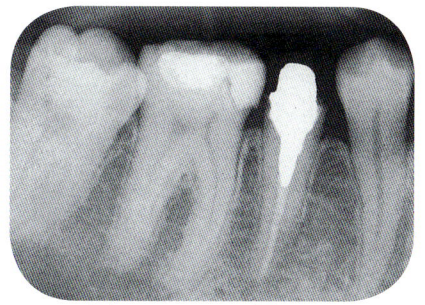

図3b 6̱のう蝕治療，5̱の歯内療法，キャストコア装着，テンポラリークラウン装着終了後のエックス線写真．歯槽骨の状態は正常範囲内である．

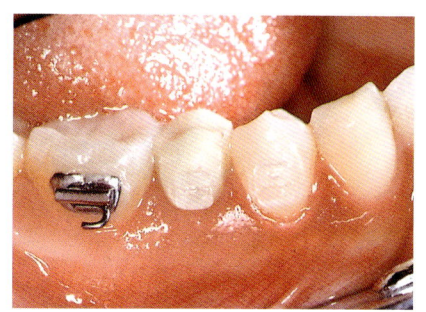

図3c 5̱の歯冠長が短いため，ブラケットの位置が歯肉よりとなり，プラークコントロールが困難である．

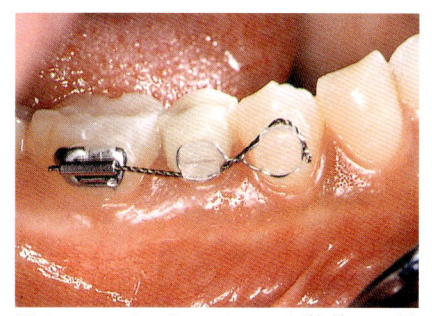

図3d ツイストワイヤーを装着し，矯正的緩徐提出法を開始する．

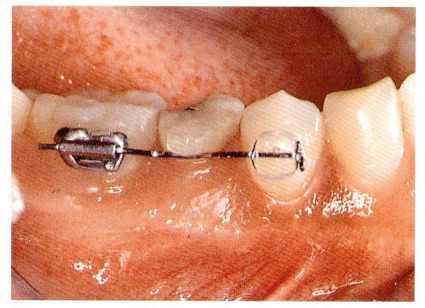

図3e 4か月後に矯正的緩徐挺出法終了．咬合調整を反復しているので，テンポラリークラウンはフラットとなり，キャストコアのヘッド部がみえる．

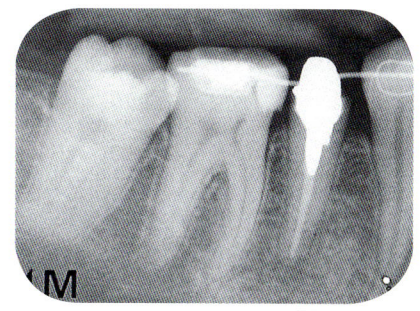

図3f 同エックス線写真．5̱は挺出したので歯槽骨は歯冠側方向に増生し，6̱の近心と4̱の遠心で垂直型骨欠損様にみえる．

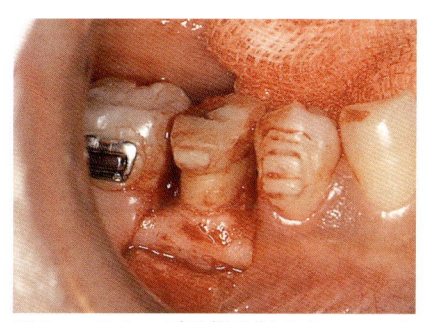

図3g フラップ手術を行うと，エックス線写真でみられたと同じような歯槽骨形態を確認できる．6̱と4̱のPDは正常範囲内であるので，両隣在歯の付着喪失を防止するために最小限の外科的侵襲にとどめるようにする．

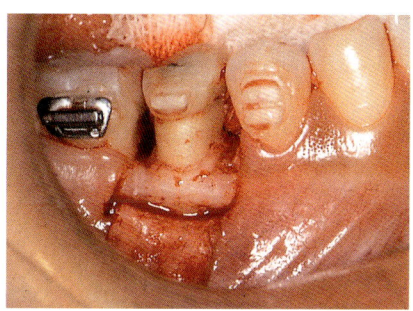

図3h 4̱の遠心および6̱の近心の歯槽骨レベルを基準にNo.4のラウンドバーとチゼルを用いて歯槽骨切除術と歯槽骨整形術を行う．

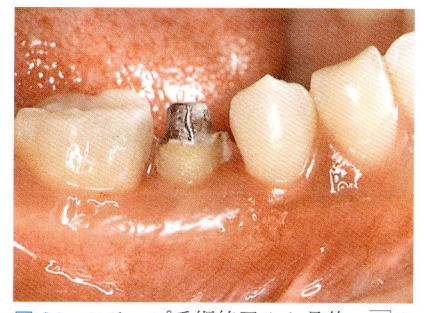

図3i フラップ手術終了1か月後．5̱の歯冠長は十分伸展し，歯肉はすべて健全歯質と接する．歯肉の色調，形態は良好である．

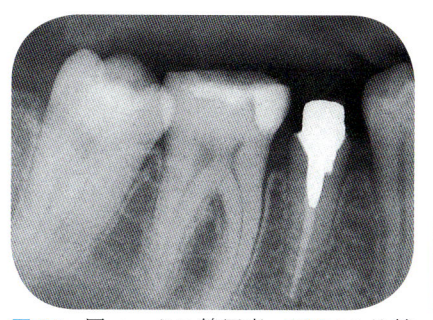

図3j 同エックス線写真．図3fと比較すると，歯周外科手術後の5̱の歯槽骨の位置と形態の変化がわかる．

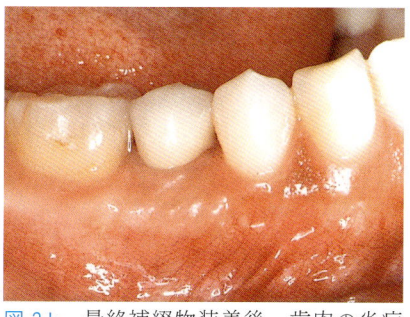

図3k 最終補綴物装着後．歯肉の炎症はコントロールされ，両隣在歯との関係も良好である．

矯正的急速挺出法

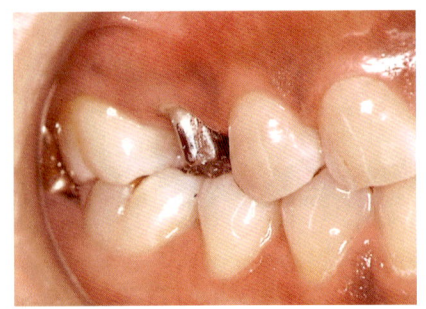

図 4a　5|の陶材焼付鋳造冠が脱落し，キャストコアのマージンが歯肉縁下に位置している．

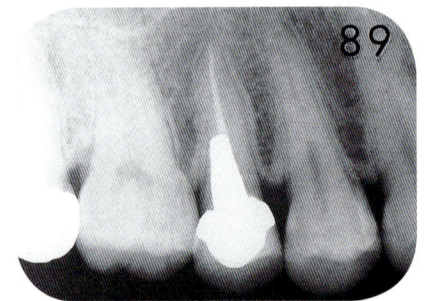

図 4b　5|の脱落前のエックス線写真．キャストコアの位置は不良で，遠心部の歯質は菲薄である．歯槽骨の位置や形態は正常範囲内である．

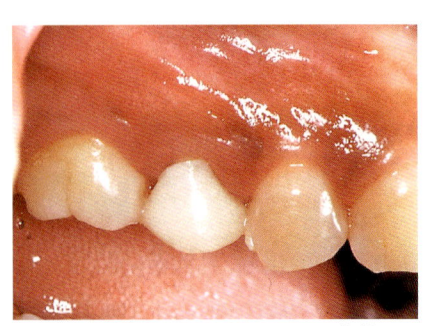

図 4c　テンポラリークラウンを装着し，プラークコントロールを指導．

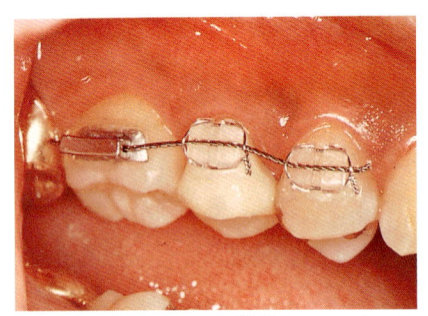

図 4d　ブラケットを装着し，ツイストワイヤーで矯正的急速挺出法開始．

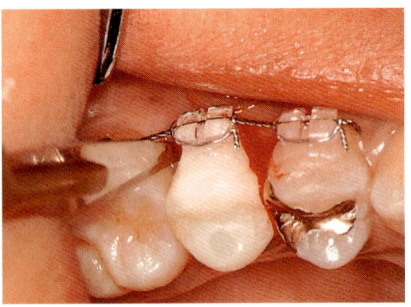

図 4e　局所麻酔下でNo.11のメスを5|の歯肉溝内から歯槽骨に達するまで挿入し，周囲の結合組織を切断する．

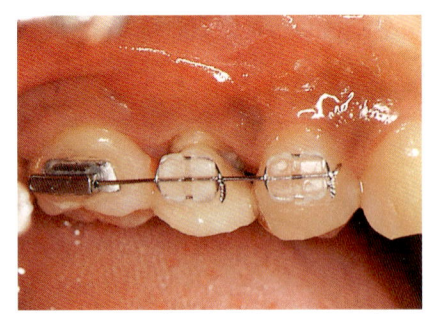

図 4f　矯正的急速挺出後3週目．5|の歯質が歯肉縁上となっているのを確認できる．歯肉辺縁の位置に著変はない．

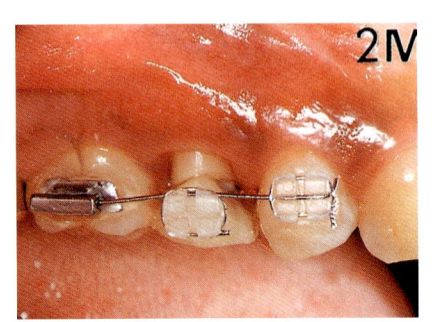

図 4g　矯正的急速挺出法開始から2か月目．歯冠長が伸展し，健全歯質が歯肉縁上となる．

図 4h　支台歯形成前．歯肉の状態は良好で，隣在歯の歯肉とも調和がとれている．PDは1〜2mmである．

図 4i　最終補綴物装着後．両隣在歯とも調和し，審美的である．プラークコントロールおよび咬合関係も良好である．

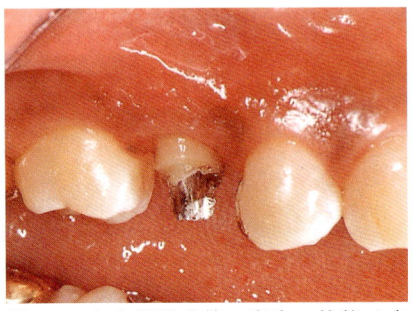

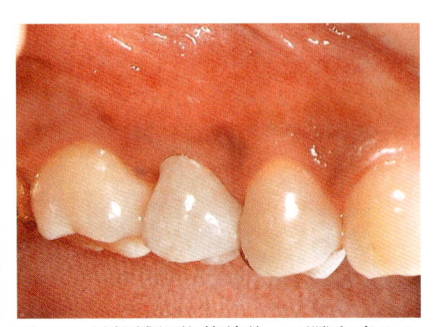

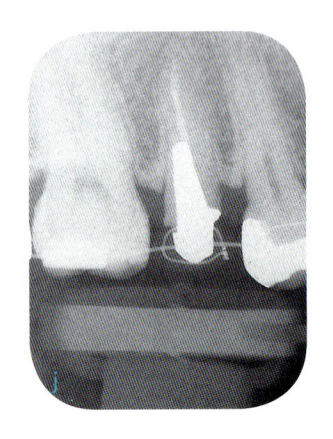

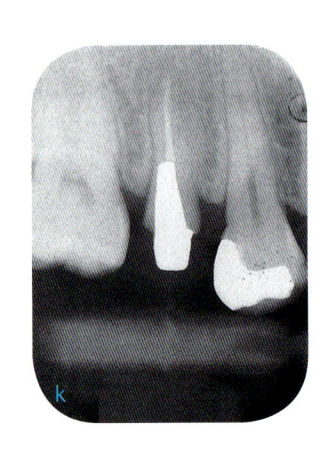

◀図 4j, k　矯正的急速挺出法前(j)と後(k)のエックス線写真の比較．矯正的緩徐挺出法では，術後，歯槽骨の位置と形態に変化が認められたが，本法では歯槽骨の位置と形態に術前後において顕著な差異は認められない．歯のみの歯冠側方向への移動で歯冠長の伸展が可能となる．

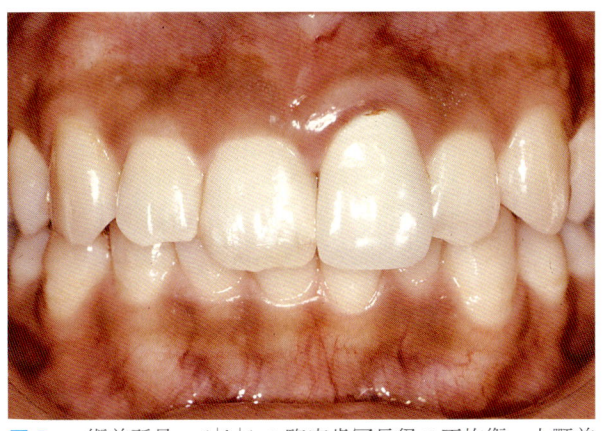

Chapter 7／歯周 - 矯正治療のコラボレーション

図5a　術前所見．1̲と1̲の臨床歯冠長径の不均衡．上顎前歯部の歯頸線のアンバランスが顕著である（症例提供：吉沼直人専任講師／日本大学歯学部歯周病学講座）．

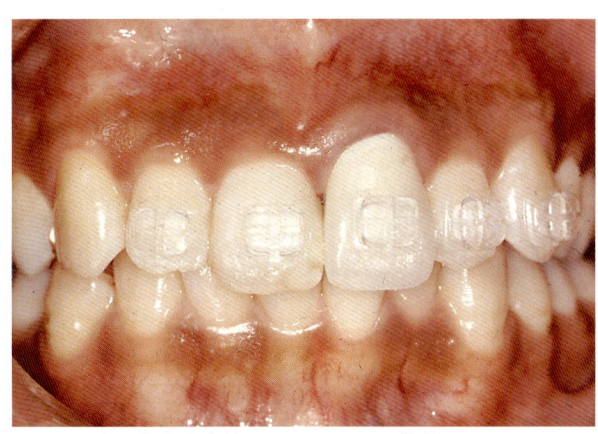

図5b　歯周基本治療後，ブラケットを装着．

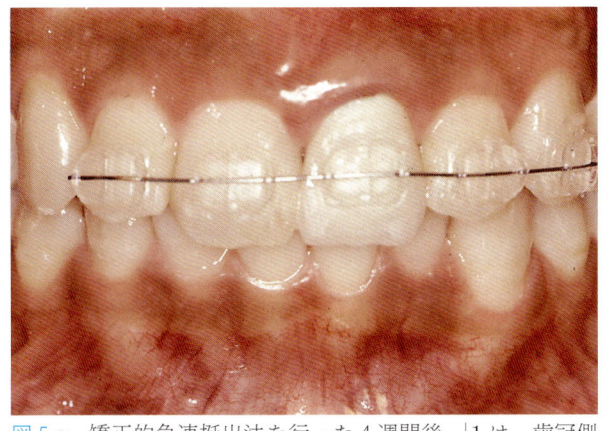

図5c　矯正的急速挺出法を行った4週間後．1̲は，歯冠側方向に伸展し，歯頸線はバランスがとれ審美的となる．

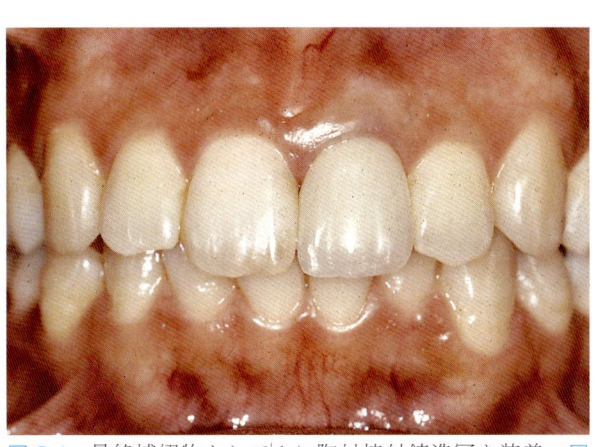

図5d　最終補綴物として1̲に陶材焼付鋳造冠を装着．図5aと比較し，上顎前歯部の調和がとれ，審美的となる．

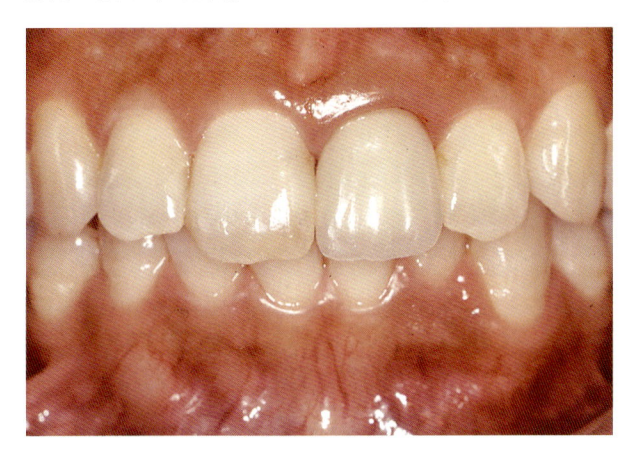

◀図5e　術後2年目．上顎前歯部の歯頸線は良好に維持され審美的である．1̲の後戻りは認められない．

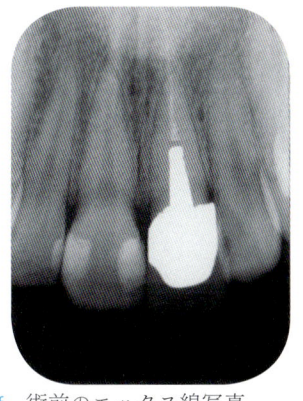

図5f　術前のエックス線写真．

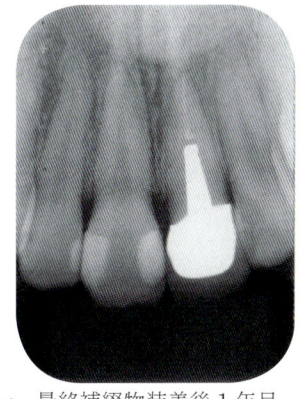

図5g　最終補綴物装着後1年目．

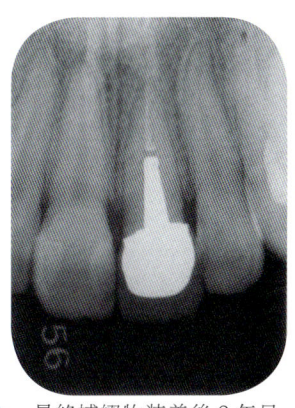

図5h　最終補綴物装着後2年目．1̲の辺縁歯槽骨および歯根周囲に異常所見は認められず，安定した所見を示す．

165

参考文献

1. Ingber JS : Forced eruption. J Periodontol. 1974 ; 45 : 199-206, 1974.
2. 岩田健男, 伊藤公一, 小谷田仁：カラーアトラス審美歯科, 臨床基本テクニック. 東京：クインテッセンス出版, 1994 ; 231-237.
3. 森克栄：一般臨床におけるエクストルージョンの現在. 東京：グノーシス出版, 1987 ; 30-36.
4. Malmgren O, Malmgren B, Frykholm A : Rapid orthodontic extrusion of crown root and cervical root fractured teeth. Endod Dent Traumatol. 1991 ; 7 : 49-54.
5. Addy LD, Durning P, Thomas MB, McLaughlin WS : Orthodontic extrusion : an interdisciplinary approach to patient management. Dent Update. 2009 ; 36 : 212-214, 217-128.
6. Yoshinuma N, Sato S, Makino N, Saito Y, Ito K : Orthodontic extrusion with palatal circumferential supracrestal fibrotomy improves facial gingival symmetry: a repot of two cases. J Oral Sci. 2009 ; 51 : 651-654.

6 歯の長期保存のために

内田　剛也／保田　好隆

歯周治療における矯正歯科治療の活用

歯の病的移動を伴う歯周炎患者の歯列・咬合の改善

　中等度以上に進行した歯周炎患者では，歯の病的移動(pathologic tooth migration；PTM)を30.03〜55.8％の割合で合併する．PTMの主な病因は支持骨量の低下であるが，咬合の多くの因子が関与しており，舌や頬，口唇の軟組織からの力も歯の移動に関与していると考えられている．このような症例では歯周，矯正，補綴を含む包括的治療により咬合機能回復治療が必要となることが少なくない[1]（図1a, b）．

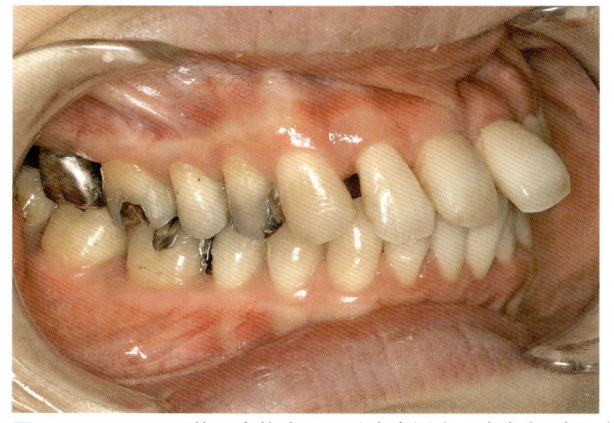

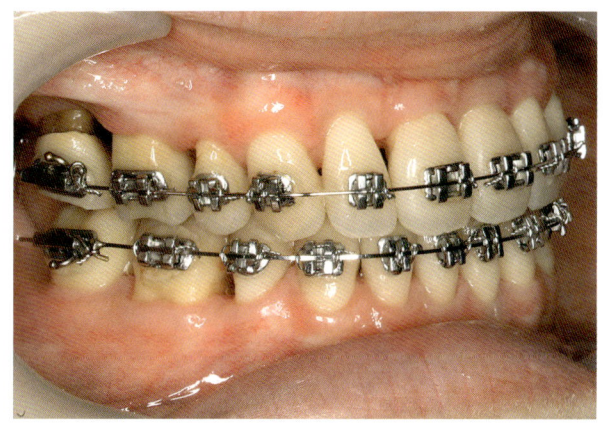

図1a, b　PTMを伴う中等度から重度歯周炎の患者(39歳，女性)の初診時と矯正歯科治療開始3年後の口腔内写真．

　このため選択される補綴装置の種類や，付与すべき歯冠形態を考慮したトップダウントリートメント[※1]の概念に基づいた治療計画が求められる．そして矯正歯科治療を治療計画に組み入れることにより，適切な歯軸，咬合関係，咬合高径，アンテリアガイダンスの付与といった咬合再構成だけではなく，ブリッジのポンティックやインプラント植立のスペースの確保，前歯部歯間乳頭の形態改善，歯頸線の連続性の改善などにより，セルフケアの容易な治療ゴールが可能となる．

※1　トップダウントリートメント
　本来は，インプラント治療に際し，診断用ワックスアップを製作して最終補綴のゴールを設定し，これをもとにインプラントの本数，サイズや埋入のポジション，そのほか必要な処置を含めて治療計画を立案していく方法をいう．
　進行した歯周病患者の治療においては，歯周炎治療に加えて，歯の病的移動や咬合を改善するための矯正歯科治療においてもセットアップモデルを作製し，必要に応じて歯の欠損に対する補綴治療を含めた包括的治療が必要となることも少なくない．したがって，広義では，包括治療のゴールを踏まえた治療計画の立案という意味でも用いられる．

歯列不正の改善と歯肉・歯槽骨の変化

　著しい歯根の近接を伴う叢生や高度に歯軸が傾斜した歯では，プラークコントロールが困難となり，歯周組織の炎症が生じる場合も少なくない．これら位置異常のある歯では，早期接触や咬頭干渉の外傷性咬合を受けやすい環境にもあり，歯周炎に咬合性外傷を合併し重度の歯周炎を生じていることもある．このように歯列不正は，歯周病の修飾因子のひとつとなっている．したがって炎症の改善を目的とした歯周治療に加え，咬合の安定を目的とした矯正歯科治療や，咬合調整は不可欠である．また歯列から逸脱した歯を歯槽堤のよりよいポジションに配置することで，歯と歯周組織を良好な関係に改善することは，治療後のメインテナンスの観点からも有効である[2]．

　歯列不正は，歯槽堤に対して歯列が収まりきらないために生じることが多い．小児の矯正歯科治療の場合には，顎骨の成長を期待することもできる．しかし成長完了後に行われる成人の矯正歯科治療では，歯槽堤の拡大があまり多くを見込めない．限られたスペースに歯を配置するため，便宜抜歯が必要となることも少なくない．仮にアーチレングス・ディスクレパンシィーの環境下，非抜歯で矯正歯科治療が行われた場合には，上下顎前突の治療ゴールとなり，顔貌における審美的な問題を生じることにもなる．また歯が歯槽堤に対して唇・頬側に配置されることにより，歯肉および歯槽骨が薄い状態，歯周組織のバイオタイプが Maynard[3] の分類で Type 4 となり，歯肉退縮が生じやすい環境となる(図2a, b)．

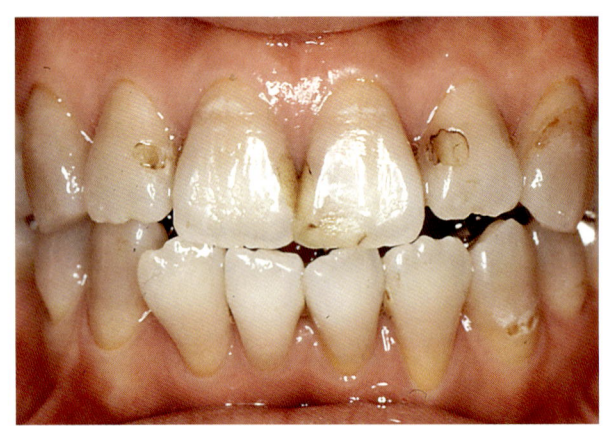

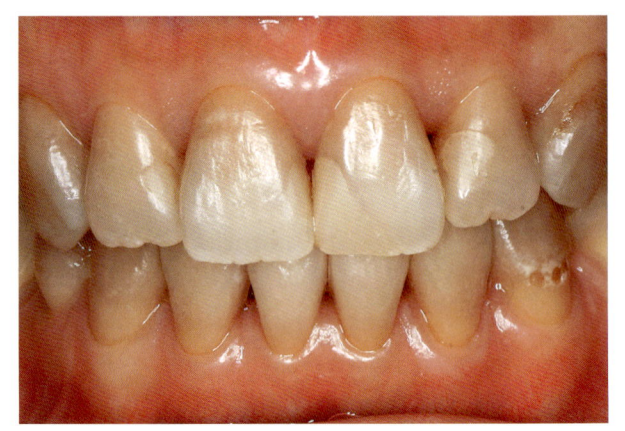

図2a, b　歯槽堤から唇側転位していた|2 の歯肉退縮は，|2 を歯槽堤の適切な位置に配置することで改善されている．

ブラックトライアングルへの対応としての歯肉歯槽粘膜療法

　歯肉歯槽粘膜療法(mucogingival therapy)の目標のひとつに，歯間乳頭の形態改善がある．歯肉歯槽粘膜療法は「軟組織とその下部にある骨の形態や位置，さらに量の欠損を外科的，あるいは非外科的に修正すること」と定義される[4]．その目標(表1)を達成するために，歯周形成手術や矯正歯科治療，補綴治療を単独，あるいは組み合わせた包括的治療が行われる．歯肉歯槽粘膜療法による歯間乳頭の形態改善は，非外科的手法と外科的手法がある．非外科的手法には，歯の矯正移動(矯正歯科治療)による方法と，歯冠形態修正する方法(補綴治療)が含まれる[5](表2)．

表1　歯肉歯槽粘膜療法の目標.

歯肉の増大
根面被覆
歯槽堤の形態改善
異常に付着した小帯の切除
抜歯後の歯槽堤の保存
臨床歯冠長の延長
咀嚼に適した粘膜を有する臨床歯冠の露出
歯間乳頭の形態改善

表2　歯肉歯槽粘膜療法による歯間乳頭の形成法.

歯の矯正移動による方法
　①歯間離開の閉鎖
　②歯軸の遠心傾斜による歯根の近接
　③歯冠隣接面エナメル質削合後の歯根近接
歯冠形態修正による方法
　①隣接面へのコンポジットレジン充填
　②ハーフ・ポンティック
　③ロングコンタクトを付与した補綴物の装着
歯周外科の治療応用
　①歯肉弁歯冠側移動術(セミルナ・テクニック)
　②歯間スペース下歯肉への結合組織移植(骨移植との併用)
上記のコンビネーション

　症例1〜3は，異なる原因により生じたブラックトライアングルに対して，歯周治療後に矯正歯科治療と補綴治療で歯間乳頭の形態改善を行ったものである．Nordland[6]の歯間乳頭部歯肉の退縮の分類(図3)によれば，症例1はClass I，症例2はClass II，症例3はClass IIIであった．それぞれの症例におけるブラックトライアングルの原因は，もともとのスペースドアーチ(症例1／図4a〜d)，歯周疾患によるフレアーアウト(症例2／図5a〜d)，歯周外科治療後の歯肉退縮(症例3／図6a〜d)であった．

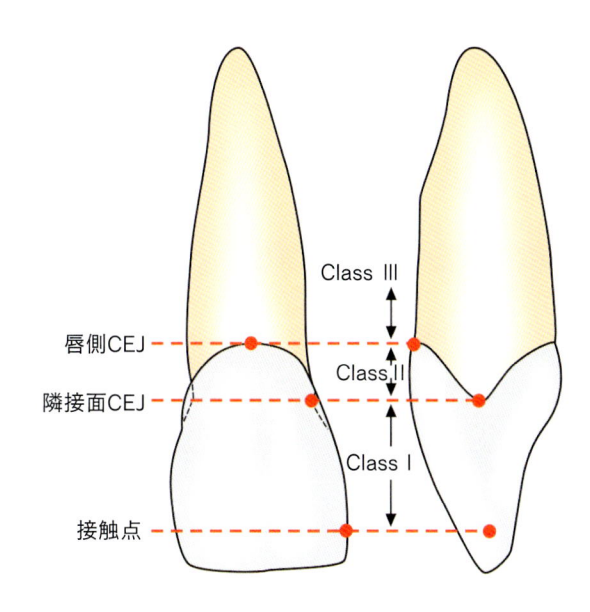

図3　歯間乳頭退縮の分類[6].

症例1

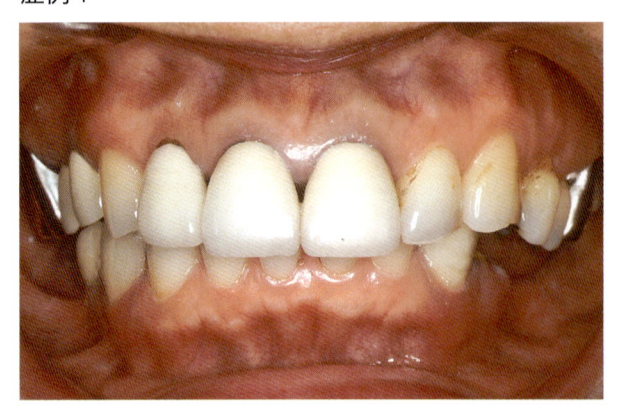

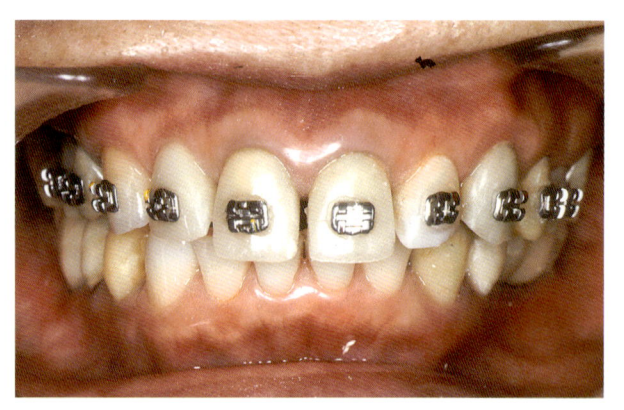

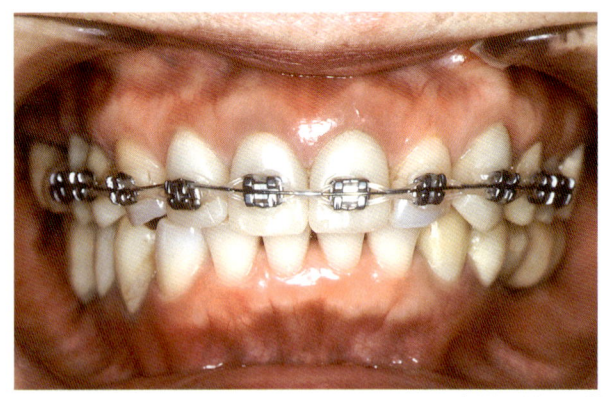

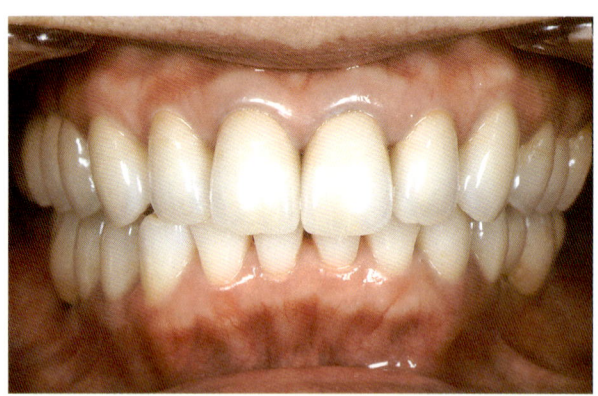

図4 a〜d もともとのスペースド・アーチ，歯間乳頭の退縮分類で Class Ⅰ．
　初診時，上顎前歯部には不適合補綴物が装着されており，最終補綴物の形態をイメージしたプロビジョナルレストレーションを装着し，矯正歯科治療により歯根の近接を行い歯間乳頭を再建した．

症例2

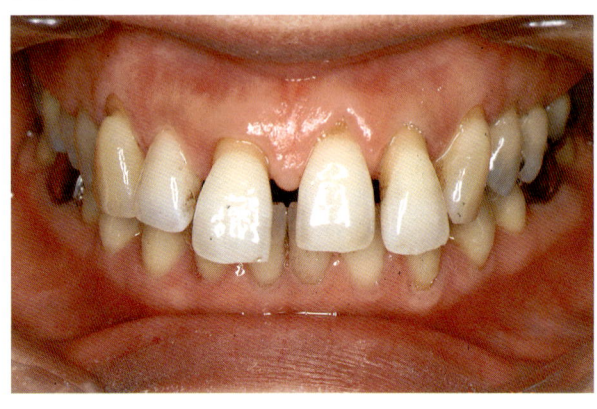

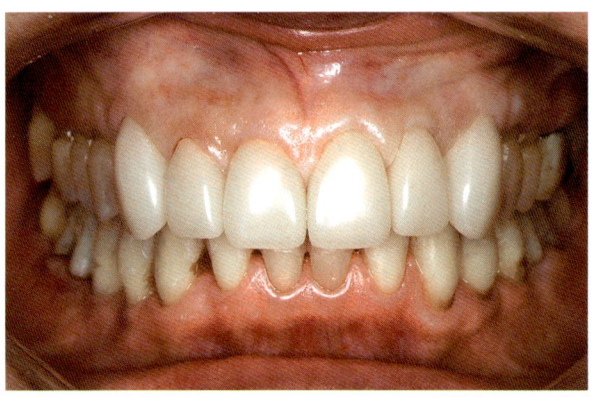

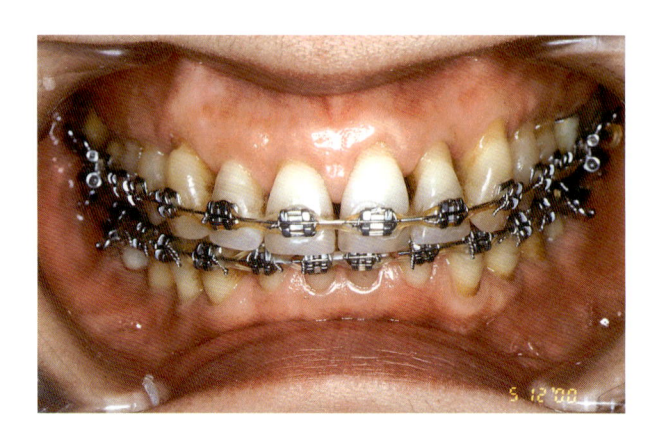

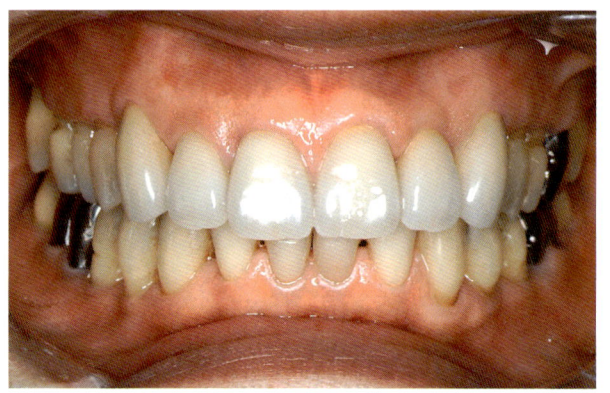

図5 a〜d 歯周病によるフレアーアウト，歯間乳頭の退縮分類で Class Ⅱ．
　天然歯の状態で矯正歯科治療を開始．アーチの改善後にブラケットポジションを変更し，矯正的挺出にて歯槽骨頂の連続性を改善したが，矯正歯科治療のみでは歯間乳頭は再建できなかった．

症例3

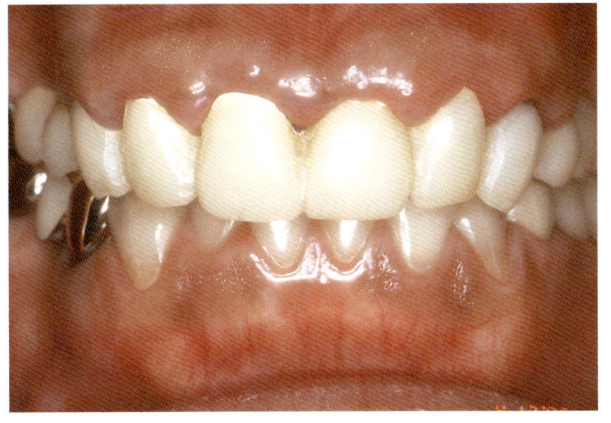

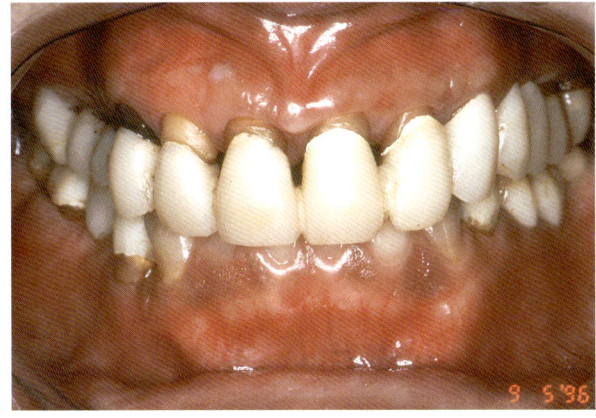

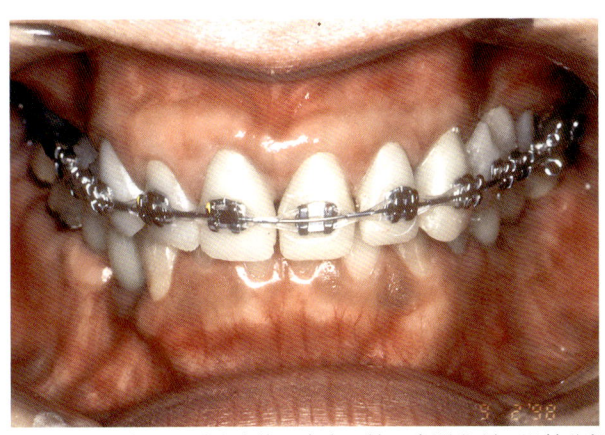

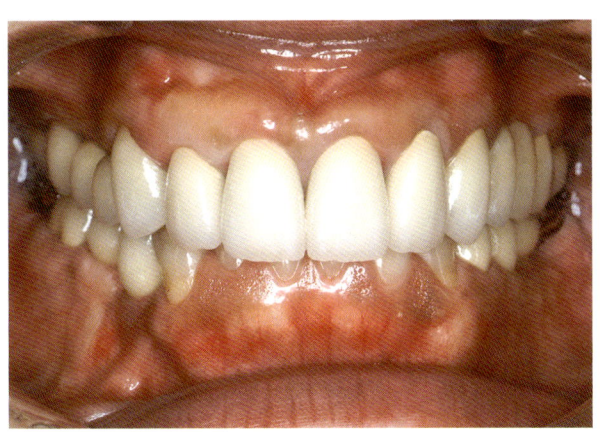

図6 a〜d　歯周外科治療後の歯肉退縮，歯間乳頭の退縮分類でClass Ⅲ．
　歯周外科治療後3か月経過時より，最終補綴物の形態と同等のプロビジョナルレストレーションを装着した後に矯正歯科治療を開始した．上顎前歯部の歯根近接により歯間乳頭を再建した．

　いずれの症例にも，歯周基本治療と歯周外科治療（症例1，2は臼歯部のみ）を行い，歯周組織の炎症のコントロールと臼歯部咬合支持を確立した．その後，Salamaら[7]の報告にある隣接する天然歯間の水平的距離の限界は1mmであり，このときの歯間乳頭の垂直的な高さが4.5〜5.0mmであることに基づき，矯正歯科治療により前歯部歯根間の水平的距離を約1mmまで近接させ，歯間乳頭の形態改善を行い，ブラックトライアングルを解消した．
　症例1と3では，上顎前歯部の不適合補綴物を除去し，プロビジョナルレストレーションを装着し，矯正歯科治療を開始した．症例2のみ天然歯の形態を調整せずに矯正歯科治療を行ったため，ブラックトライアングルの完全な解消とはならなかった．
　この原因として天然歯の歯冠形態がテーパーであったことが考えられる．Tarnowら[8]によれば「歯間乳頭が鼓形空隙を満たしている症例の100％が，コンタクトポイントから歯槽骨頂までの距離が5mm以下である」と報告している．したがってテーパーの強い歯冠形態の歯では，隣接面形態の調整を行った後に矯正歯科治療を行うことにより，ブラックトライアングルの解消は可能となる[9]（図7 a, b）．

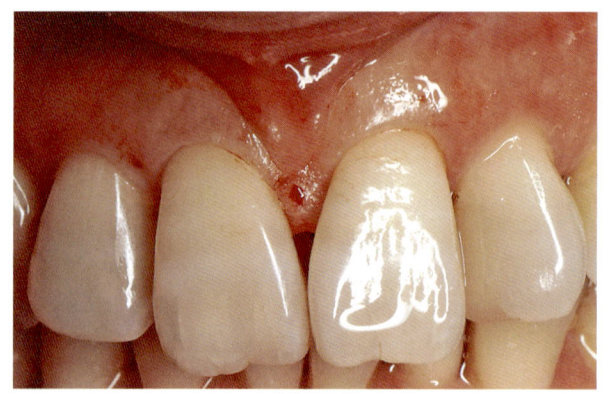

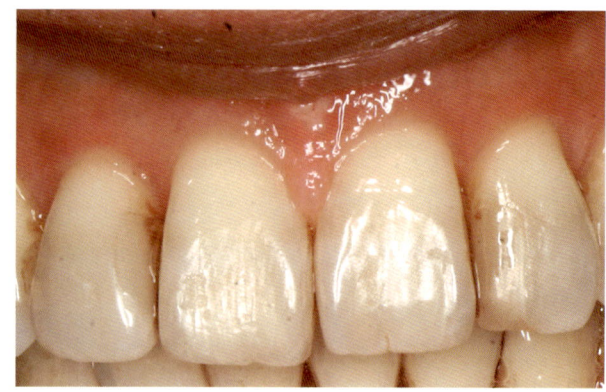

図7a, b　テーパーの強い歯冠形態の歯では，隣接面形態をエナメル質の範囲で削合調整した後，矯正歯科治療により歯根近接を行うことでブラックトライアングルの解消は可能となる．

矯正歯科治療による歯周組織のリモデリング

　　ヘミセプター状骨欠損（1ないし2壁性骨欠損）は，傾斜や挺出をしている歯に認められることが少なくない．これらの骨欠損は，歯周治療後に適切な矯正歯科治療を行うことで改善が可能であると考えられている．最近の研究では，「矯正力が歯に加わると，歯の牽引側では歯根膜細胞の増殖やBMP-4（骨形成タンパク）の増加が骨芽細胞の活性化を促し，層板骨の添加が生じる」と報告されている[10]．

　　また，重度の垂直性骨吸収と深い骨縁下ポケットが存在する歯に対して，歯根を残存歯槽骨に接近させることにより骨欠損を縮小させ，矯正移動により活性化された骨芽細胞が病変部を修復した動物実験[11]や症例報告[12]，病的な挺出により支持骨量の減少した上顎前歯に対して，歯周外科治療後の比較的早期に（7～10日後）適正な矯正力（40g前後）で圧下を開始することで支持骨量と付着の回復ができたという報告もある[13-15]．この観点から，矯正歯科治療を単に歯の移動の手段として用いるのではなく，歯周組織の環境改善の手段として活用していくことは有効であると考えている．

歯周炎患者のブラケットポジション

　　中等度以上に進行した慢性歯周炎の治療に矯正歯科治療を活用する場合，ブラケットポジションに注意を払う必要性がある．歯周炎の治療後の歯槽骨頂はイレギュラーになっており，歯槽骨頂を平坦化することも歯周治療に矯正歯科治療を活用する大きな目的のひとつである．そのためブラケットポジションは，切縁や頰側咬頭頂からの距離から決定するのではなく，歯頸線やエックス線上での歯槽骨頂の位置を参考にして決定される必要がある（図8～10）．

　　以上の内容が考慮された治療が歯周病専門医と矯正歯科医により行われることにより，機能的にも審美的にも充実した口腔機能回復治療が達成できる．このことは治療後のメインテナンスにおいてセルフケアの容易な口腔環境をつくり，健全な歯周組織の長期維持と歯の長期保存に寄与するものである[16]．

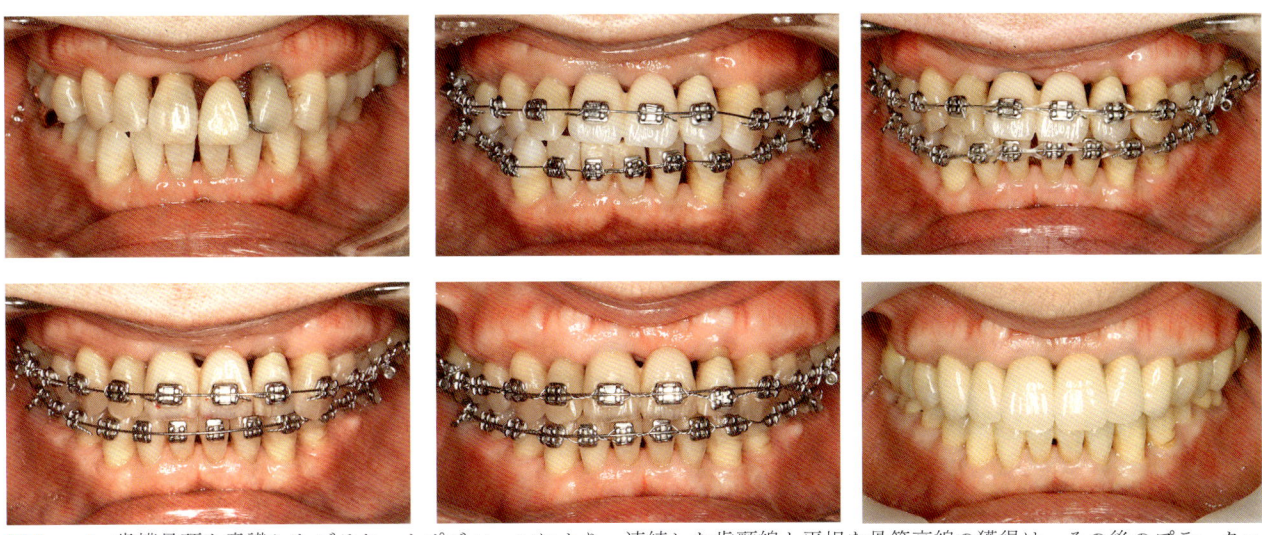

Chapter 7／歯周 - 矯正治療のコラボレーション

図8 a〜f　歯槽骨頂を意識したブラケットポジションにより，連続した歯頸線と平坦な骨等高線の獲得は，その後のプラークコントロールが容易となる環境形成には重要なポイントである．また歯周外科治療後の治癒は長い接合上皮となっており，歯のみが先行して挺出することになるので，歯肉の歯頸線とエックス線写真を併せて参考にする必要がある．歯および歯周組織の挺出と併せて咬合調整を行い，ブラケットポジションの変更を行うこともある．本症例では|2の挺出にあたり，隣在歯に強い圧下の力が加わることを懸念し，本来のポジションより1mm根尖側にブラケットを装着し，挺出後スロットからウイング部へワイヤーを移動し挺出後，さらに1mm根尖側にリブラケットの行程を2回繰り返し，4mmの歯の移動を行った．

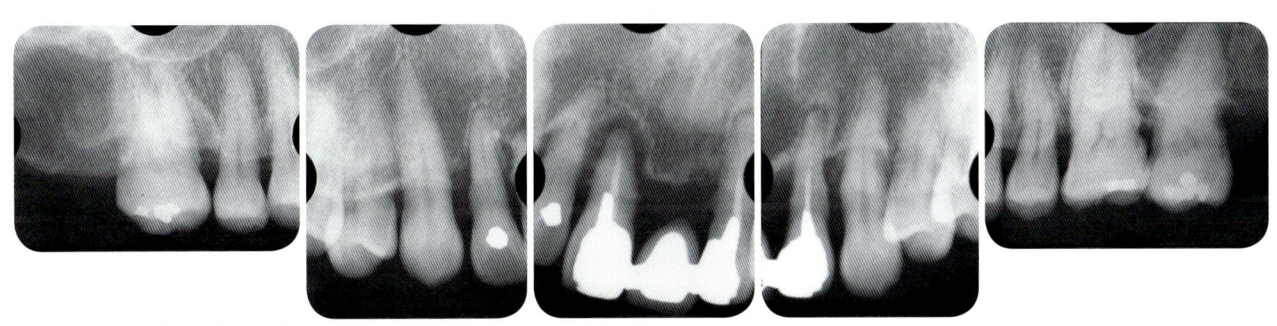

図9 a　初診時（2008年6月）のエックス線写真．

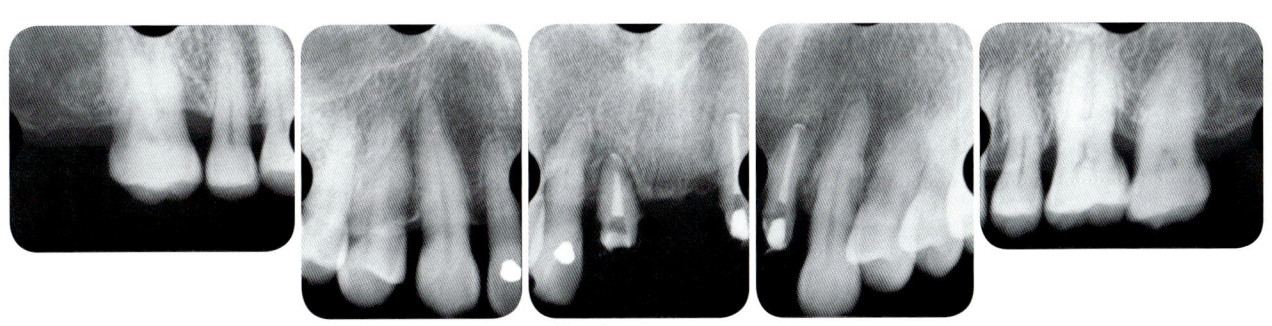

図9 b　矯正歯科治療開始直前（2009年11月）のエックス線写真．

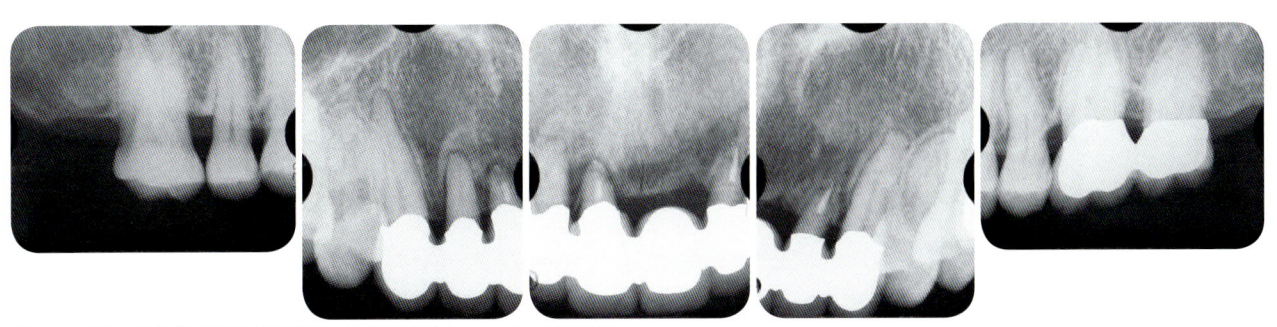

図9 c　矯正歯科治療開始直前（2011年8月）のエックス線写真．

173

参考文献

1. Brunsvold M : Pathologic tooth migration. J Periodontol. 2005 ; 76(6) : 859-866.
2. 内田剛也, 吉田拓志, 伊藤公一：包括的治療による上顎前歯部歯間乳頭の再建, 審美性と機能性の改善；症例報告. 日歯周誌. 2003；45, 142-149.
3. Maynard JG Jr, Wilson RD ; Physiologic dimensions of the periodontium significant to the restorative dentist. J Periodontol. 1979 ; 50(4) : 170-174.
4. Consensus report onmucogingival therapy. Ann Periodontol. 1996 ; 1 : 702-706.
5. 申基喆：歯肉歯槽粘膜療法による歯間乳頭の形成. 日本歯科評論. 2003；63(12)：59-67.
6. Nordland WP, Tarnow D ; A classification system for loss of papillary hight. J Periodontol. 1994 ; 69(10) : 1124-1126.
7. Salama H, Garber D, Salame M ; Interproximal vertical soft tissue demension adjacent to implant surface, teeth and pon tics of optimized sites in the maxillary anterior rejion : 4-year follow-up. 2002 AAP Lecture Critical factors in implant esthetics.
8. Tarnow DP, Magner AW, Fletcher P : Effect of the distance from the contact point to the crest of bone on the presence or absence of the interproximal dental papilla. J. Periodontol. 1992 ; 63(12) : 995-996.
9. 内田剛也, 小堀智子, 大塚恭子, 吉田拓志, 柏木恒毅, 高橋健：包括的治療による上顎前歯部歯間乳頭の再建. 矯正治療の活用を中心に. 日本歯科評論. 2003；63(12)：87-94.
10. 浜野弘規, 林治幸, 村松敬, 丸森英史, 下野正基：シリーズ 臨床実感を検証する, 移植前処置としてのエクストルージョン, 移植歯の治癒過程と歯根膜の役割. 歯界展望, 2006；108(3)：469-496.
11. Polson A, Caton J, Polson AP, Nyman S, Novak J, Reed B : Periodontal respons after tooth movement into intrabony defects. J Periodontol. 1984 ; 55(4) : 197-202.
12. Nevins M, Wise RJ : The use of orthodontic therapy to alter infrabony pockets Part II. Int J Periodontics Restorative Dent. 1990 ; 10(3) : 199-207.
13. Steffensen B, Storey AT : Orthodontic intrusive forces in the treatment of periodontally compromised incisors : A case report. Int J Periodontics Restorative Dent. 1993 ; 13 : 433-441.
14. Re S, Corrente G, Abundo R, Cadaropli D : Orthodontic treatment in periodontically compromise patients : 12-year report. Int J Periodontics Restorative Dent. 2000 ; 20(1) : 31-39.
15. Re S, Corrente G, Abundo R, Cadaropli D : The use of orthodontic intrusive movement to reduce infrabony pocket in adult periodontal patient : A case report. Int J Periodontics Restorative Dent. 2002 ; 22(4) : 365-371.
16. 内田剛也, 前多啓博, 柏木恒毅, 加部晶也, 亀ヶ谷優里, 高島美佐代, 鈴木温子：健全な歯周組織を長期に維持するために何を行うべきか, 矯正治療を応用した歯周環境改善の取り組みから. 歯界展望. 2009；113(5)：142-149.

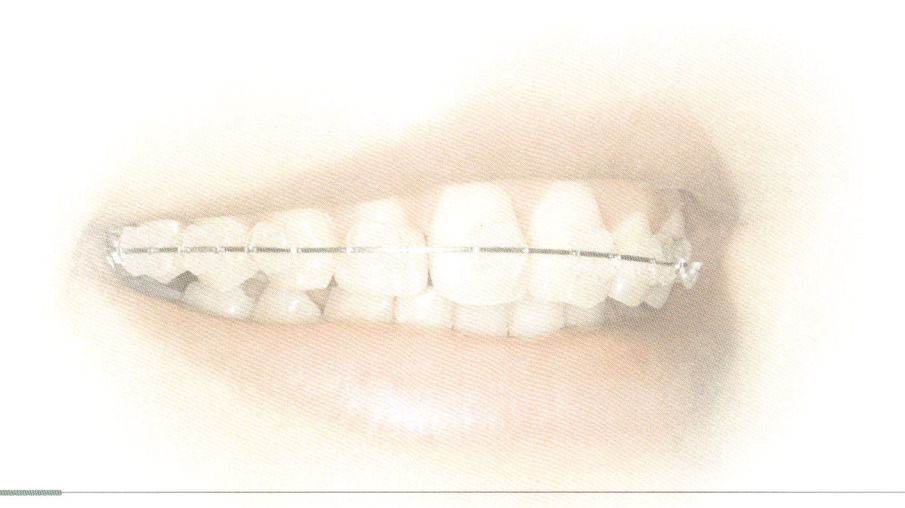

Chapter 8 思いがけない結果がでたら

1 歯肉が下がった

伊藤　公一

矯正歯科治療と歯肉退縮

　矯正歯科治療中あるいは治療後に，歯肉退縮がしばしば起こることが報告されている[1]．歯肉退縮は，辺縁歯肉の位置がCEJより根尖側方向に移動し，歯根表面が露出した状態と定義されている．歯根表面が露出すると，審美障害，歯根面う蝕，摩耗，象牙質知覚過敏が生じることが多い[2]．

　矯正歯科治療中あるいは治療後に歯肉退縮が起こる原因として，矯正装置周囲に停滞するプラーク，解剖学的な問題として歯および歯周組織の唇(頬)舌幅が狭い症例や不適切な矯正歯科治療などが考えられている(表1)．したがって，歯肉退縮が矯正歯科治療中や治療後に生じた場合は，歯肉退縮の原因を十分精査し，その原因除去ならびに歯周形成手術を含む適切な歯周治療を選択することが重要となる．

表1　歯肉退縮の原因．

・プラーク	・小帯／筋の付着位置異常
・歯列における歯の位置	・付着・角化歯肉幅の喪失
・不正なブラッシング	・舌圧迫癖
・外傷性咬合	

　唇側に生じた歯肉退縮は，通常，歯槽骨の裂開を伴っており，歯槽骨の裂開の大きさと歯肉退縮との間には正の相関がある．歯が歯槽突起から萌出する位置によって，歯の周囲に形成される歯肉量は影響される．歯が歯肉歯槽粘膜境近くに萌出すると，唇側歯肉幅は狭小となったり，完全に欠如することもある．一般的に唇側歯肉幅は，歯列の発育に伴い，適切なプラークコントロールが維持されていれば，歯肉幅は徐々に増加する．また歯肉の炎症によって生じた歯肉幅の減少，いいかえれば歯肉退縮は，炎症の改善とともに歯肉幅は増大し，それに伴って歯肉退縮も改善する傾向を示すことも少なくない[3](図1，2)．

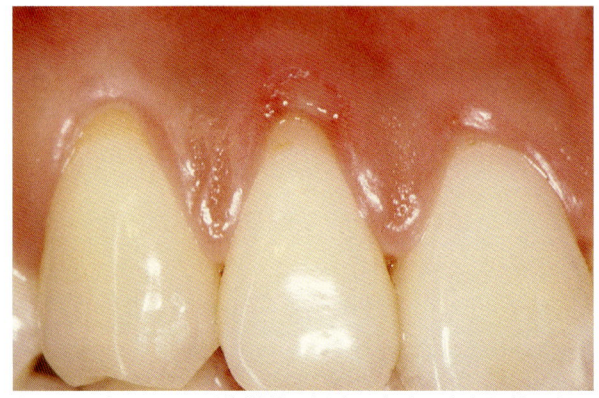

図1a　ブラッシング指導前，軽度の炎症と歯肉退縮が認められる．

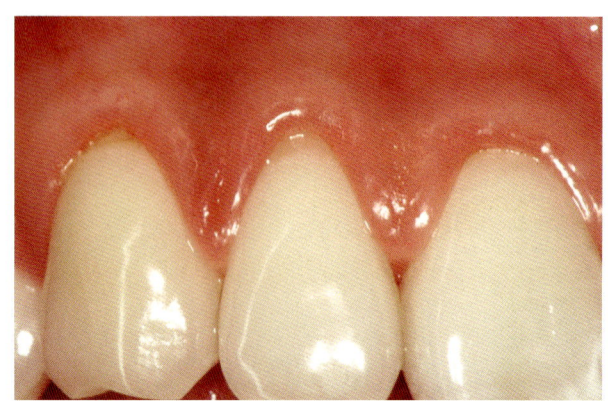

図1b　ブラッシング指導後，歯肉の炎症改善に伴い，歯肉辺縁の歯冠側移動を認める．

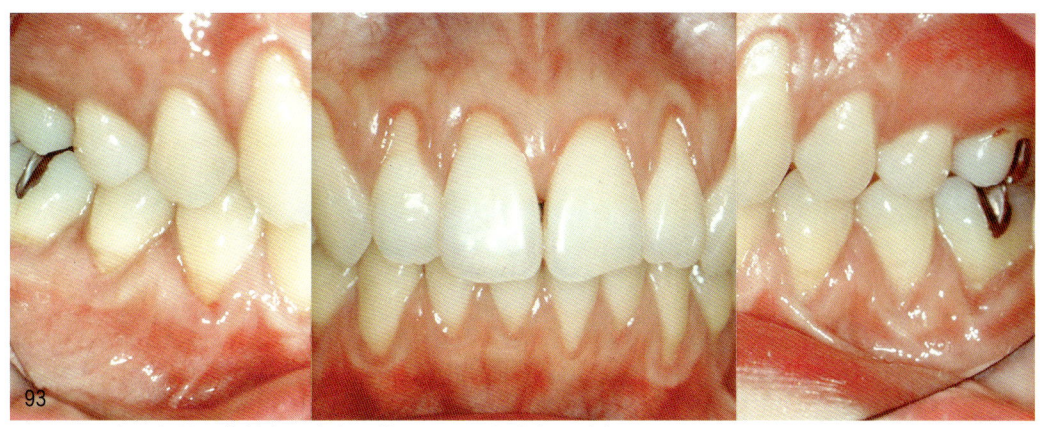

図2a　28歳，女性．多数歯の歯肉退縮を主訴に来院(1993年)．

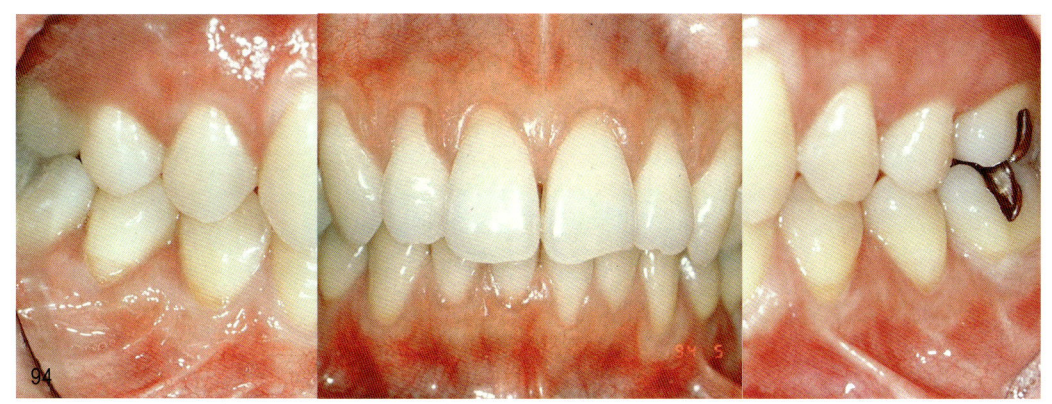

図2b　歯周基本治療後，非外科的歯周治療を選択．SRPを主体に3〜4か月ごとにメインテナンス．歯肉の炎症が消退するにつれ，辺縁歯肉の歯冠側移動が認められる(1994年)．

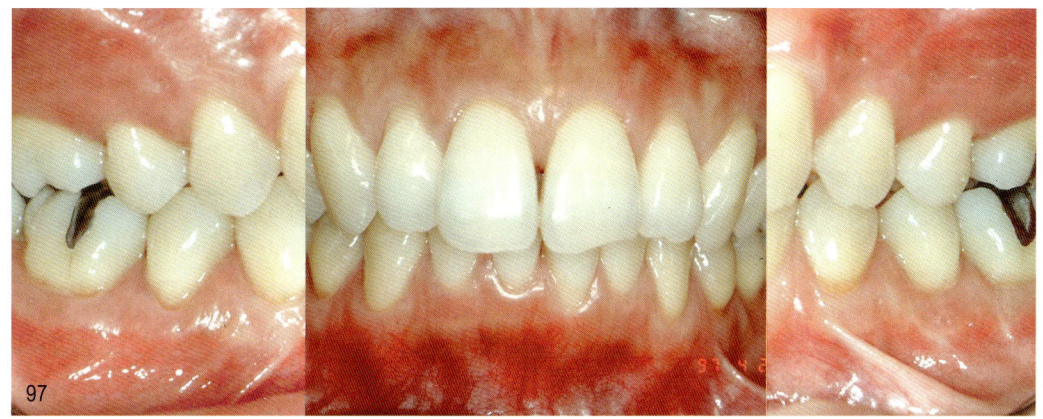

図2c　歯冠側移動は，さらに持続し，歯周形成手術なしで多数歯の歯根面被覆が歯周形成手術なしで完遂した(1997年)．

露出歯根面被覆

　一般的に，露出歯根面を被覆するための治療法とその功罪について患者に対して十分ICすることが肝要である(表2)．歯肉退縮の状態や環境によって露出歯根面の被覆の程度も異なるので症例を分析し，適切な歯周形成手術を選択する必要がある[4](図3，表3)．歯の顕著な位置異常が原因で生じた歯肉退縮のある部位や歯肉の薄い部位においては，矯正歯科治療前に歯肉幅を増加させる歯周形成手術は不要であるという考えがある[5]．もし，不幸にして矯正歯科治療後に歯肉退縮が生じた場合では，矯正歯科治療前よりも後に歯周形成手術を行う方が露出歯根面被覆の予知性が高い(図4〜6)．

表2 露出歯根面被覆の功罪．

- 患者が望んでいるのか
- 治療が本当に必要なのか
- 治療効果はどれくらい持続するのか
- 治療によって隣接組織を損傷しないか
- 審美とは何か
- 治療部位は外観に触れるのか
- 外科的侵襲，治療時間，費用は結果に見合うのか
- 生物学的に安全で予知性があるテクニックはどれか

1級
歯肉退縮はMGJの範囲内であり，かつ両側歯間部に付着喪失や歯槽骨吸収がみられない場合．根面被覆は100％期待できる．

2級
歯肉退縮はMGJを越えているが，両側歯間部に付着喪失や歯槽骨吸収がみられない場合．根面被覆は100％期待できる．

3級
歯肉退縮がMGJを越えており，かつ両側歯間部に付着喪失や歯槽骨吸収があり，歯列不正などもみられる場合．根面被覆は10％期待できる．

4級
歯肉退縮がMGJを越えており，両側歯間部に著しい付着喪失，歯槽骨吸収，歯列不正がある場合．根面被覆は期待できない．

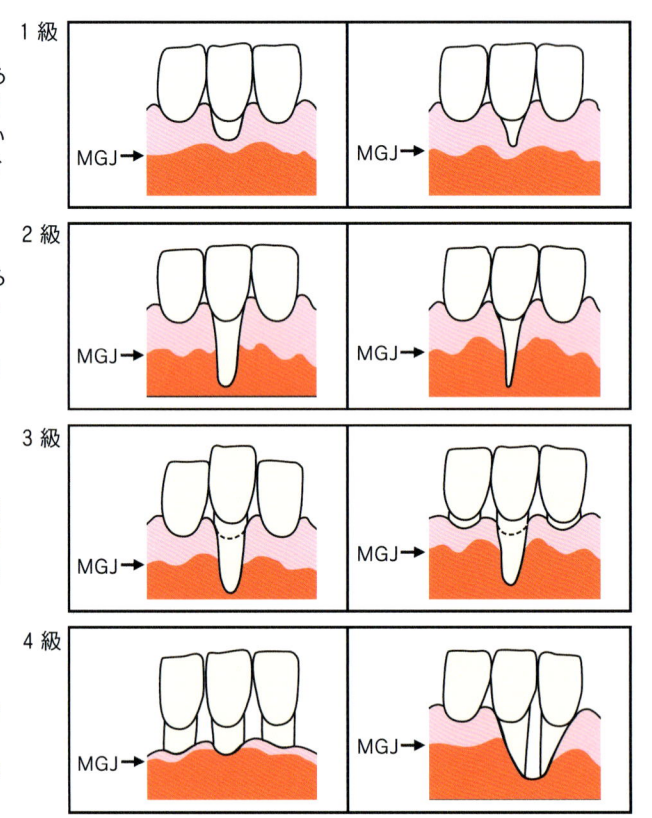

図3 歯肉退縮の分類と歯根面被覆の予知性[4]．

表3 露出歯根面被覆法．

有茎歯肉
 歯肉弁側方移動術
 歯肉弁歯冠側移動術
 二重歯間乳頭移動術
 半月状歯肉弁移動術

遊離歯肉/結合組織（上皮付結合組織を含む）
 遊離歯肉移植術（1回法）
 遊離歯肉移植術＋歯肉弁歯冠側移動術（2回法）
 結合組織移植術＋歯肉弁側方移動術
 結合組織移植術＋二重歯間乳頭移動術
 結合組織移植術＋歯肉弁歯冠側移動術
 結合組織移植術＋エンベロップ法

組織再生誘導法

エナメルマトリックスタンパク質応用法

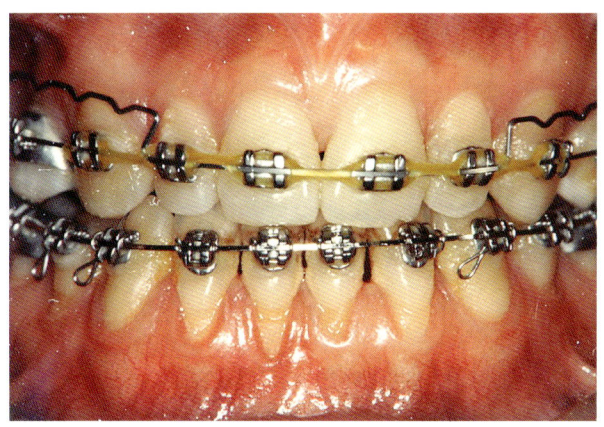

Chapter 8／思いがけない結果がでたら

図4a　26歳，男性．矯正歯科医から下顎前歯部唇側の歯肉退縮の処置依頼．下顎前歯部のPDは1～2mmであるが，3～4mmの歯肉退縮を認める．また歯肉に軽度の炎症を認める．

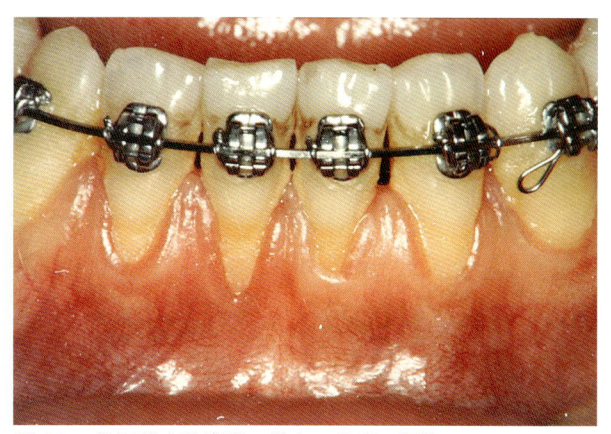

図4b　歯周基本治療後．歯肉の炎症は軽快している．

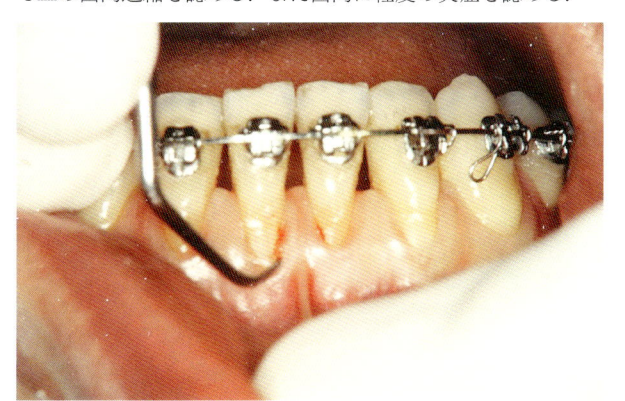

図4c　露出歯根面に対して十分なSRPを行う．

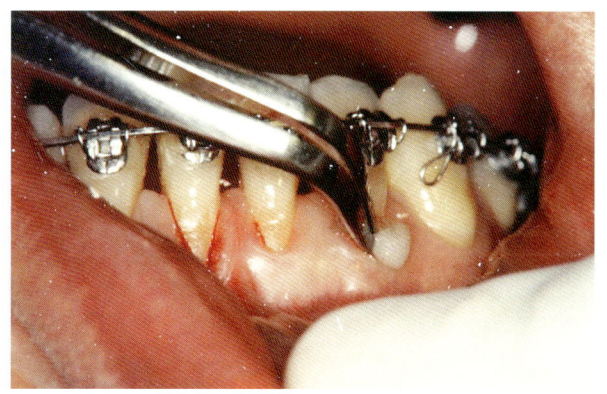

図4d　SRP後，1％クエン酸を小綿球に浸し，3分間化学的歯根面処理を行う．小綿球は30秒ごとに交換する．

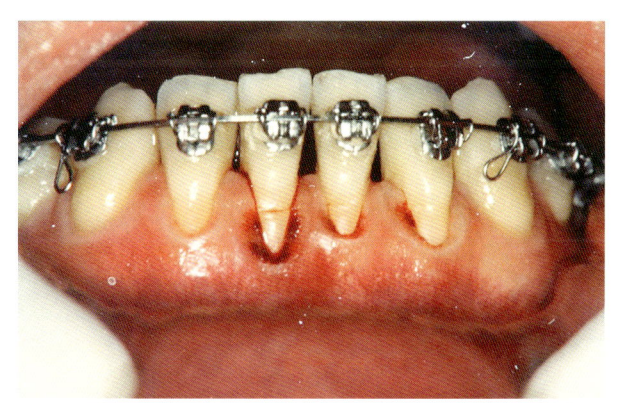

図4e　化学的歯根面処理完了．歯肉に軽度の化学的火傷が認められる．これによって，浅いポケットは消失する．

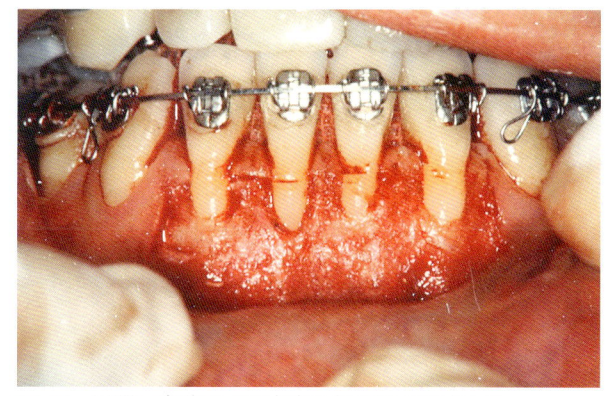

図4f　浸潤麻酔下で受容床を部分層で形成する．

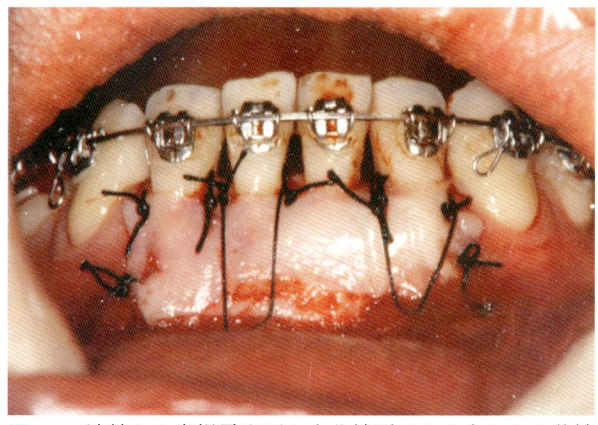

図4g　連続した歯根露出面を十分被覆できる大きさの移植片（厚さ1～2mm程度）を上顎口蓋側から採取し，受容床に適合し，4-0絹糸で縫合する．

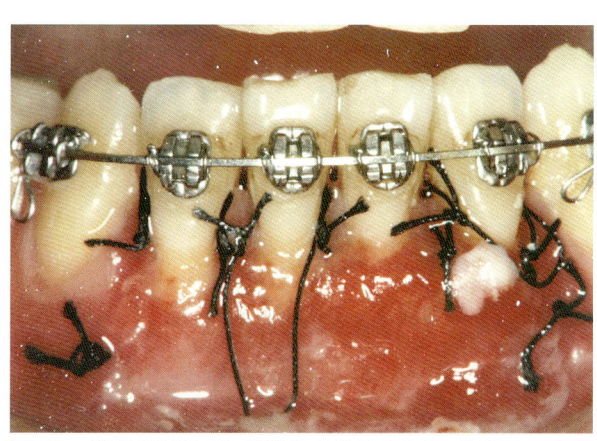

図4h　遊離歯肉移植1週間後の所見である．移植片の上皮の一部は落屑しているが治癒は正常範囲内である．

179

1　歯肉が下がった

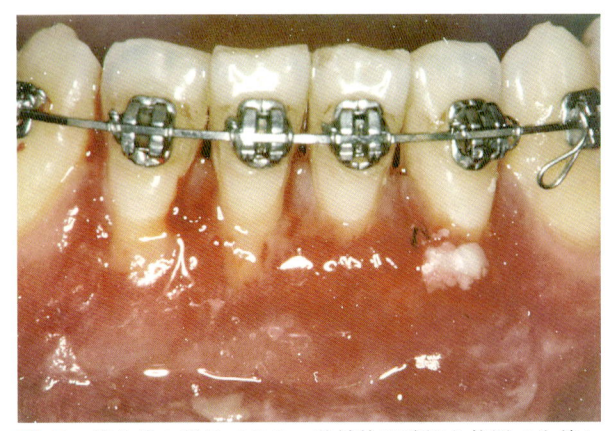

図4i　抜糸後の所見である．移植片は適切な位置で生着している．

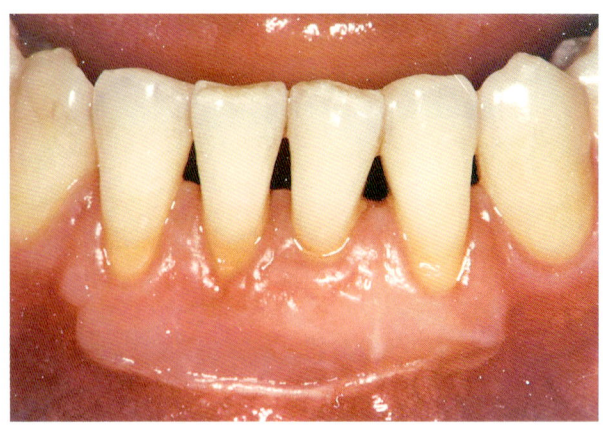

図4j　術後3か月目の所見である．移植片は生着しているが歯肉辺縁は退縮し，歯根露出が散見される．

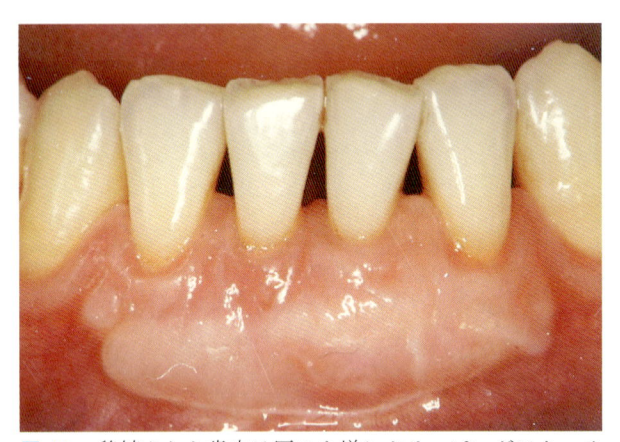

図4k　移植された歯肉は厚みを増しクリーピングアタッチメントが生じ，露出歯根面はほぼ100％被覆されている．しかし，歯間腔はやや拡大している．

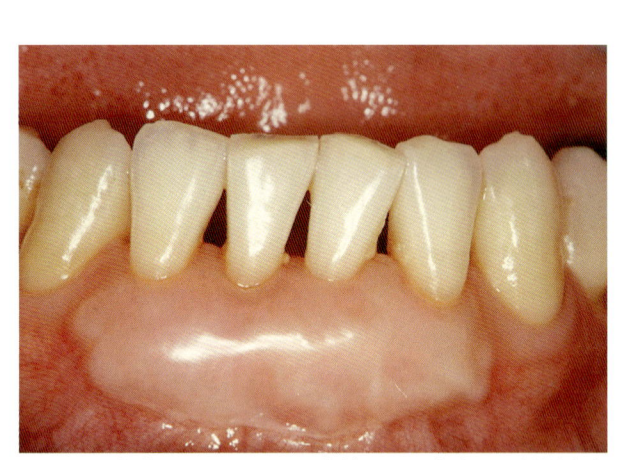

図4l　9年後の所見である．移植された歯肉は，周囲歯肉と色調を異にしているが，歯肉辺縁の位置は6年前と変化はない．ただ，2|,1|および|1の歯軸が左側に傾斜してきていることから咬合の精査が必要である．

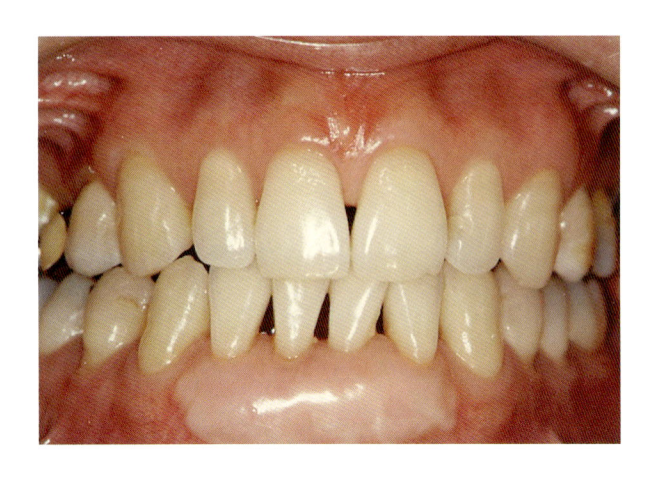

図4m　9年後の口腔内写真．

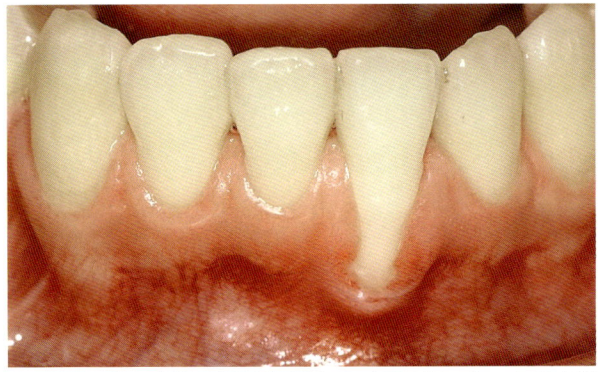

Chapter 8／思いがけない結果がでたら

図5a　22歳，女性．矯正歯科医から⎿1唇側に生じた歯肉退縮の処置依頼．⎿1のPDは1〜3mmであるが，幅2mm，深さ4mmの歯肉退縮を認め，歯肉に顕著な炎症を認める．

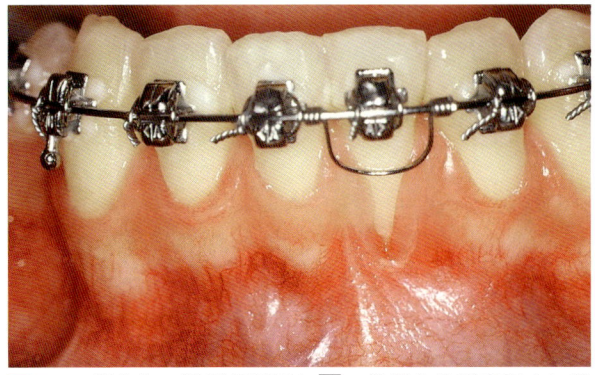

図5b　紹介先の矯正歯科医に⎿1の歯根を歯槽突起内に移動することとブラッシング指導を依頼．PDは1〜2mmと著変はないが，歯肉退縮量は幅2mm，深さ3mmと減少し，歯肉の炎症も軽快している．

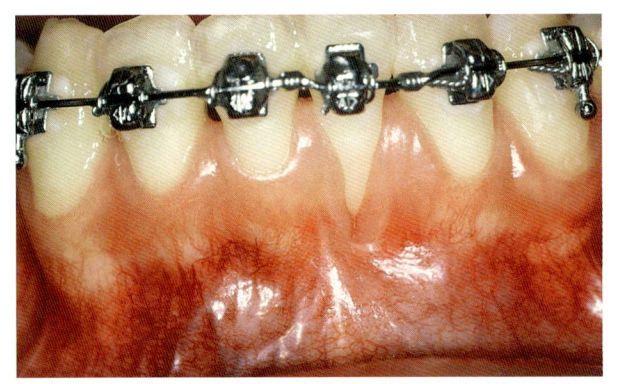

図5c　⎿1の歯根を歯槽突起内移動の限界と矯正歯科医から申し出があり，歯周形成手術を実施する治療計画を立案する．

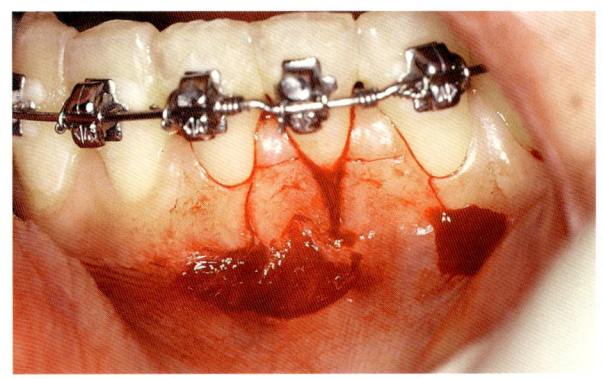

図5d　局所麻酔下で下唇小帯切除後，⎿1の唇側の両側歯肉と歯槽粘膜を含む部分層弁を形成する．

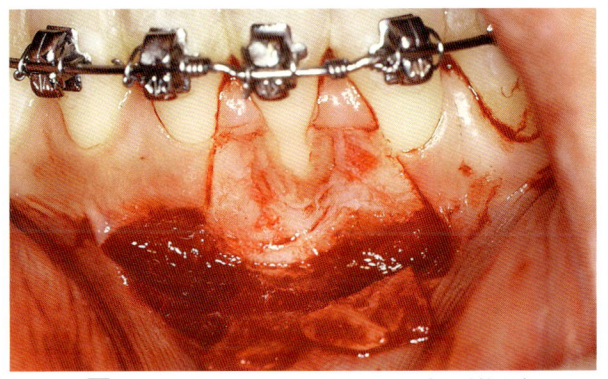

図5e　⎿1露出歯根面の両側に部分層を形成，剥離翻転する．

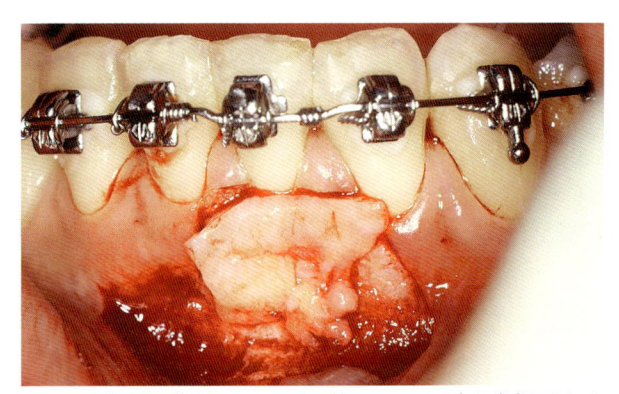

図5f　上顎口蓋側から，厚さ約1mmで，露出歯根面を十分被覆する大きさの結合組織を移植片として採取し，受容床に適合するように設置し，縫合（カットグート：5-0，Plain Gut Ethicon）する．

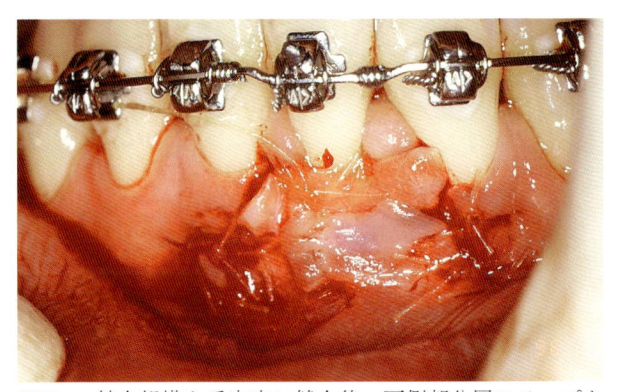

図5g　結合組織を受容床に縫合後，両側部分層フラップを縫合糸で前縫合し，フラップを設置した結合組織の根尖寄り約2/3部分を一体化したフラップで覆うように縫合する．

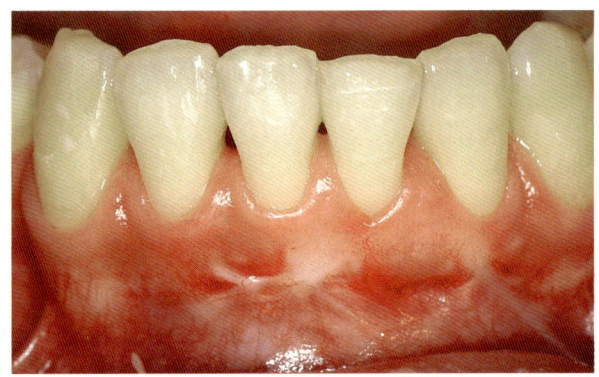

図5h　術後4か月目．PDは1mm，露出歯根面はほぼ100％被覆され，周囲組織と形態ならびに色調が調和し審美的であり，また歯肉幅も十分獲得できた．

181

1 歯肉が下がった

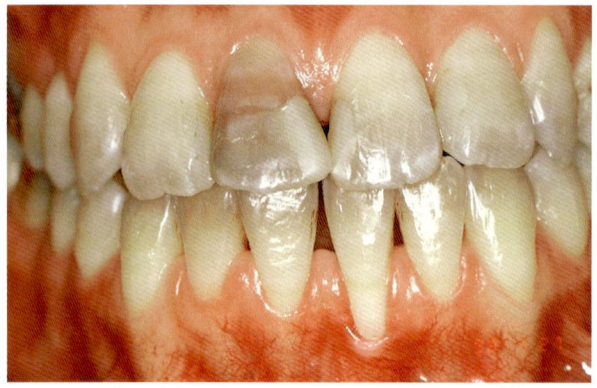

図6a 24歳，女性．矯正歯科医から`2|`，`|1`および`|1`唇側に生じた歯肉退縮の処置依頼．`1|+|1`のPDは1～2mmであるが，2～4mmの歯肉退縮を認め，歯肉は薄く軽度の炎症も認める．

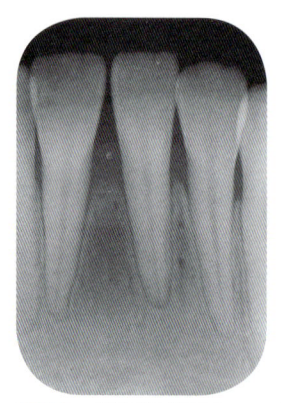

図6b 当該前歯部のエックス線写真である．歯槽骨はCEJから約3mmに位置し，水平吸収を示す．

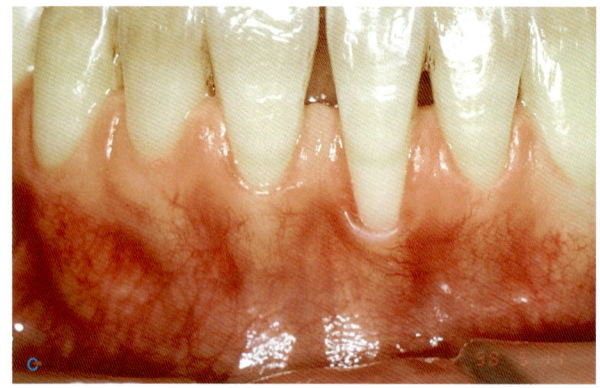

図6c,d 歯周基本治療を通して，歯肉の炎症およびプラークコントロールが改善するような適切な治療と指導を行う．

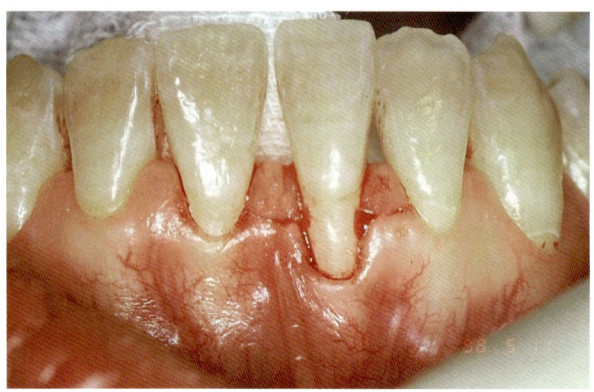

図6e 再評価後，局所麻酔下で当該部位のCEJのレベルで横切開を入れエンベロップタイプの部分層弁を形成する．歯間乳頭歯肉の角化歯肉をベベルを付与して除去する．

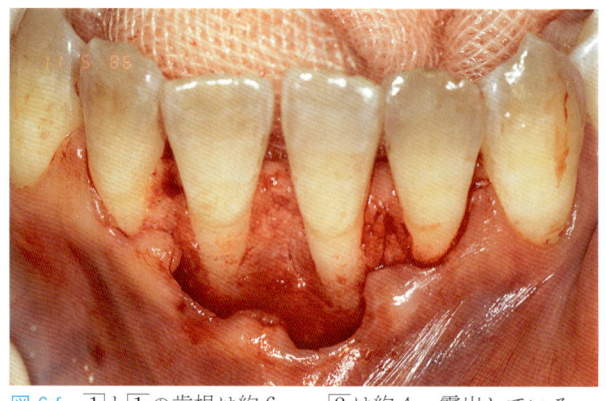

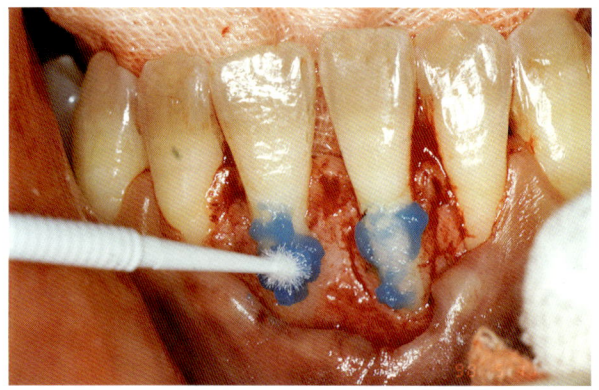

図6f `1|`と`|1`の歯根は約6mm，`2|`は約4mm露出している．

図6g 露出歯根面にSRPを実施したのち，生食水で十分洗浄し，36％正リン酸で15秒間エッチングを行い，スミア層を除去する．

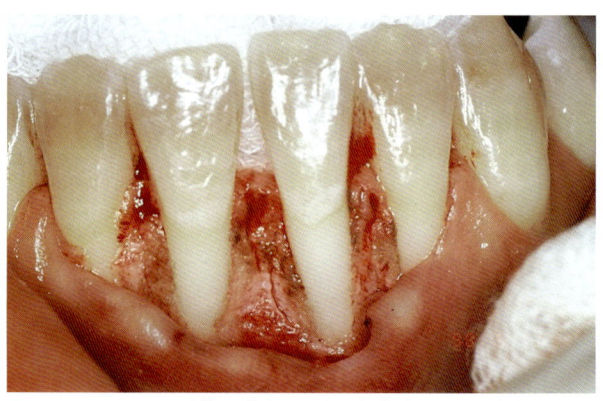

図6h エッチング後，酸処理面を生食水で十分洗浄し，エナメルタンパク質（エムドゲイン®）を直ちに塗布する．

182

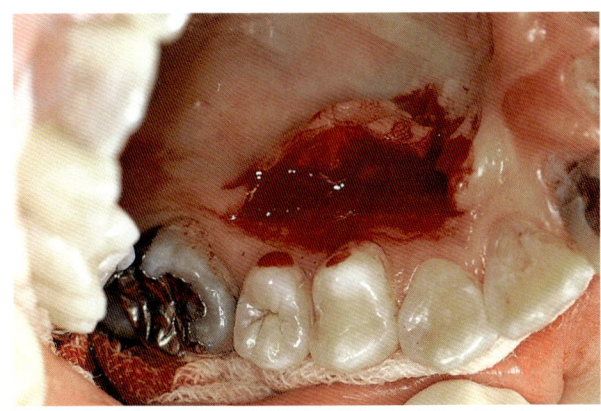

Chapter 8／思いがけない結果がでたら

図6i　口蓋側から露出歯根面を十分被覆する大きさの上皮付き結合組織の移植片を採取する．

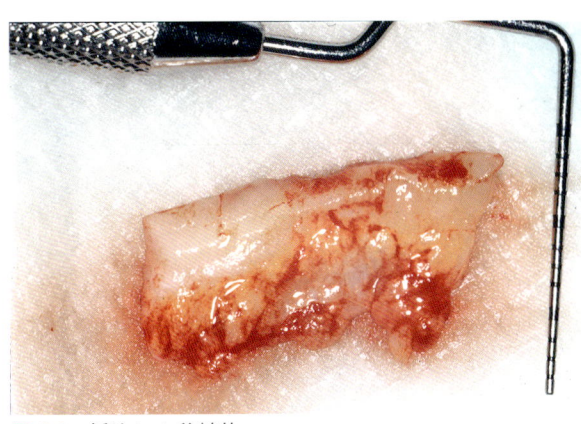

図6J　採取した移植片．

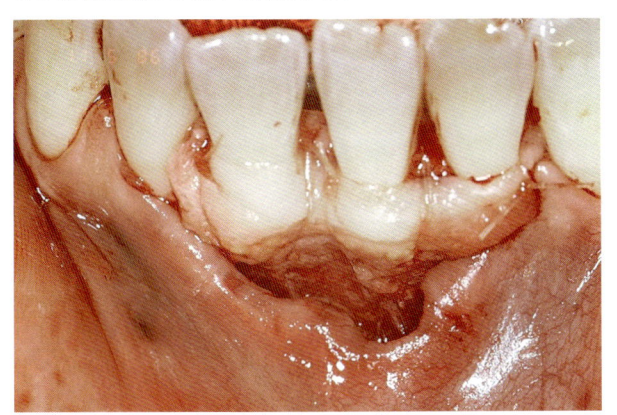

図6k　当該部位のCEJよりわずかに歯冠側寄りになるようにカットグートで縫合する．

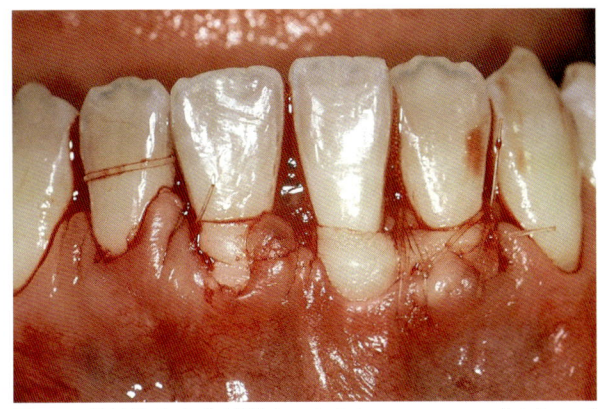

図6l　移植片を十分被覆するようにエンベロップフラップを移植片の上皮の下部で縫合する．

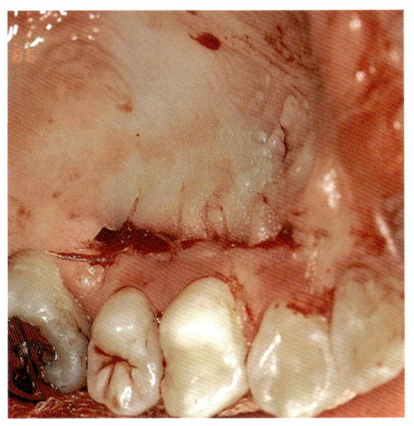

図6m　口蓋側の供給側を止血後カットグートで縫合する．

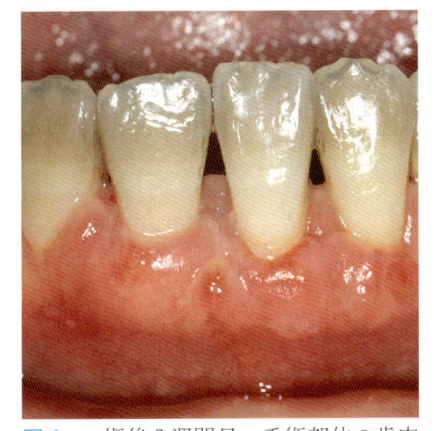

図6n　術後2週間目．手術部位の歯肉には軽度の発赤腫脹を認める．1̄のCEJは露出し軽度の歯肉退縮を認める．

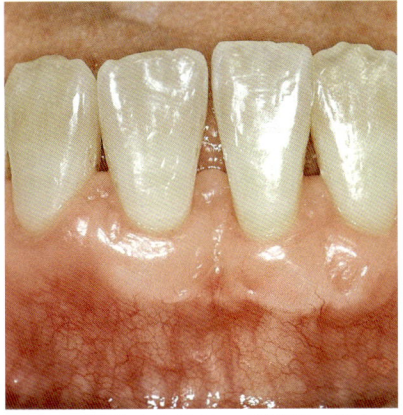

図6o　術後3か月目．手術部の歯肉の色調，形態なども周囲とよく調和しつつある．

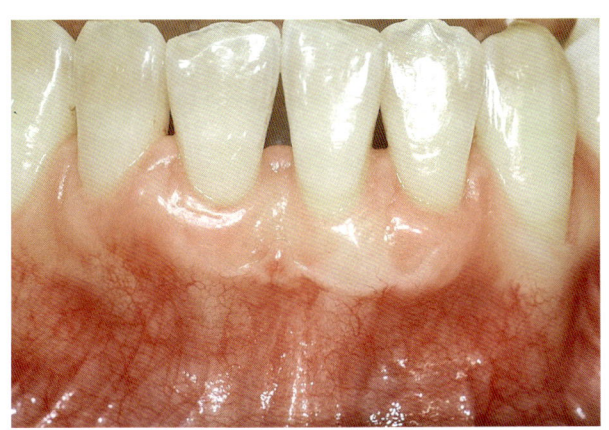

図6p　術後12か月後．当該部位の歯根露出部は，健康なピンク色の角化歯肉でほぼ100％被覆されている．

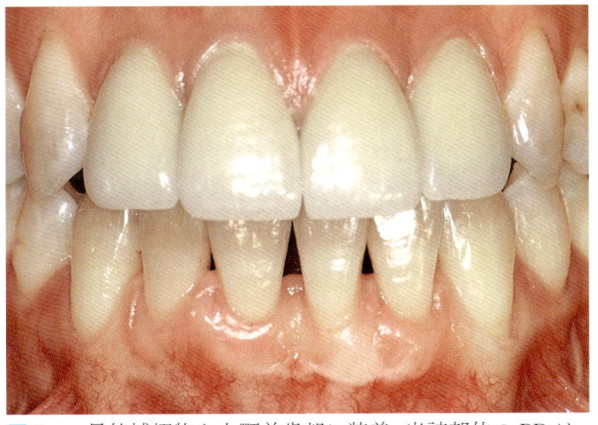

図6q　最終補綴物を上顎前歯部に装着．当該部位のPDは，約1mmであるが，1度の動揺を示す．

183

一方，歯肉が薄い症例，付着歯肉幅が狭小である症例，歯根露出がすでに認められる症例では，あらかじめ歯周形成手術を行ってから矯正歯科治療を行うべきであるという意見[4]もあるが，統一見解は得られていない（図7～9）．

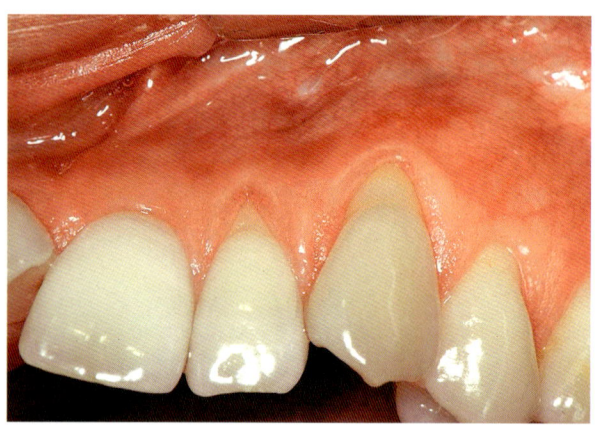

図7a　31歳，女性．矯正歯科医から矯正歯科治療前に|3，2|の歯根露出の処置依頼．当該歯のPDは1～2mmであるが，2～3mmの歯肉退縮を認める．また，歯肉に軽度の炎症を認める．

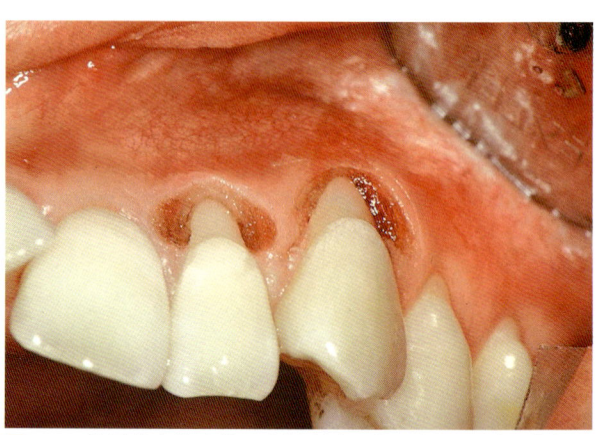

図7b　歯周基本治療後，歯周形成手術を行う．露出歯根面に対して十分SRP後，1％クエン酸で3分間の化学的根面処理を行う．

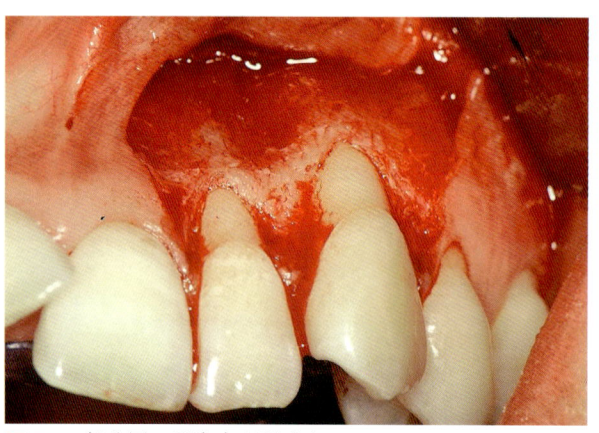

図7c　部分層で受容床を形成する．

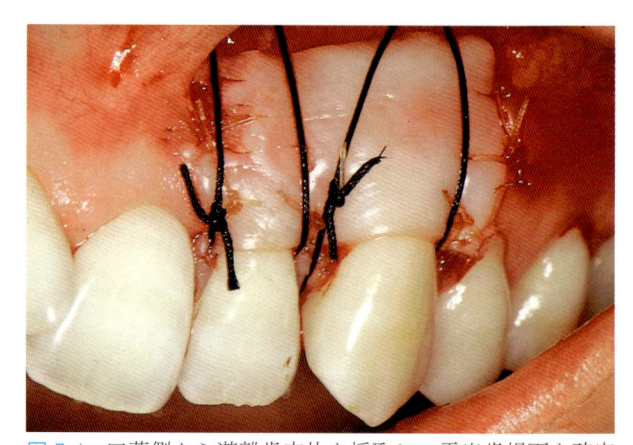

図7d　口蓋側から遊離歯肉片を採取し，露出歯根面を確実に被覆し，4-0絹糸で，デッドスペースができないように縫合する．

術式のポイント

歯肉片の収縮
- 移植片は露出歯根の長さの1.3～1.5倍の大きさを採取する．
- セメント-エナメル境（CEJ）上またはCEJより歯冠側に歯肉弁を設置する．移植片の厚さは最低1mmとする．移植片の大きさは，最初の1か月で25％収縮する．

手術部の感染防止
- 歯周パックは必要に応じて使用．
- 術後リステリンなどでプラークコントロールする．

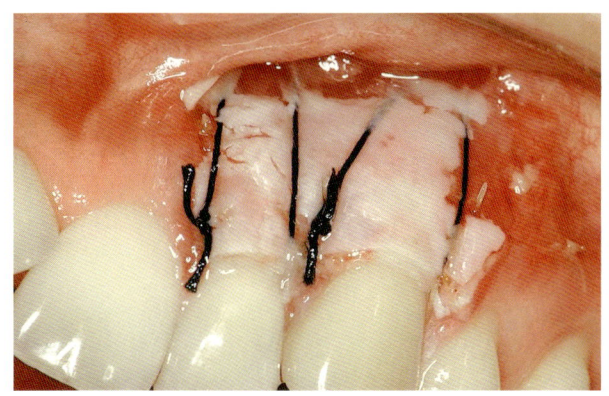

Chapter 8／思いがけない結果がでたら

図7e 術後1週目. 移植片の上皮の一部は, 落屑しているが, 治癒は正常範囲内である.

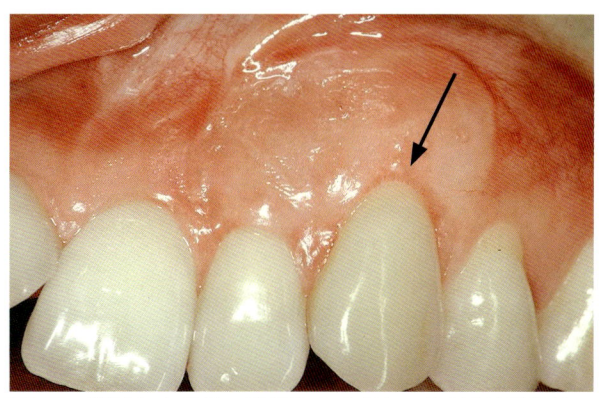

図7f 術後3か月目. 移植片は生着し, |2はほぼ100%の根面被覆を示すが, |3には約1mmの歯根露出(→)を認める.

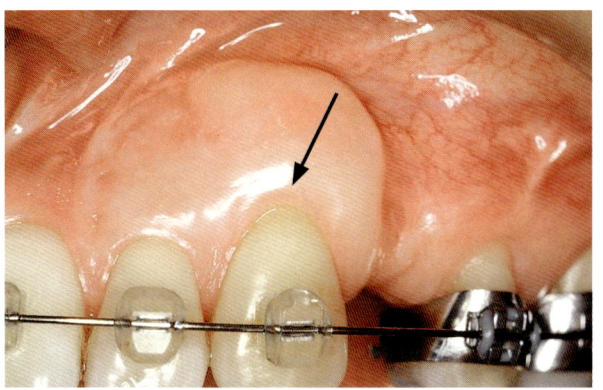

図7g 矯正歯科治療を開始. 依然と|3には約1mmの歯根露出(→)を認める. 移植片の厚みが増加してきているのがわかる.

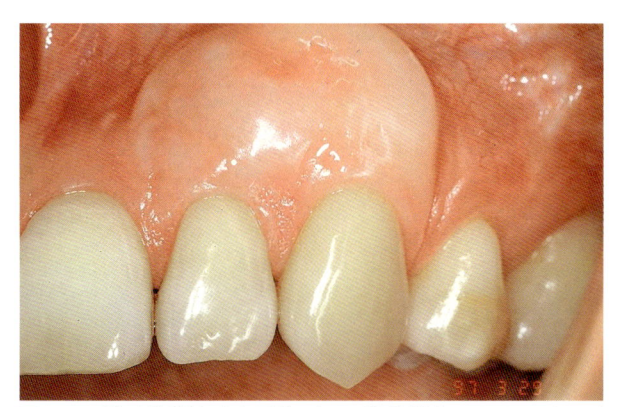

図7h 矯正歯科治療完了後. |3の歯根露出はクリーピングアタッチメント(→)により消失し, 100%露出歯根面が被覆されている.

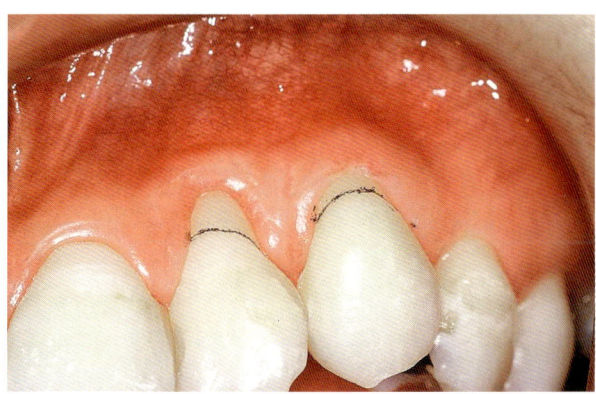

図8a 18歳, 女性. 矯正歯科医から矯正歯科治療前に|2, |3の歯根露出の処置依頼. 当該歯のPDは1〜2mmであるが, 2〜3mmの歯肉退縮を認める. また, 歯肉に軽度の炎症を認める.

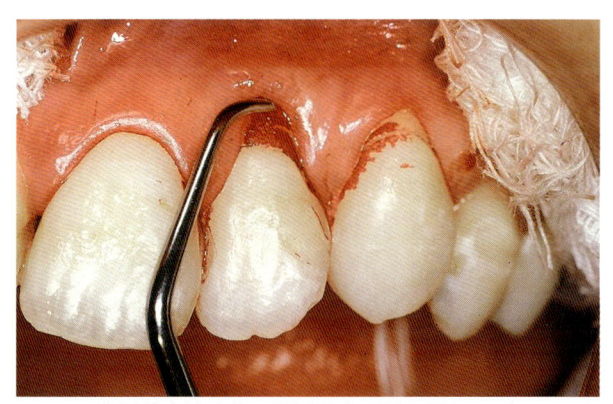

図8b 歯周基本治療後, 歯周形成手術を行う. プラークを染め出し, 露出歯根面に対して十分SRPを行う.

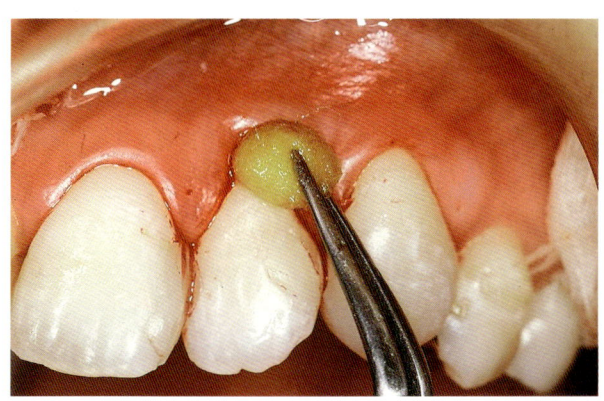

図8c 十分なSRP後, 露出歯根面に対してテトラサイクリン水溶液を浸した綿球で3分間の化学的根面処理を行う.

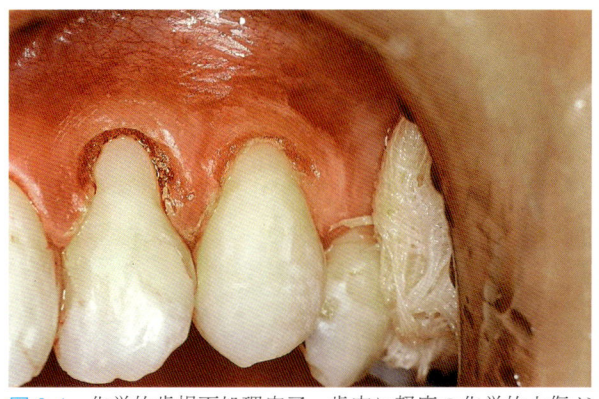

図8d 化学的歯根面処理完了. 歯肉に軽度の化学的火傷が認められ, これによって浅いポケットは消失する.

185

1　歯肉が下がった

受容床の形成

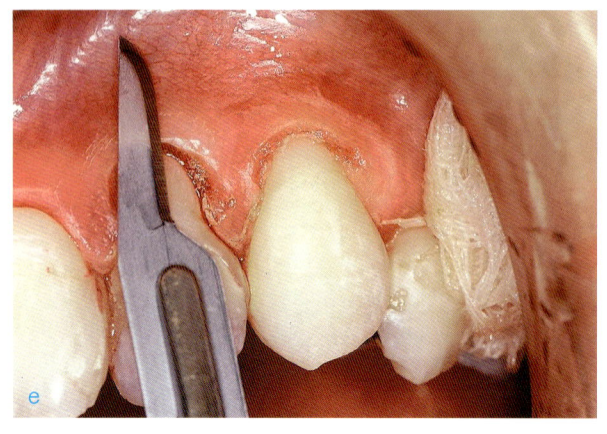

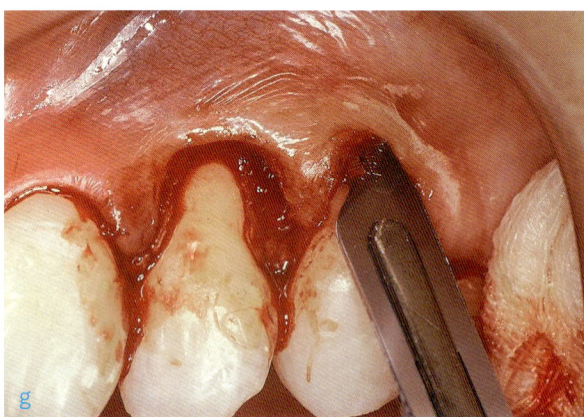

図8e〜g　No.15cの替え刃メスで当該部に部分層切開を入れ，エンベロップタイプの受容床を形成する．

部分層（エンベロップ）

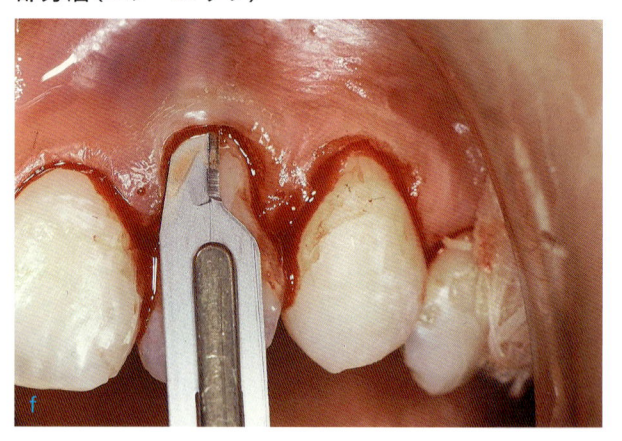

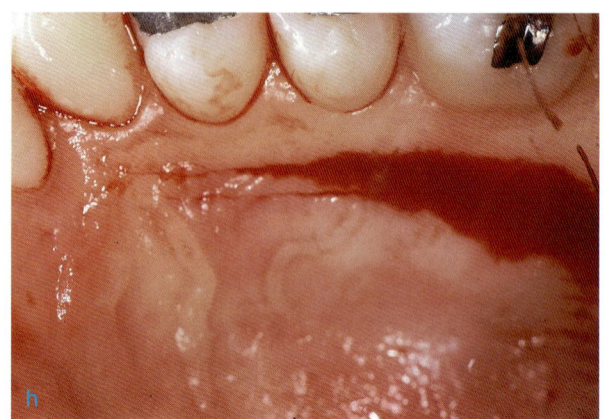

図8h　同側の口蓋側にエンベロップタイプの切開を入れ上皮付き移植片を採取する．

◀図8i　採取した上皮付き移植片．

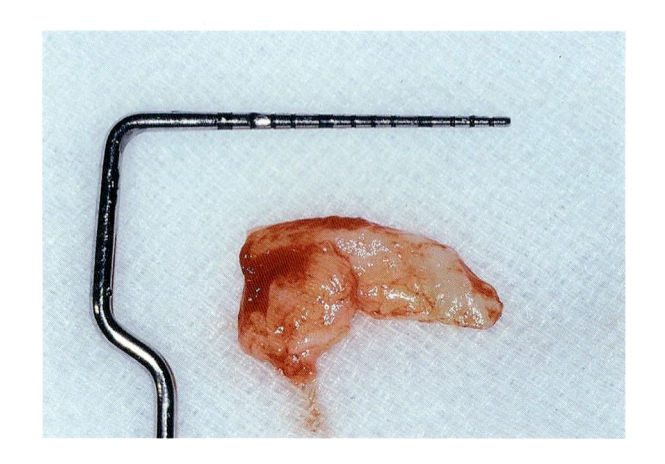

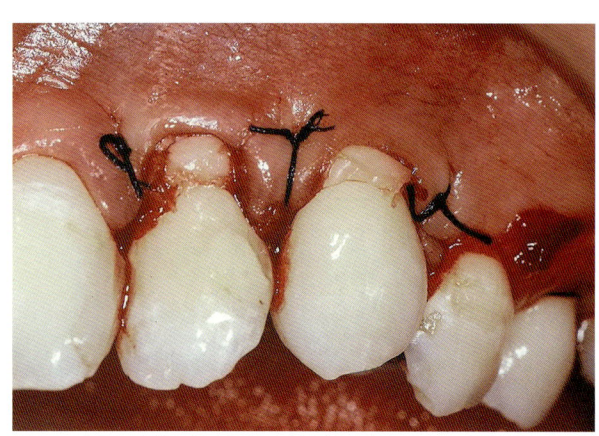

図8j　露出歯根面を完全に被覆するように，移植片を受容床に設置し，縫合する．

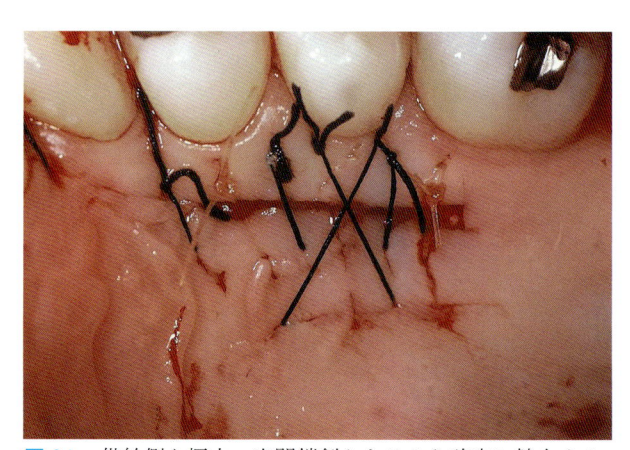

図8k　供給側も極力一次閉鎖創となるよう確実に縫合する．

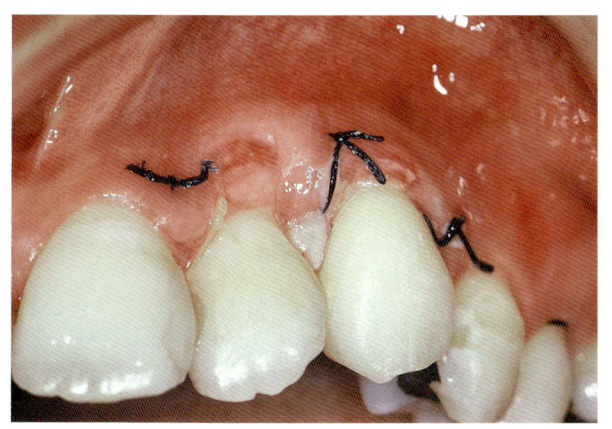

Chapter 8／思いがけない結果がでたら

図8l 術後1週目．移植片は生着していると思われるが，軽度の炎症がみられる．

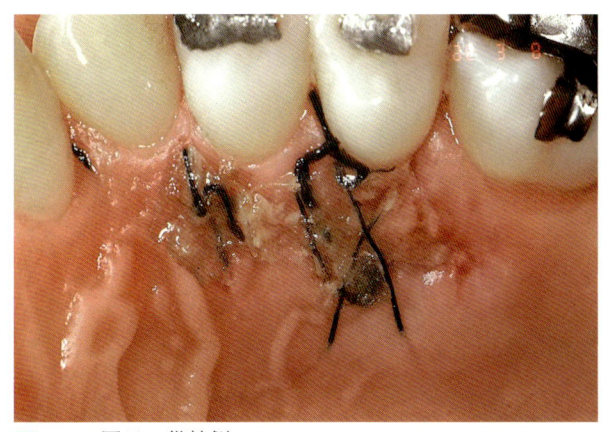

図8m 同日の供給側．

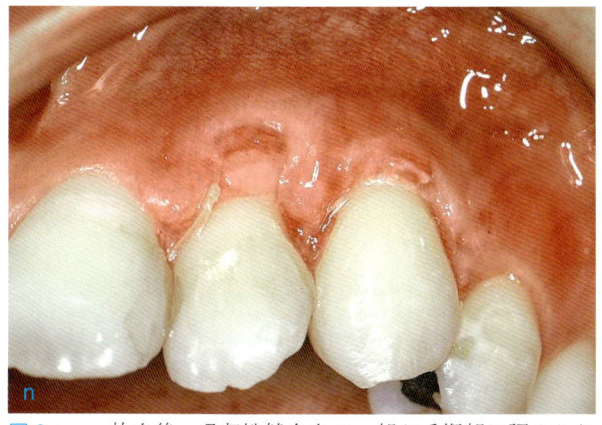

図8n, o 抜糸後．吸収性縫合糸の一部が手術部に認められるが，治癒はほぼ正常範囲内である．

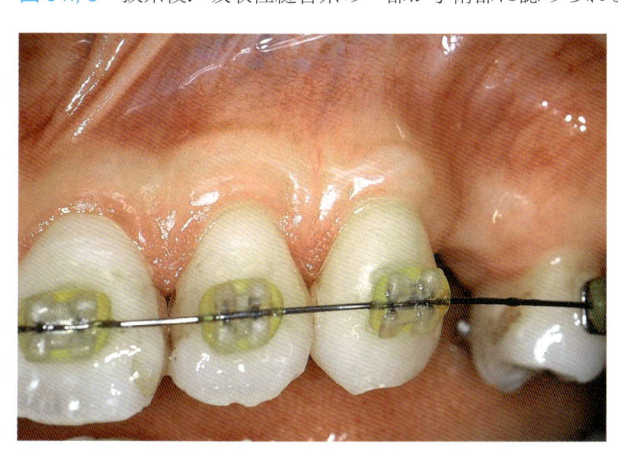

図8p 矯正歯科治療中．受容床の歯肉の形態や色調は，周囲と良好に調和している．|3 に約1mmの歯肉退縮を認める．

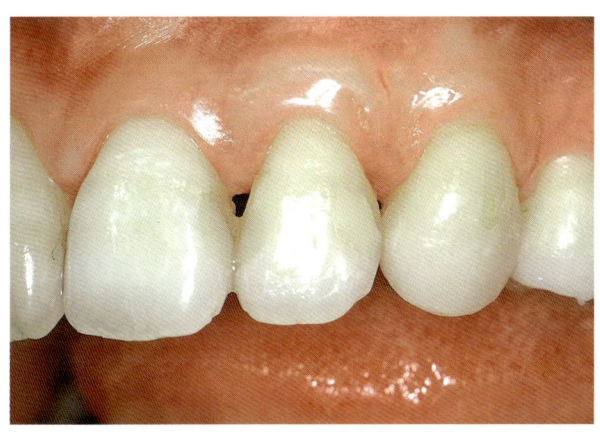

図8q 矯正歯科治療完了後．当該部位の歯肉は周囲と良好にマッチしており，PDは1mmで，歯肉退縮は認められない．しかし歯間歯肉に軽度の退縮を認める．

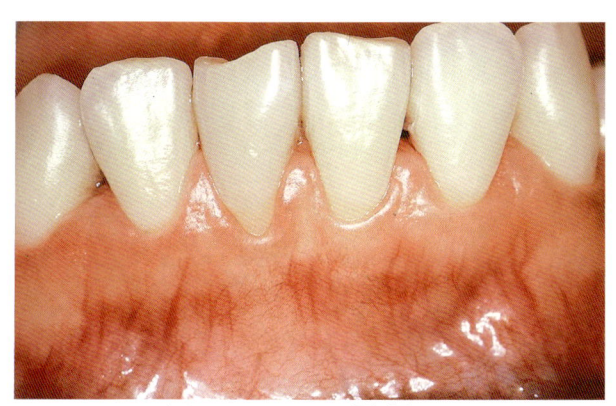

図9a 図8の患者の下顎前歯部．1|, |1 の唇側歯肉は薄く，1mmの歯肉退縮がみられる．

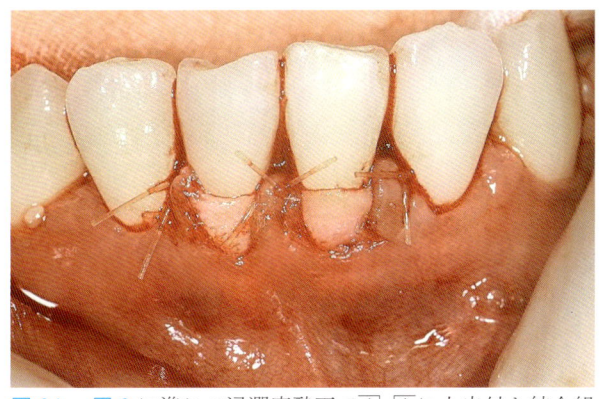

図9b 図8に準じて浸潤麻酔下で1|, |1 に上皮付き結合組織移植術を行った．

187

1　歯肉が下がった

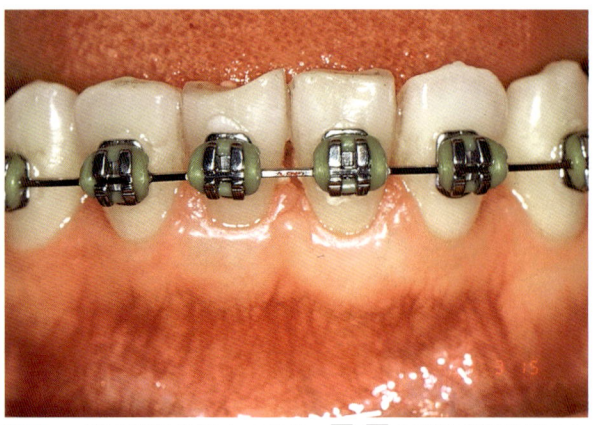

図9c　矯正歯科治療中である．1̄, 1̄の唇側歯肉は厚みを増し，歯肉退縮は認められない．

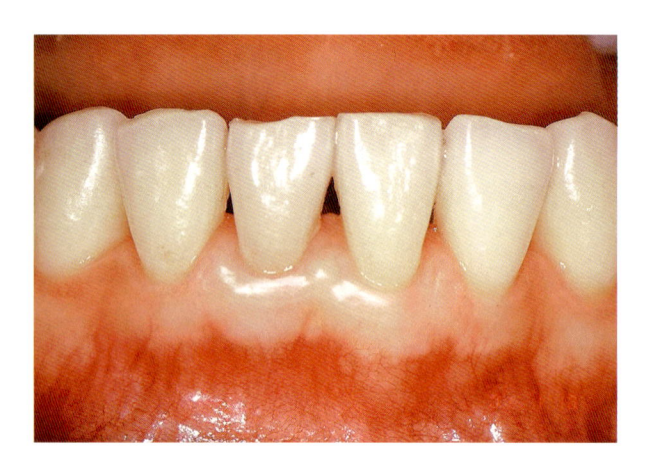

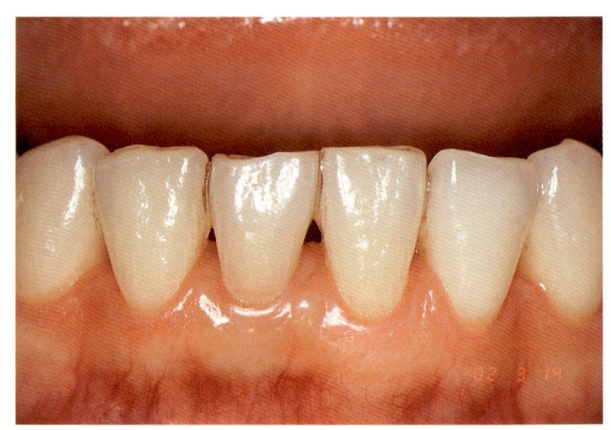

図9d　術後6年．唇側歯肉の厚みは維持され歯肉退縮も認められない．しかし，歯間歯肉は退縮しブラックトライアングルが生じはじめている．

◀図9e　術後10年．1̄唇側歯肉の退縮は認められないが，1̄は軽度の退縮を認める．歯間歯肉はさらに退縮しブラックトライアングルは拡大している．1̄の近心に歯石沈着を認める．プラークコントロールが重要であることが示唆される．

　歯槽突起の外側方向への歯の移動は，とくに歯肉と歯槽骨が薄い場合に歯肉退縮が起こる危険性がある．したがって，皮質骨外側方向への歯の移動については十分注意して行うべきである(表4)．

表4　歯槽骨の裂開が生じる危険性のある部位[9]．

切歯の前方拡大による下顎前歯部
交叉咬合の側方拡大時の上顎臼歯部
顕著な外傷性のジグリングフォースがかかる部位
オーバージェットの大きい上顎前歯部を後退させるためにトルクのかかった口蓋側

参考文献

1. McComb JL : Orthodontic treatment and isolated gingival recession : a review. Br J Orthod. 1994 ; 21(2) : 151-159.
2. 特定非営利活動法人日本歯周病学会(編)：歯周病専門用語集．東京：医歯薬出版，2007；51.
3. Ando K, Ito K, Murai S: Improvement of multiple facial gingival recession by non-surgical and supportive periodontal therapy: a case report. J Periodontol. 1999 ; 70(8) : 909-913.
4. Miller PD: A classification of marginal tissue recession. Int J Periodontaics Restoretive Dent. 1985 ; 5(2) : 8-13.
5. Andlin-Sobochi A, Marcusson A, Persson M : 3-year observation on gingival recession in mandibular incisors in children. J Clin Periodontol 1991 ; 18(3) : 155-159.
6. Ito K, Ito K, Owa M: Connective tissue grafting for root coverage in multiple class III gingival recessions with enamel matrix derivative: a case report. Pract Periodont Aesthet Dent. 2000 ; 12(5) : 441-446.
7. Egli V: Follow-up studies of free gingival graft. J Clin Periodontal. 1975 ; 2(2) : 98-104.
8. Rateitschak KH, Egl, U, Fringeli G: Recession: A 4-year longitudinal study after gingival grafts. J Clin Periodontal. 1979 ; 6(3) : 158-164.
9. 吉江弘正，伊藤公一，村上伸也，申基喆(編)：臨床歯周病学．東京：医歯薬出版，2007；313-314.

2 う蝕ができた

伊藤　公一／植原　俊雄

矯正装置とプラークコントロール

　矯正歯科治療を実施するには，種々の矯正歯科治療用装置を装着しなければならない．とりわけ，プラークリテンションファクターとなる矯正ブラケットやバンド，主線，結紮線，エラスチックなどを装着するとプラークコントロールが不良となり，細菌学的変化に伴い歯周組織にも種々の障害が生じる[1]（表1）．さらに，マルチバンドを用いた学童における古典的な研究[1]では，2年以上にわたる動的矯正歯科治療期間終了時のバンドが装着された歯のアタッチメントロスは，矯正歯科治療を受けていないコントロール群と比較すると，有意に大（頬側：0.28mm，舌側：0.22mm）であったと報告されている．また，歯間隣接面における骨吸収も平均で0.29mm減少した．

表1　矯正バンドを用いた矯正歯科治療の歯周組織の影響およびバンド周囲の細菌叢の変化[1]．

歯周組織	短期間	小児では，アタッチメントロスを伴わない歯周炎や歯肉増殖を引き起こすことがある
	長期間	一般的に成人では影響がないが，歯根吸収を起こすことがある．若年者ではアタッチメントロスが起こることもある
細菌叢の変化		*Lactobacillus*，運動性細菌，*Prevolella intermedia* の増加，運動性嫌気性菌の減少

　これらの変化は不可逆的ではあったが，患者自身による適切なプラークコントロールが行われた約1〜2年の保定期間中に悪化は認められなかった．一方，重度歯周病患者における上顎切歯を対象とし，矯正移動を行っていない犬歯をコントロールとして，可撤式矯正装置に付与したエラスティック（40gの弱い力）によってオーバージェットの改善を試みた研究[2]がある．6か月の動的矯正歯科治療後，プラーク・歯肉指数ならびにオーバージェットが3mm改善された．プロービングポケットデプスおよび歯間隣接面の骨レベルに有意差は認められなかった．
　したがって術者は，マルチバンドのようなプラークコントロールが困難な矯正装置を選択しないこと，さらに患者自身が矯正歯科治療用装置周囲のプラークコントロールができるようにセルフ（ホーム）ケアの指導すること，および定期的なプロフェッショナルケアが長期間にわたる動的矯正歯科治療中および保定期間中，その後のメインテナンスに入っても不可欠となる．患者がブラッシングを基本とするセルフケアを十分に行えないときは，歯周‐矯正治療の開始を延期することも考慮しなければならない[2]（表2）．

表2 矯正歯科治療用装置の長所・短所.　　　　　　　　　　　　　　　　　　　　　　　　　　　参考文献2より引用改変

	可撤式矯正装置	固定式矯正装置
審美性	ほとんど障害にならない（患者自身がはずせる）	金属ブラケット：障害となる セラミックブラケット：ほとんど障害にならない 舌側装置：まったく障害にならない
清掃性	装置をはずせるので歯の清掃が容易	清掃は難しく患者の協力が不可欠
不快感	異物感大きい．ただし障害のあるときは患者自身がはずせる	慣れるまでやや不快感がある
装着時間	患者の協力度に依存	装着期間や一定の矯正力を維持できる
発音障害	あり	少ない
移動範囲	部分的な歯の移動に限られる	全顎的な移動が可能
矯正力のコントロール	力の調整は難しい	持続的な矯正力をかけやすい
矯正力の作用方向のコントロール	傾斜移動に限られる	歯体移動，トルクコントロールが可能
移動方向のコントロール	移動方向の調節が困難	正確な移動方向の調節が可能
固定源	粘膜やほかの歯に固定源を求めやすい	加強固定など固定源をとくに設定するケースが多い

う蝕に対する対処法

　　　矯正歯科治療を開始する前に，う蝕や歯周病の治療を完了しておくことを原則とする．あわせて，患者口腔内に見合った適切なセルフケアの指導を行い，プラークコントロールができるようにすること，間食を含む食事指導を行うこともう蝕や歯周病になるリスクを低減することになるので重要である．

　　　とりわけ矯正歯科治療中，矯正歯科治療用装置の周りなど，ブラッシングしにくい部分ができるため，当該部に対するプラークコントロールはもちろんのこと，歯科医院において，定期的にPMTCおよびフッ素化合物の塗布などのプロフェッショナルケアを受けることも有効となる．また，不幸にしてう蝕が発生したときは，臨機応変に対応しなければならない．

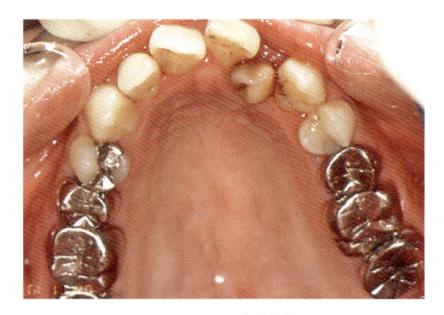

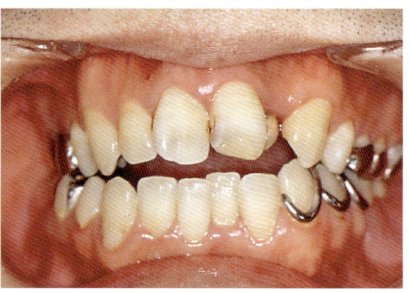

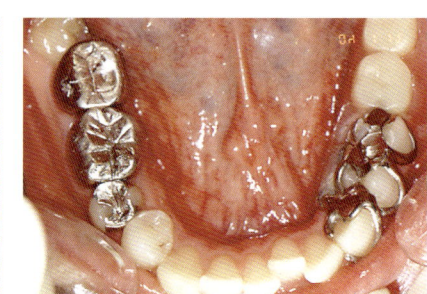

図1a～c　矯正歯科治療前（男性，38歳，2004年1月）．|2の口蓋側転位，上下顎前歯部の叢生，開口，多数歯に修復物，不良可撤式義歯を含む補綴物が装着されているのが顕著で，う蝕傾向の強い患者である．著しいアタッチメントロスや歯槽骨吸収は認められず，歯肉炎と診断された．

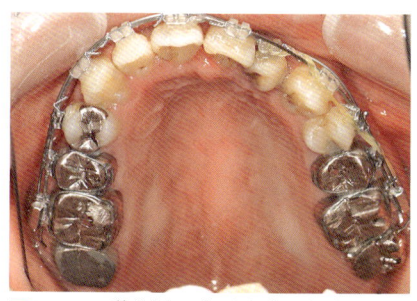

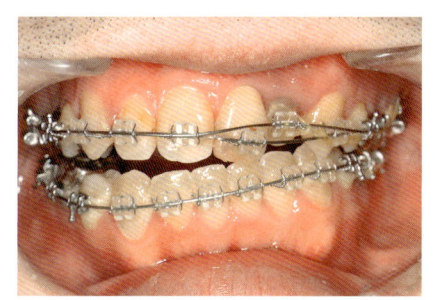

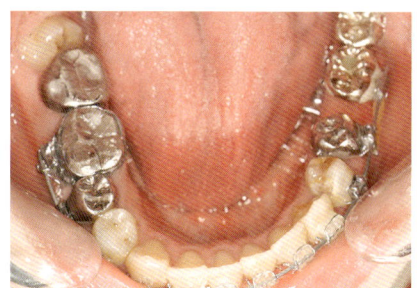

Chapter 8／思いがけない結果がでたら

図2a〜c 動的矯正歯科治療開始(2004年)．あらかじめ6],[7欠損部にはインプラントを埋入し固定源とした．

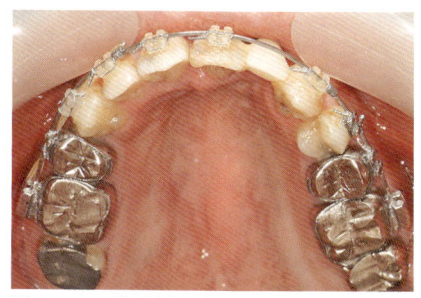

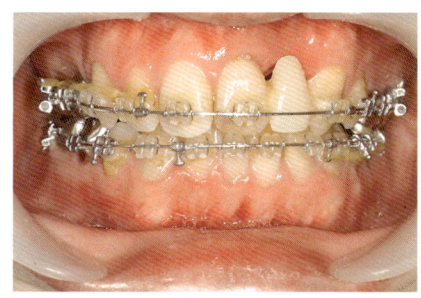

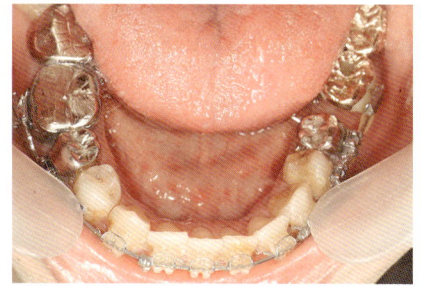

図3a〜c 動的矯正歯科治療中(2007年)．開咬は改善されたが，|2は予後不良のため欠損となった．下顎前歯部の歯肉の炎症が顕著．

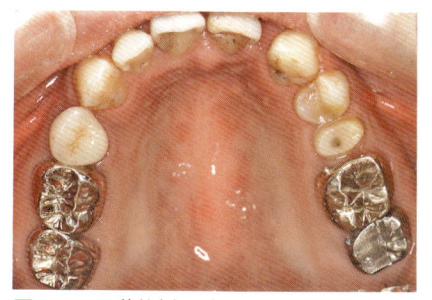

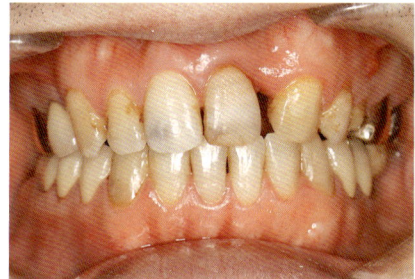

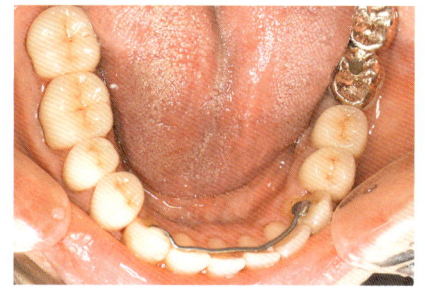

図4a〜c 動的矯正歯科治療終了(2009年)．上顎前歯部のう蝕が進行しているのが確認できる．上下顎前歯部の歯間歯肉は軽度に退縮しているが，歯肉の炎症は改善しつつある．

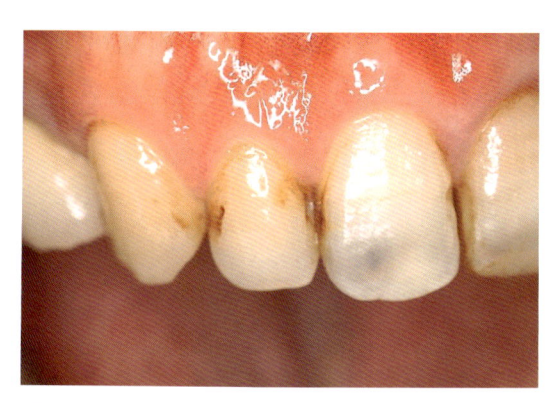

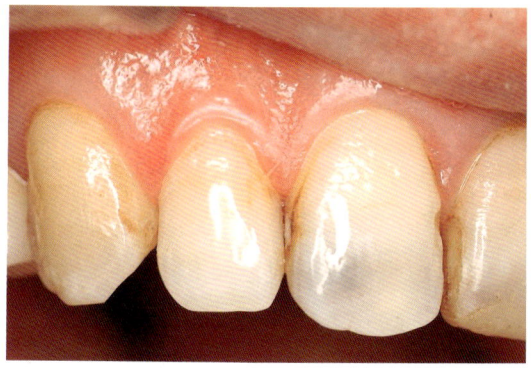

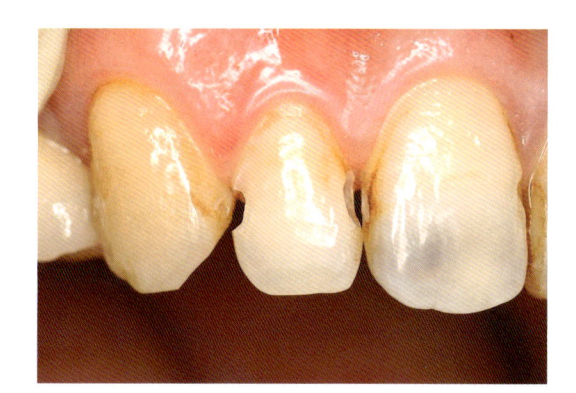

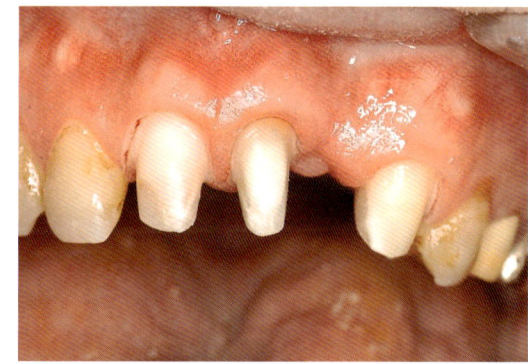

図5a〜d 2|，1|および|1の隣接面にう蝕を認める．|2は窩洞形成後，コンポジットレジンで修復した．|2欠損は1|と|1のう蝕処置も兼ね，|3を併せて支台歯形成し，4ユニットのメタルボンドクラウンブリッジで対処．

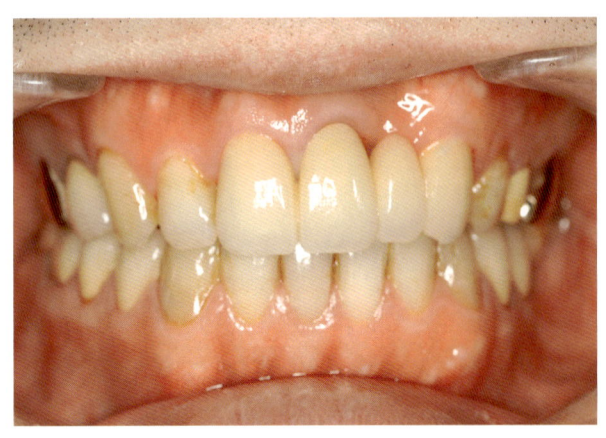

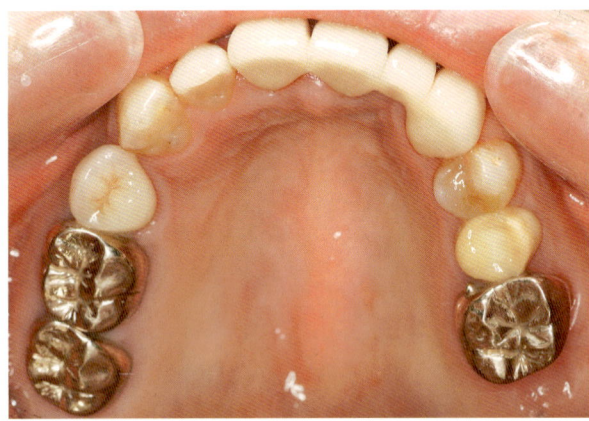

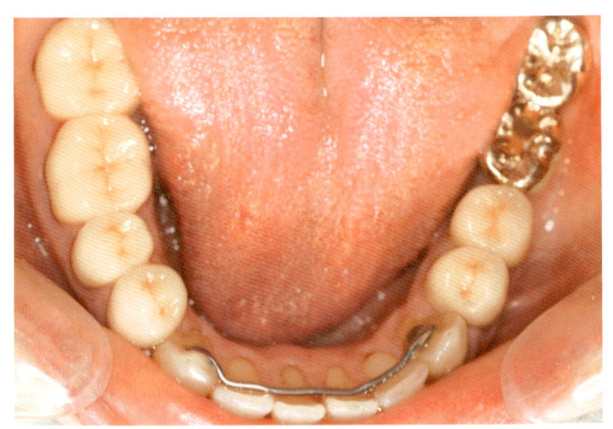

図6a〜c　上顎前歯部に最終補綴物装着．下顎前歯部に依然と軽度の歯肉炎を認めるが許容範囲内である．下顎前歯部の歯間歯肉もクリーピングし，歯間空隙が閉塞されている．

参考文献

1. Ong MA : Interrelationship between periodontics and adult orthodontics. J Clin Periodontol. 1998 ; 25(4) : 271-277.
2. 岩田健男，伊藤公一，小谷田仁：カラーアトラス審美歯科，臨床基本テクニック．東京：クインテッセンス出版，1994；181.

3 顎関節症が起きた

保田　好隆／谷山　隆一郎

顎関節症を持っている成人患者と矯正歯科治療

　顎関節症を有する多くの成人患者は，矯正歯科治療が開始されると，症状が緩和，消失する場合が多い．すぐに咬合が改善されたからだろうか？

　しかし，そんなことはないのである．WR Proffit 教授[1]は，歯の移動に伴い，歯根膜炎が生じ，疼痛が生じる．その結果，それまでストレスを解消するために行っていた，クレンチングやグラインディングは，無意識の満足を与えなくなる．そのため，異常な機能活動は行わなくなると説明している．

　矯正歯科治療が終われば，場合によって，顎関節症状が再発することがある．治療中に行わなくなっていたクレンチングやグラインディングを再開したからと考えられる．このような場合は，スプリントを装着して症状を軽減することが望ましいと考える．

　治療後に顎関節症が発現した場合は，側方運動や前方運動をよりスムースに行えるよう，補綴物の再製や咬合調整を行うことが必要となる．また治療中に顎関節症が生じた場合は，早期接触などが生じていないかチェックし，原因と考えられる部分の咬合の改善をすみやかに行うとよい．

参考文献
1．Proffit WR(著)，高田健治(訳)：新版プロフィットの現代歯科治療学．クインテッセンス出版，2004．

4 後戻りが起きた

保田　好隆

後戻りへの対策

　矯正装置を撤去すると，歯周組織の繊維によって歯は元にあった位置に戻ろうとし，生体である限り，避けることはできない．このことは，治療前に患者に正しく伝えておく必要がある．
　この"後戻り"を可及的に防止あるいは遅発させるために，動的治療の方法などを工夫し，動的治療の矯正装置を撤去した後に，保定装置の装着を患者に義務づけている．
　動的治療時の工夫としては，

①治療が進むと術前の状態を忘れがちであるので，術前の模型と現状を比較するとよい．
　そしてたとえば，術前に舌側転位していた部位の歯に対しては，十分にトルクを与え，歯根を頬側へ移動させておく
②歯根が平行になるように，パノラマレントゲン写真をみながら最終的に歯にベンドを付与する
③叢生があった部位はストリッピング※1をしておく
④捻転していた部位には，環状歯槽頂線維の切除を行う
⑤わずかにオーバートリートメント※2を行う

などをして，仕上げを行う．

　しかし，患者が保定装置を装着しない，あるいは装置を紛失したことで後戻りが起きた場合は，患者と相談して，動的な治療が可能な装置を再度装着し，治療を行うことが望ましい．装置の費用に関しても，治療前に設定をしておき，患者の承諾を得ておくことが必要である．

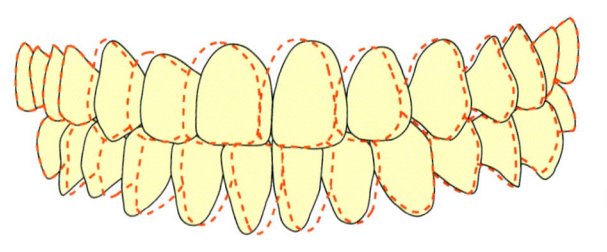

図1　矯正装置を外すと，歯は元の位置に戻ろうとする．

※1　ストリッピング
　ディスキングともいう．
　叢生は，歯槽骨と歯の大きさの不調和が原因である．その原因を改善する方法の1つとして，歯冠幅径を小さくするとよい．そのために隣接面のエナメル質を削除する方法としてストリッピングがある．

※2　オーバートリートメント
　後戻りが起こることを見越して，わずかではあるが過度に治療を施しておくこと．たとえば，下顎歯列の正中が上顎歯列に対して左にズレている状態を治療した場合，正中をあわせて治療を終了するのではなく，下顎正中を上顎正中に対して0.5mm程度，右側にずらして治療を終了することをいう．

5 その他

伊藤　公一／保田　好隆

歯周病が悪化したとき

　一般的に歯周病患者は，種々の問題点を持っている[1]（表1）．成人矯正治療に用いる矯正力を基準とするが，歯肉の炎症の改善度，歯槽骨の吸収程度や残存歯槽骨量を考慮して矯正力を調整する必要がある．

表1　歯周病患者に矯正歯科治療を行う際の問題点[1]．

支持歯周組織量の減少歯の摩耗あるいは咬耗
歯間乳頭・歯肉の退縮
挺出，移動に伴う歯冠長の不揃い
術後の固定の必要性
悪習癖（弄舌癖，舌圧迫癖，咬唇癖など）
長期間にわたるメインテンス，SPTの必要性

　歯肉に炎症が残存している骨縁下ポケット方向への歯の矯正移動は，歯周組織破壊をさらに進行させる危険性が高い．プラークが付着した歯を傾斜移動すると，歯槽骨縁下ポケット形成を引き起こすことが動物実験で示されている[2]．原則として，プラークによって生じた歯周病変部を可及的に改善してから，矯正歯科治療を開始することが重要となる．歯周支持組織量が少なくなればなるほど，矯正歯科治療は適切な矯正力を考慮した高度な技術と臨床経験が不可欠となるので，矯正歯科医との連携治療が必要となる．容易と思われる症例においても，十分な歯周治療を行わずして矯正歯科治療を行うべきではない（図1）．

　不幸にして歯周組織に悪い影響が生じたときは，矯正装置を除去し，歯肉の炎症をコントロールした後に，適切な矯正歯科治療を行う必要がある．さらに矯正歯科治療中は，患者と歯科医療従事者との間の協働による，歯肉縁上ならびに縁下プラークコントロールが不可欠である．とりわけ歯肉縁下プラークコントロールは，3か月ごとのプロフェッショナルメカニカルトゥースクリーニング（PMTC）の際に実施することが望ましい．

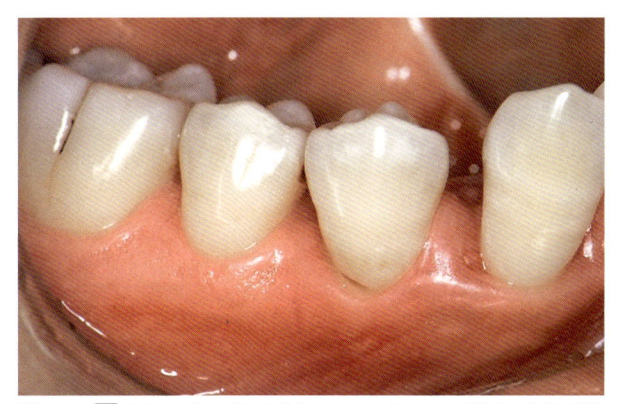

図1a　3̄遠心に8mm歯周ポケットがあり，同部に炎症が残存している．

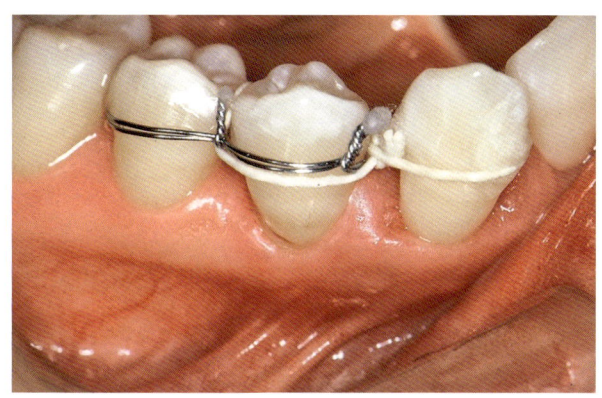

図1b　4̄と5̄に結紮線固定を行い，エラスチックで3̄の遠心移動を行った．

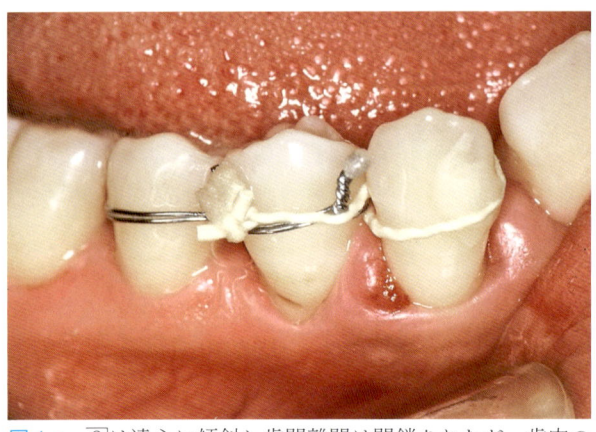

図1c ⌊3⃣は遠心に傾斜し歯間離開は閉鎖されたが，歯肉の炎症が悪化した．

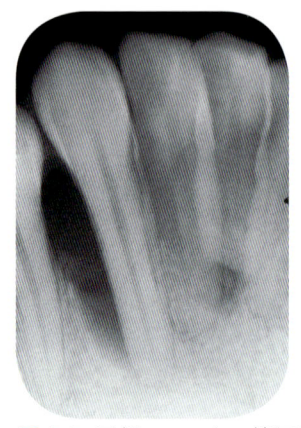

図1d 同部のエックス線写真．⌊3⃣遠心に根尖に及ぶ垂直型骨吸収を認める．

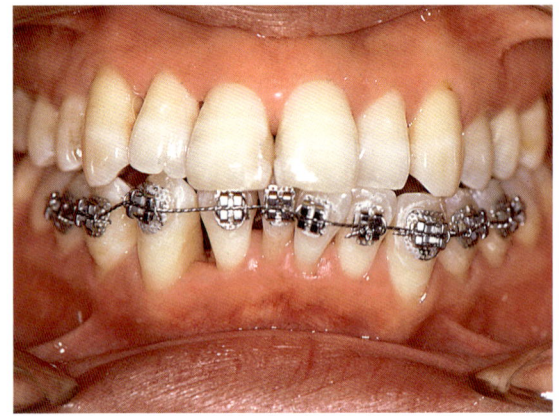

図1e 歯周基本治療を行い炎症の改善を行った後，矯正専門医による治療を開始した．

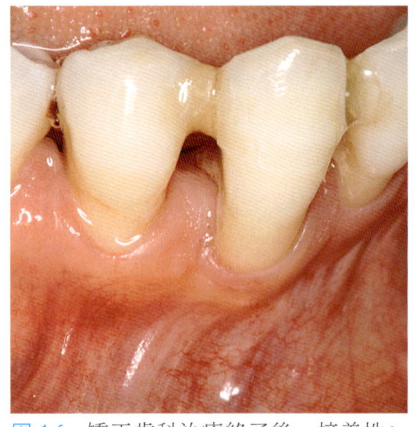

図1f 矯正歯科治療終了後，接着性レジンによる暫間固定を行い SPT に移行し，13年経過．歯周外科手術は行わなかったが，歯肉は退縮し歯根露出が認められる．PD は 4 mm，BOP および歯の病的動揺はなし．

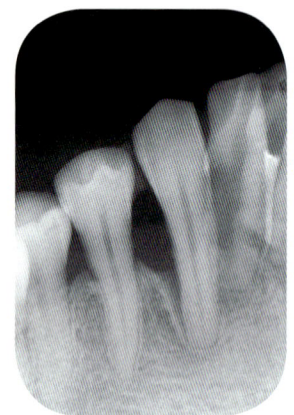

図1g 同部のエックス線写真．⌊3⃣遠心の垂直型骨吸収は改善し，白線も明瞭となった．

歯根吸収を起こしたとき

　矯正歯科治療において歯に過大な矯正力が加わると，歯根吸収を起こすことがある．矯正歯科治療中に，圧迫側歯根膜に形成される硝子様変性組織に対応した歯根表層に高頻度に吸収が認められること，および硝子様変性組織の吸収過程で出現する破歯細胞によってセメント質の吸収が起こること，また牽引側歯根膜あるいは生理的な歯の移動時にも歯根吸収が認められる．

　一般的に矯正歯科治療時において認められる歯根吸収は，歯根表層あるいは歯根尖に限局したものであり，表層に限局した吸収窩はセメント芽細胞によって修復される．しかし，稀に歯根尖が過度に吸収され，歯の長期的保持に影響を及ぼすことがある[3]（図2）．

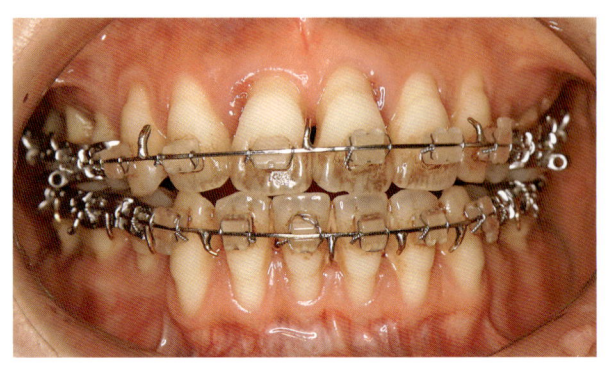

◀図2a 矯正歯科医から紹介されて来院した患者(31歳，女性)．正面観からも歯肉退縮が散見され，歯肉に炎症がみられる．とりわけ 1⌋,⌊1 で顕著である．下顎前歯部隣接面には歯石沈着が認められる．

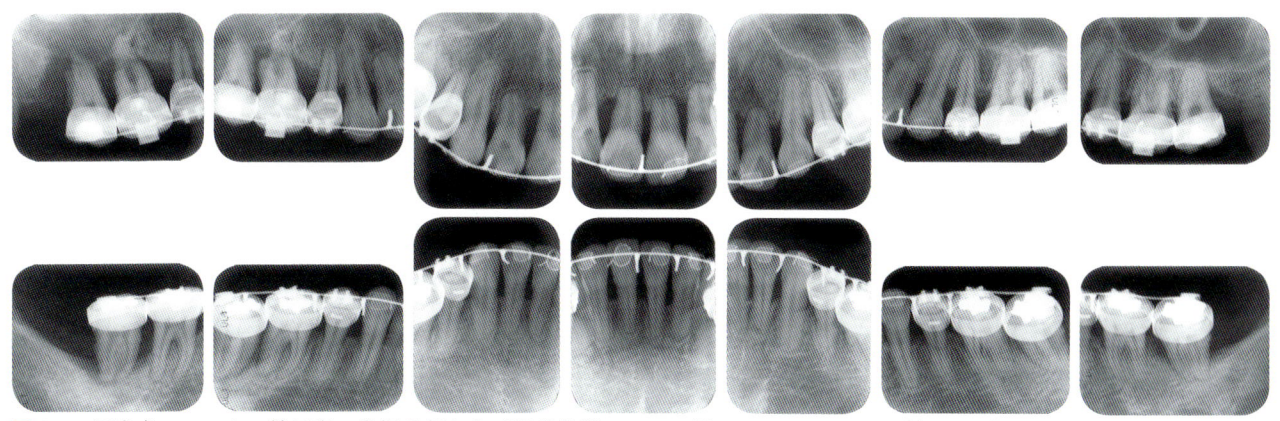

図2b　同患者のエックス線写真．歯根吸収が上下顎前歯部において認められ，とりわけ 1|, |1 で顕著である．歯槽骨の複合した吸収も多数歯に散見され，7|, 6|, 1|, |1 では歯槽骨の吸収が著しいことから，長期的な予後は不良である．

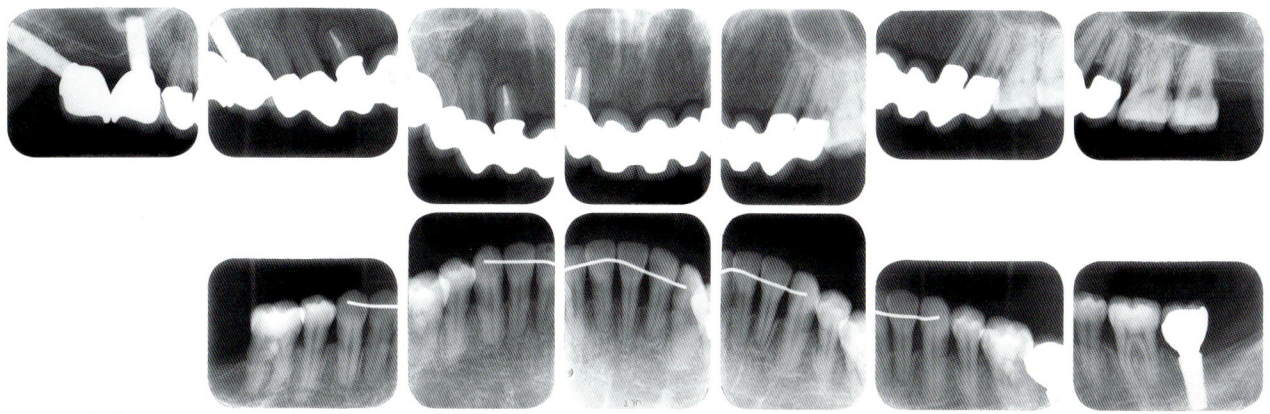

図2c　術後のエックス線写真(症例提供：岩野義弘歯周病専門医／日本大学歯学部付属歯科病院歯周病科).

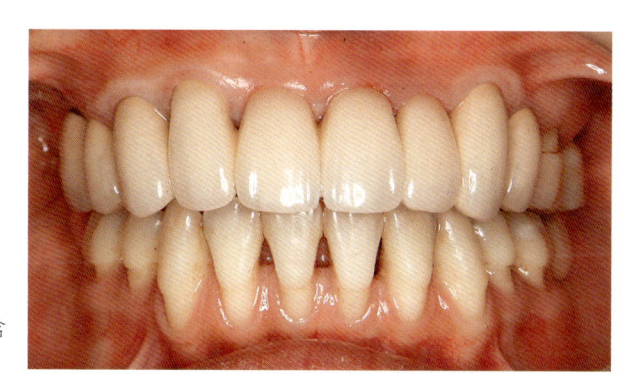

▶図2d　口腔機能回復治療後の正面観．インプラント治療を含む包括的な歯周治療を行った．

　　　　歯根吸収の原因および機序はいまだ明らかにされていない．歯根吸収の危険因子は，矯正歯科治療に関わる危険因子(過大な矯正力，治療期間の延長，歯の移動量と様相)と患者自身に関わる因子(遺伝性素因，年齢，性別，歯種，歯根の長さや形態の異常，悪習癖(弄舌癖，舌圧迫癖など)，萌出過程における隣在歯との接触，歯の外傷の既往など)に大別される．とりわけ過大な矯正力あるいは多方向への揺さぶる(ジグリング)力が，歯根吸収と関係があると報告されている．

　一般的に歯根吸収の程度は，若年者と比較すると成人の方が大となる傾向がある．元来，歯根が短く医原性疾患ではないこともあるので，矯正歯科治療開始前にエックス線写真検査で歯根の長さを確認しておくことは重要となる．

　また，歯根吸収がすでに生じている歯を移動する場合や，舌圧迫癖，弄舌癖などの悪習癖がある場合は，矯正歯科治療によって歯根吸収が促進したり，発生する確率が高くなる．矯正歯科治療を行うにあたっては，十分な診査に基づいた精緻な治療計画を立案し，過大な矯正力が生じないような配慮と不幸にして発生した際の対処法が不可欠となる[4](表2)．

表2 歯根吸収の予防と発生時の対処法[4].

歯根吸収の予防
- 治療開始前にエックス線写真検査を行い，歯根の長さ，形態などを調べ，歯根吸収がないことを確認する
- 治療中も必要に応じてエックス線写真検査を行う
- 弱い矯正力を用いる
- 圧下は歯根吸収を起こしやすいので注意を要する
- 成人の矯正歯科治療では慎重に行う

発生時の対処法
- 治療開始前の既往歴や検査結果を再考し，原因の解明に努める
- 悪習癖の把握と改善を図る
- ジグリング力が加わるような矯正力を是正する
- 現在使用している矯正力よりさらに弱い力を用いる
- 最終的な治療目標を変更する
- 可及的に動的治療を終了するよう努める

歯根破折や根面う蝕が起きたとき

いずれの場合も，抜去する必要があるかどうかの判断をしなければならない．保存可能と判断された場合，歯根を挺出させた後に補綴あるいは保存処置が必要となる．限局した範囲でブラケットやバーなどを装着し，当該歯の挺出(いわゆるLOT[※1])を行わなければならない(図3)．その際には，新たな矯正歯科治療となるので，新しい契約が必要となる．一般に半年程度の治療期間が必要となる．

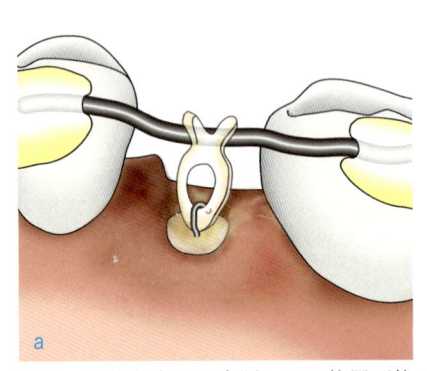

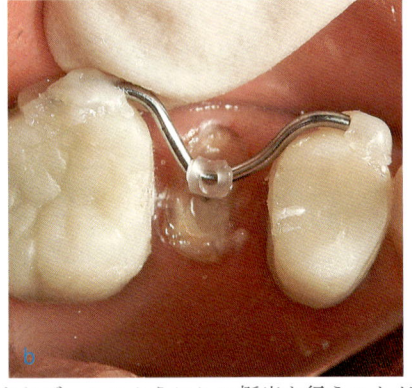

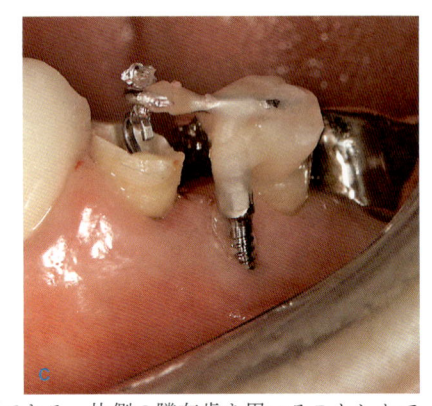

図3 両隣在歯が固定源として使用可能であればa,bのようにして挺出を行うことができる．片側の隣在歯を用いることしかできなければcのように矯正用マイクロインプラントを補助的に使用するとよい．

参考文献

1. 吉江弘正, 伊藤公一, 村上伸也, 申基喆(編)：臨床歯周病学. 東京：医歯薬出版. 2007；310-317.
2. Ericsson I, Thilander B, Lindhe J, Okamoto H: The effect of orthodontic tilting movements on the periodontal tissues of infected and non-intected dentitions indogs. J Clin Periodontol. 1977；4(4)：278-293.
3. 与後沢文夫：矯正臨床の基礎．東京：クインテッセンス出版，2008；112-113, 134-141.
4. 相馬邦道, 飯田順一郎, 山本照子, 葛西一貴, 後藤滋巳：歯科矯正学．東京：医歯薬出版, 2008；343-345.

※1 **LOT(limited orthodontic treatment)**
　全顎的に矯正歯科治療を行うのではなく，部分的に矯正装置を装着して治療することをいう．補綴前処置，歯周病の治療や予防などを目的に行う．MTM(minor tooth movement) ともいう．

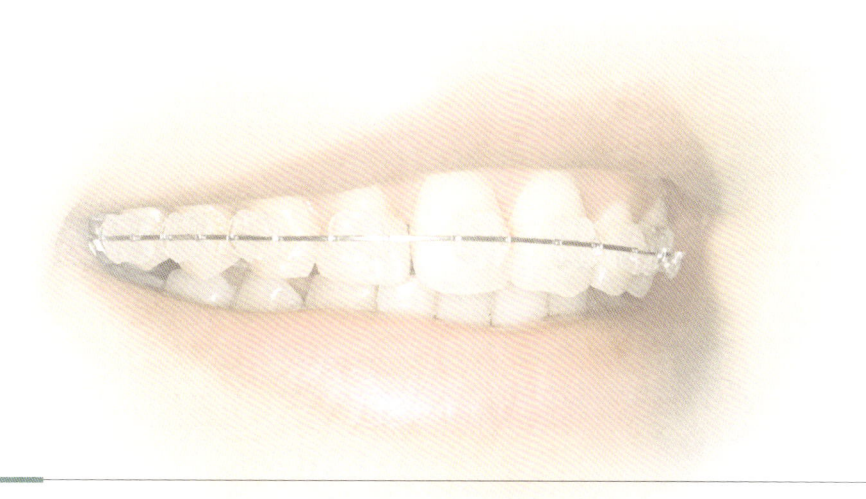

Chapter **9** 歯周-矯正治療が成功すると QOLが向上する

1 歯周病専門医の立場から

弘岡　秀明

　患者は審美障害(歯列不正を含む),疼痛,腫脹などの主訴をもって歯科医院に来院する.主訴の解決が治療の最大目標となる.患者にとっての最大の不利益は,歯の喪失である.抜歯の主たる理由はう蝕と歯周病であり,ともに歯に付着したプラークが原因である.う蝕自体で歯が失われることはないが,歯周病は動的治療の介入がなされなければ時に歯の喪失を招く.

　歯周病治療の目的は,その原因である歯周ポケット内の細菌叢をできる限り取り除くと同時に,歯肉縁上プラークをコントロールして歯周病の進行を止めることにある.イエテボリ大学のLindheら北欧の研究者らの報告に基づく歯周治療法(徹底的な口腔衛生指導の下に行われる歯周基本治療,厳格な歯周外科治療,ときに抗菌剤を用いるいわゆるスカンジナビアンアプローチ)により歯周病の進行を止めることは可能になった.

　1990年代に入ると歯周組織再生療法(GTR法やエムドゲイン®療法)が確立して,抜歯予定の歯の保存もある程度可能になってきた.一方,デンタルインプラントが臨床応用され,保存不可能で抜歯された歯の代用として用いられるようになった.

　日本人の歯の喪失の主たる原因は,40歳代まではう蝕であり,それ以降の歯の喪失理由は歯周病になっている.厚生労働省の調査によると成人日本人の80%以上が歯周病に罹患している(厚生労働省:平成17年歯科疾患実態調査).年齢別人口統計の推移をみると,2010年度の時点で40歳以上の人口が日本の総人口の半分以上を占めており,すでに2007年には65歳以上の人口が総人口の21%を占め超高齢社会に入っている.この社会背景を考えると,今後ますます歯周病に悩まされる患者層が増えると思われる(国立社会保障・人口問題研究所:http://www.ipss.go.jp/site-ad/TopPageData/pyra.html).したがって歯科医院での歯周病治療の重要性が高まってくる.また一方,歯周病と糖尿病などの全身疾患との関連がとりただされて久しい.

　歯周病の症状には,発赤,腫脹,出血ならびに排膿,口臭,歯肉退縮,ときとして疼痛があるが,歯周病患者が来院する主な理由に歯の動揺と同時に歯の移動があげられる.重度歯周病患者の30～56%に歯の病的移動が起こるとの報告がある[1].これらの患者群ではPTMにより審美障害,咀嚼障害が起こり,QOLの低下が甚だしい.多くのケースでは口腔機能回復治療において矯正歯科治療が必要となる.その後,広範囲にわたる補綴処置(インプラント補綴も含む)が必要なこともある.前述のように高齢化が進む日本ではこういった患者群が今後ますます増えるものと推測される.

　適切な歯周病治療により歯周病特有の症状を取り除き,それに続く矯正歯科治療により審美を回復し患者のQOLをはかる歯科治療が今後続く高齢社会のニーズであろう.

臨床ヒント；中等度の歯周病患者に矯正歯科治療は可能か？

　ひとたび歯周病で失われた歯間乳頭は再生できない.これによって発現したいわゆるブラックトライアングルは何らかの方法でカモフラージュすることになる.ひとつの方法としては隣接部をディスキングした後,矯正的に離開を閉鎖して修正する(図1n).あるいは補綴的にこの空隙を埋めることもある(図1o).

Chapter 9／歯周 - 矯正治療が成功すると QOL が向上する

歯周 - 矯正治療，インプラント治療により患者の QOL が向上したケース

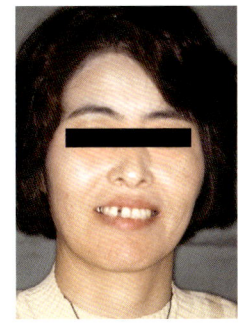

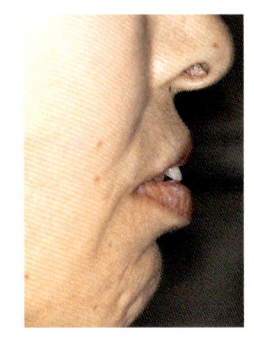

図1a 患者は，48歳，女性．咀嚼障害と前歯の離開を伴う審美障害にて来院．

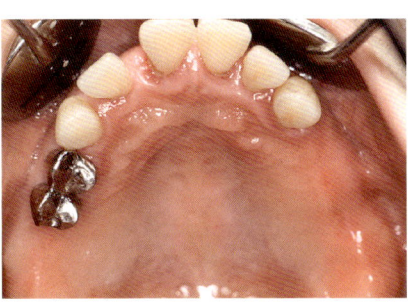

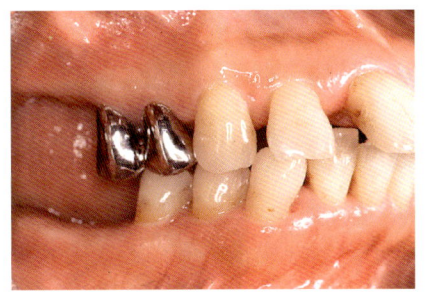

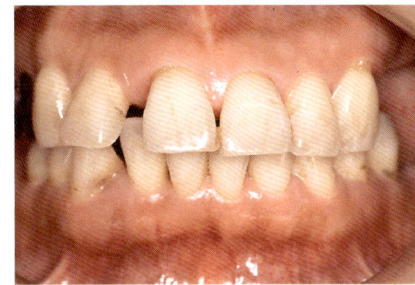

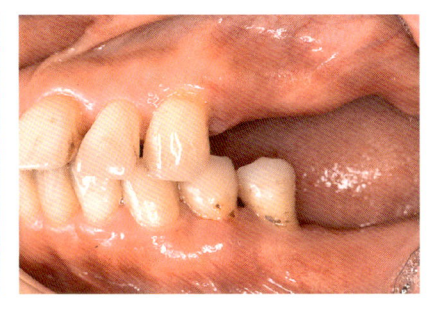

図1b 初診時口腔内写真．
下顎前歯の叢生と挺出，それに伴う上顎前歯部の歯間離開が顕著である．根分岐部の存在する臼歯部はすでに重度歯周病により喪失している．典型的な歯の病的移動(PTM)のケースである．

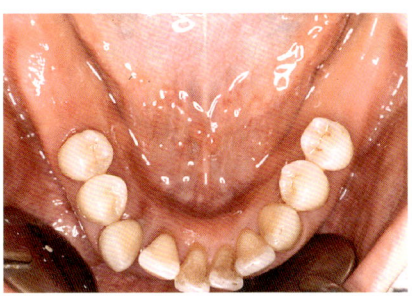

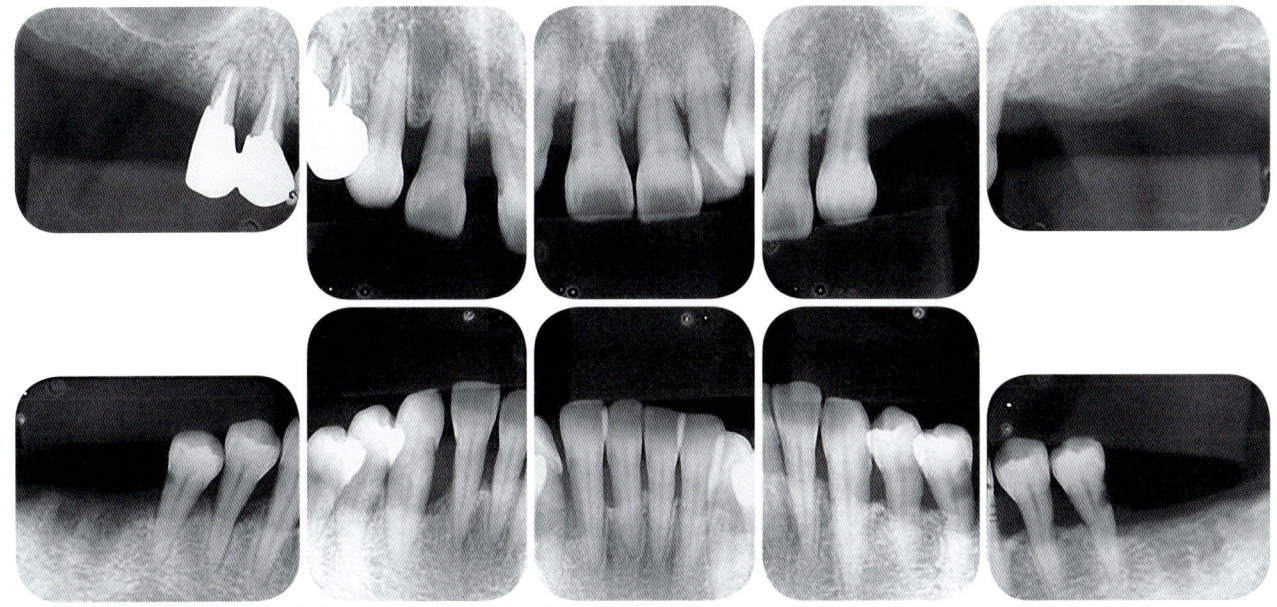

図1c 同エックス線写真．広範囲にわたる歯槽骨の喪失が認められる．

1 歯周病専門医の立場から

CASE: H.M., female, 48 years

INITIAL EXAMINATION
PERIODONTAL CHARTING

PⅡ：100%　　BⅠ：100%

Tooth	\multicolumn{4}{c	}{Probing Depth}	Furc inv	mob
	m	b	d	l		
5̄			4			
4̄	5		4			Ⅰ
3̄	5		4	4		Ⅰ
2̄	4		7	6		Ⅰ
1̄			6	6		Ⅰ
1̄			8	7		Ⅰ
2̄	6		5	5		Ⅰ
3̄	4		4	5		Ⅱ

Tooth	\multicolumn{4}{c	}{Probing Depth}	Furc inv	mob
	m	b	d	l		
5̄	6		5	4		
4̄	7		5	7		Ⅱ
3̄	7	5	5	6		Ⅰ
2̄			6			Ⅰ
1̄						Ⅰ
1̄						Ⅰ
2̄			5			Ⅰ
3̄	4		5			
4̄	5	6	6			
5̄	5		5			

◀図1d　同ペリオチャート．PlI, BIともに100％．広汎型慢性歯周炎と診断された．

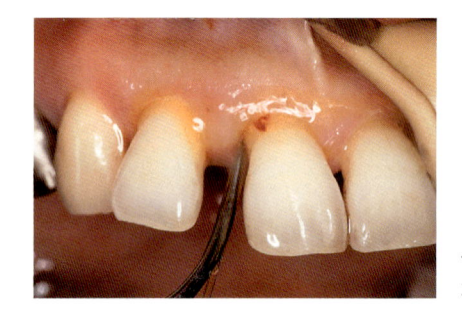

◀図1e　歯周基本治療．モチベーション，口腔衛生指導の後，全顎麻酔下でSRPが施された．

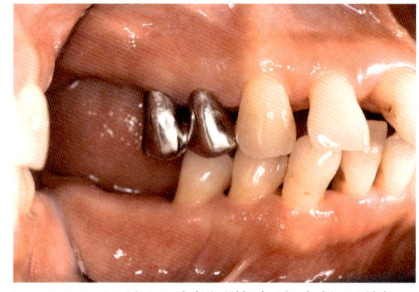

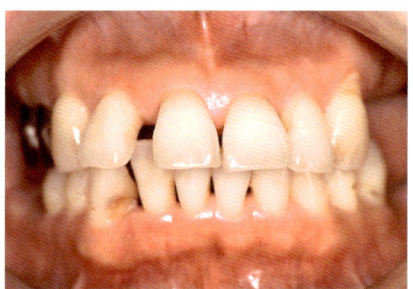

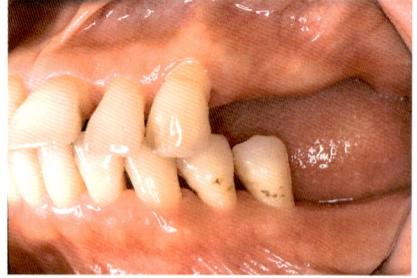

図1f　再評価1（歯周基本治療終了後）のときの口腔内写真．感染の除去により歯肉退縮が生じている．

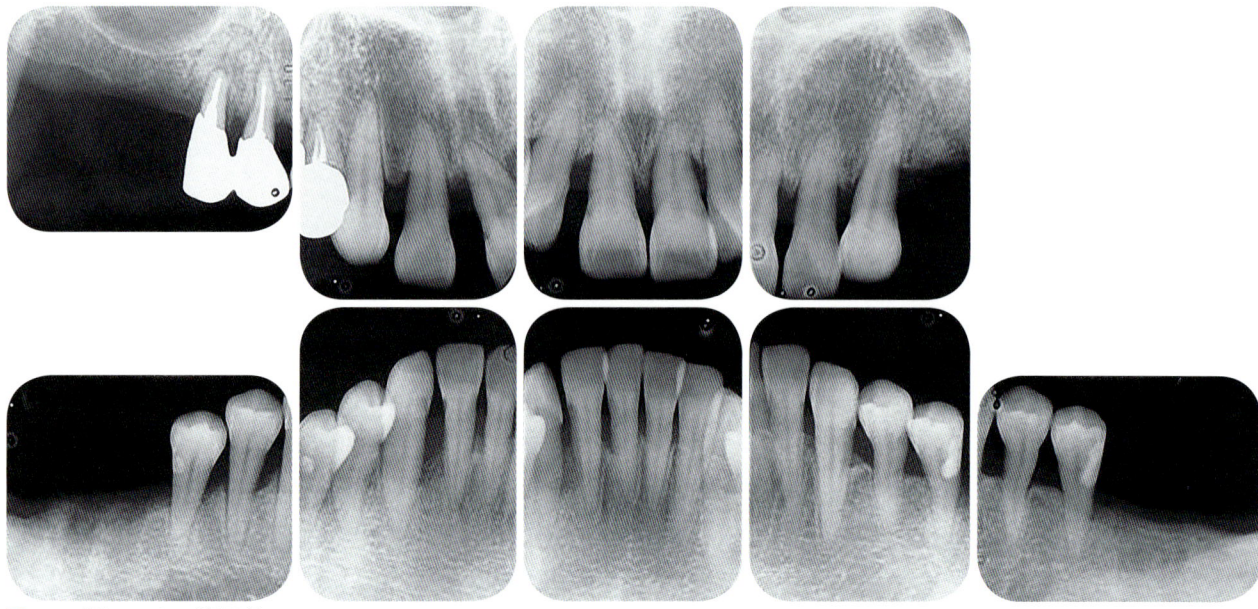

図1g　同エックス線写真．

Chapter 9／歯周 - 矯正治療が成功すると QOL が向上する

CASE: H.M., female, 48 years

INITIAL EXAMINATION
PERIODONTAL CHARTING

PlI＝0%　　BI≒0%

Tooth	Probing Depth				Furc inv	mob
	m	b	d	l		
5						
4						
3						
2						
1						
1						
2						
3						

Tooth	Probing Depth				Furc inv	mob
	m	b	d	l		
5						
4						
3						
2						
1						
1						
2						
3						
4						
5						

▶図1h　同ペリオチャート．PlI, BI ともにほぼ0．病的ポケットは歯周基本治療によりほぼ喪失し，口腔内から感染が除去されたので，口腔機能回復治療に入った．

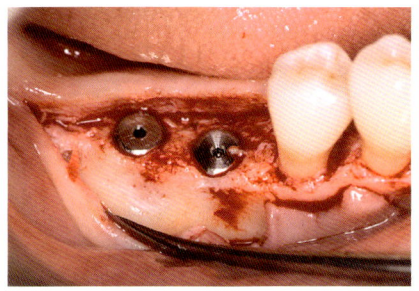

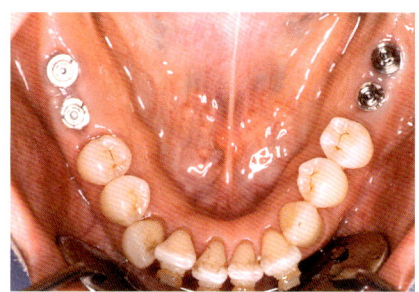

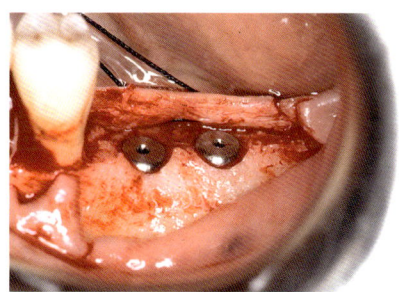

図1i　臼歯部咬合の回復と矯正歯科治療のための固定源の確保のために，下顎両側臼歯部にインプラントを埋入した．

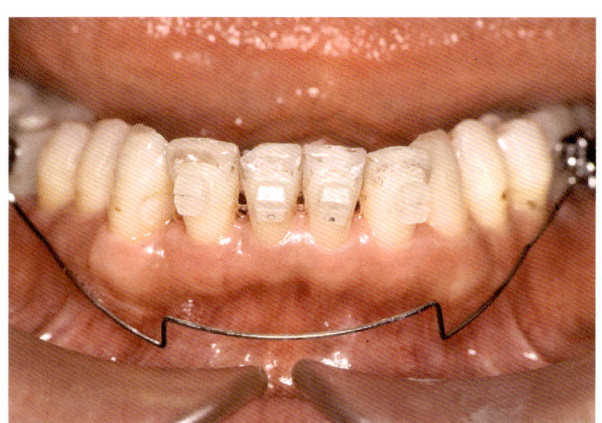

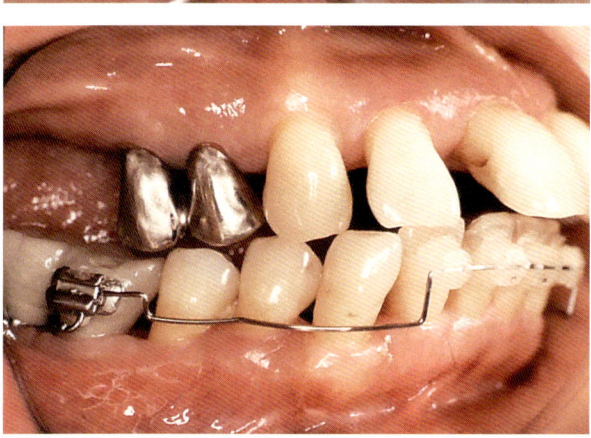

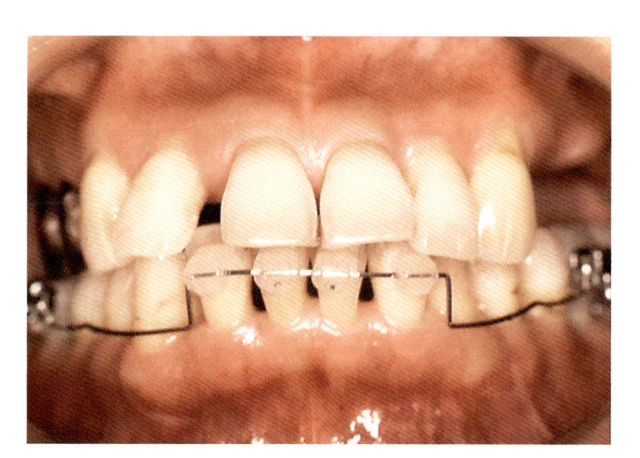

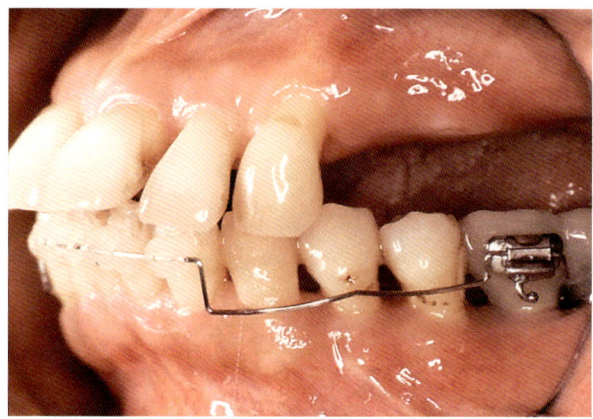

図1j　インプラント支台の$\overline{7\,6\,|\,6\,7}$を固定源としてブラケットを装着した後，ユーティリティアーチを使用して下顎前歯の圧下を開始した（矯正歯科治療は東京都開業の加治初彦先生による）．

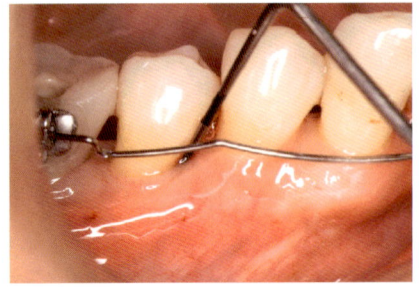

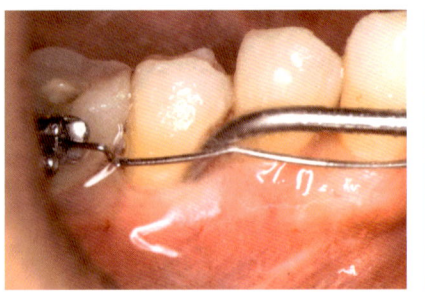

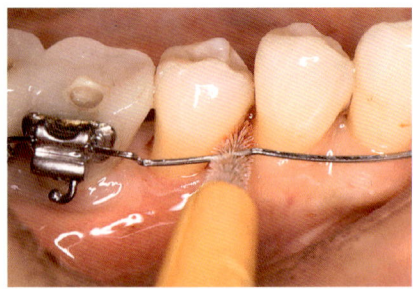

図1k 矯正装置の装着後は術者側のプラークコントロールと患者への刷掃指導が歯周病患者にはとくに重要になる．

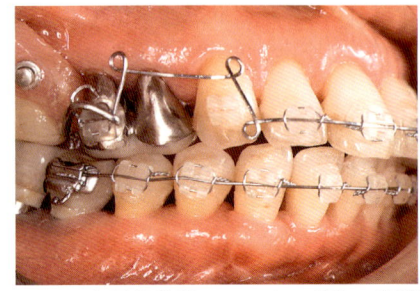

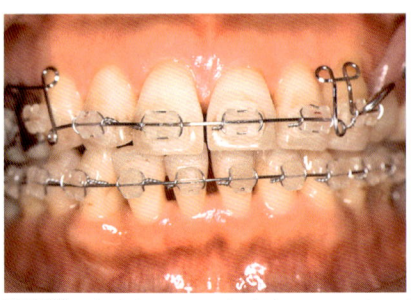

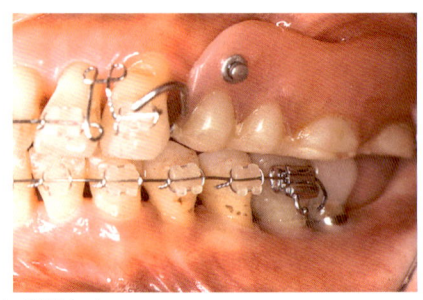

図1l 上顎前歯部のレベリング後，歯間空隙閉鎖のためにコンストラクションアーチに応用した．

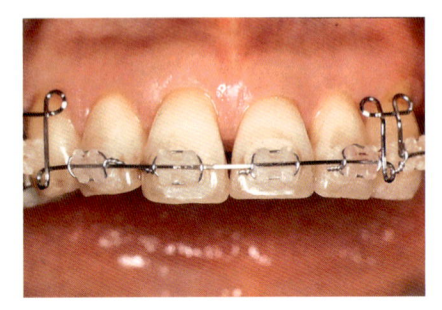

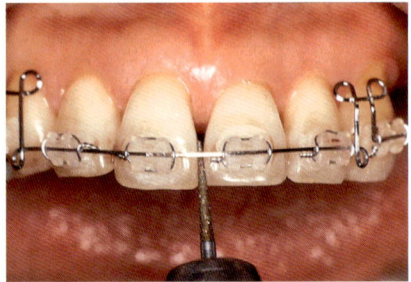

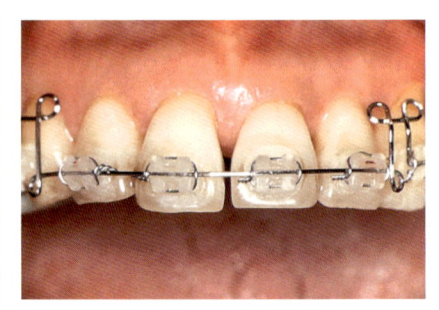

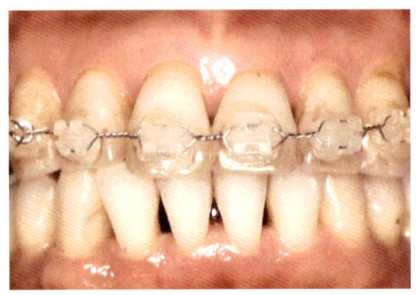

図1m 残存するブラックトライアングルを修正するためにディスキングを施し，閉鎖した．

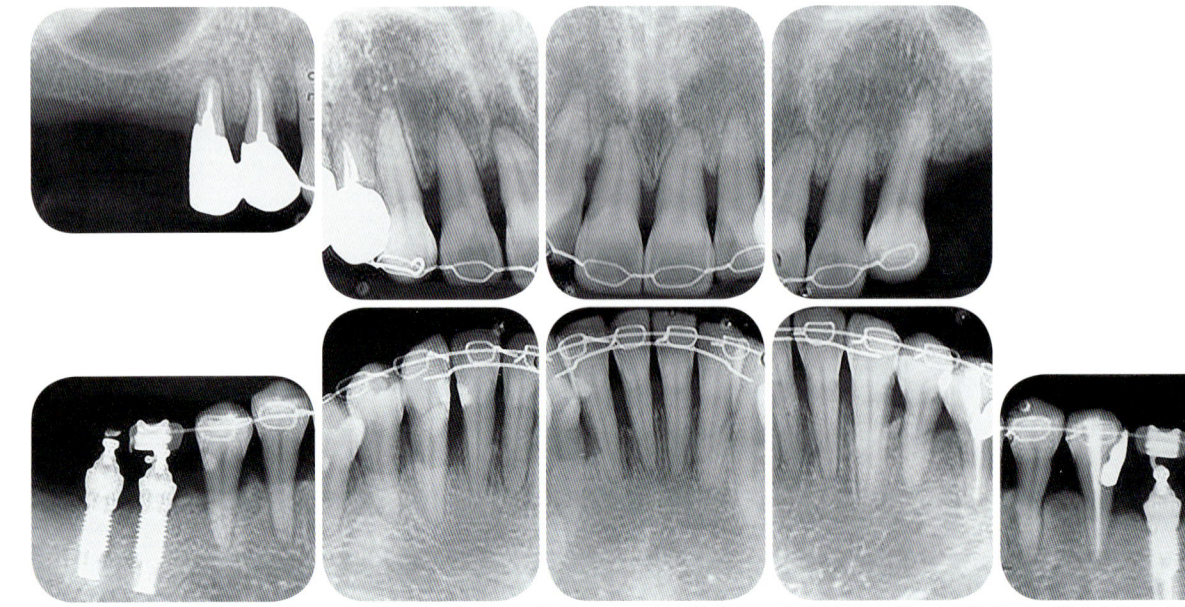

図1n 再評価2のときのエックス線写真．安定した骨レベルと上顎前歯部の歯間離開閉鎖，下顎前歯部の叢生解消と圧下に注目．

Chapter 9／歯周 - 矯正治療が成功すると QOL が向上する

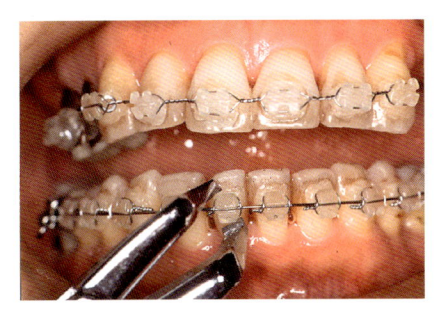

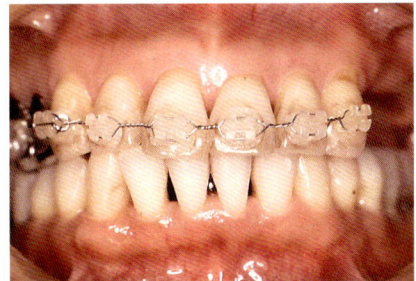

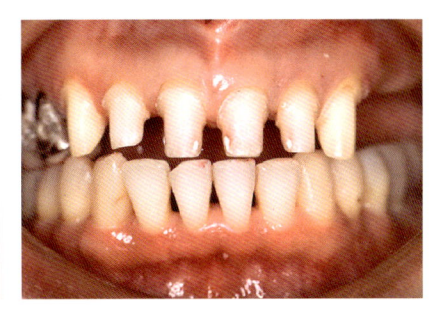

図1o　下顎はブラケットの除去後，固定のためにワイヤーが用いられた．上顎はブラケット除去の後に直ちに形成し，固定性ブリッジにて固定した．残存するブラックトライアングルは補綴的に閉鎖された．

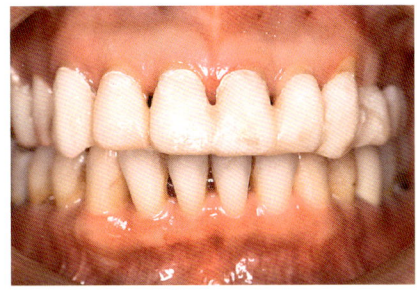

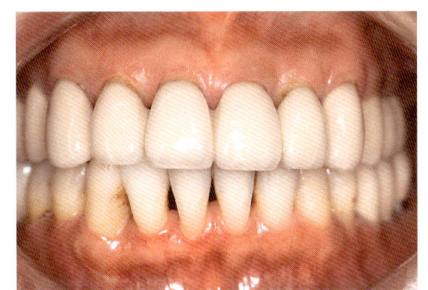

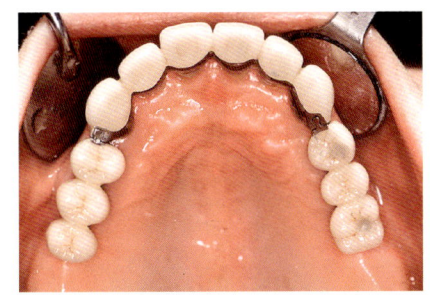

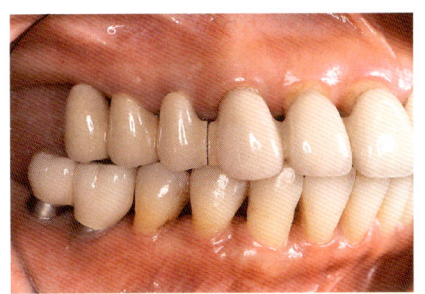

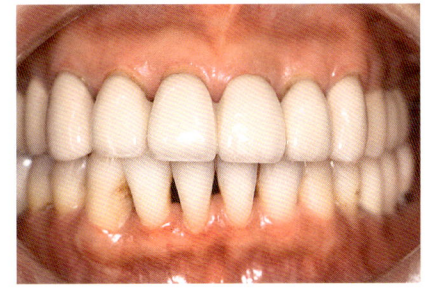

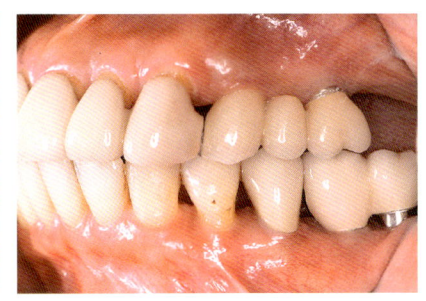

図1p　最終診査時の口腔内写真．歯周 - 矯正治療，ならびにインプラント治療により患者の主訴であった審美障害と咀嚼障害が回復され，患者の QOL は術前に比べ向上した．

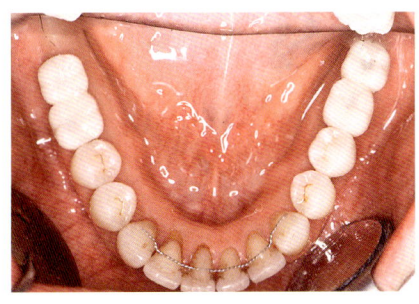

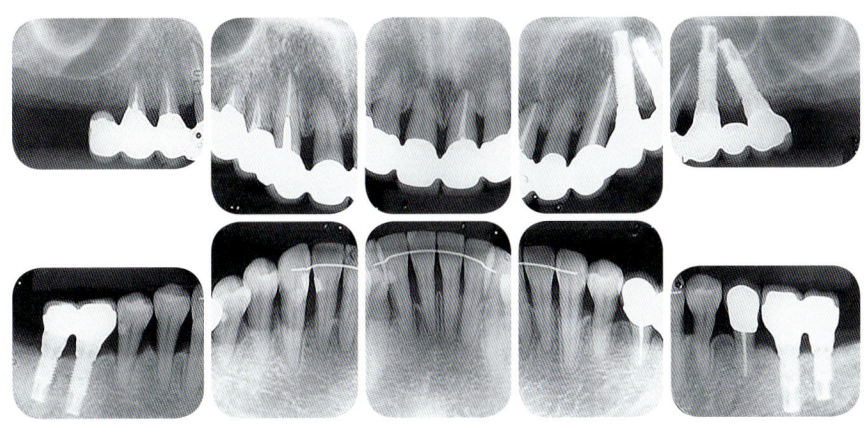

図1q　同エックス線写真．下顎大臼歯部7 6│6 7はインプラント，上顎右側臼歯部はカンチレバー，左側臼歯部はインプラントによってそれぞれ咬合の回復がはかられた．

205

1 歯周病専門医の立場から

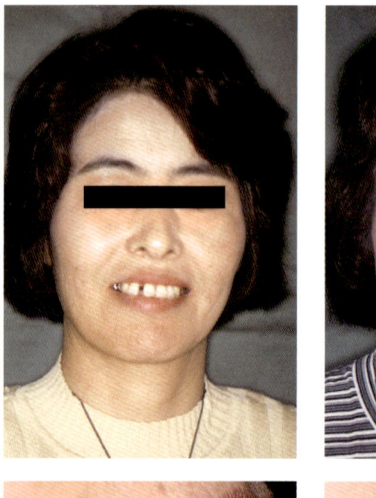

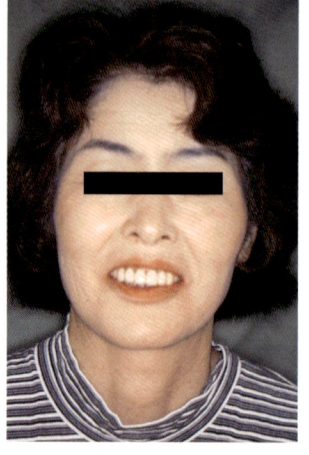

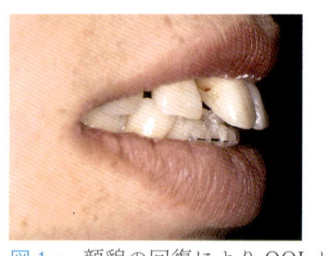

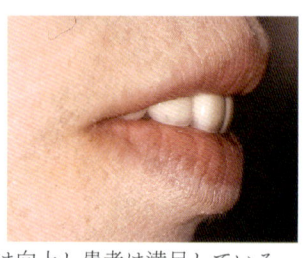

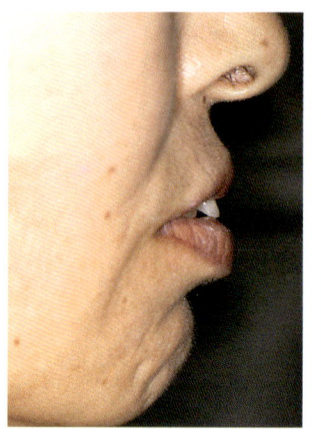

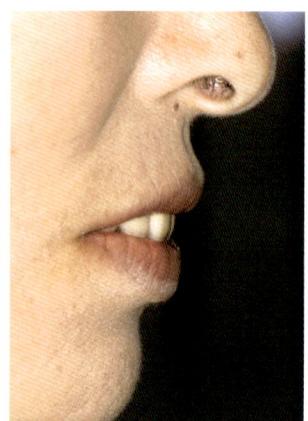

図1r　顔貌の回復によりQOLは向上し患者は満足している．

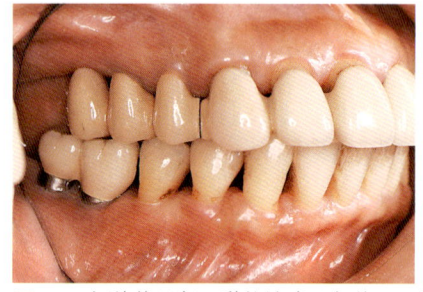

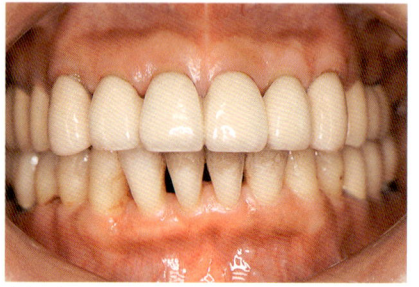

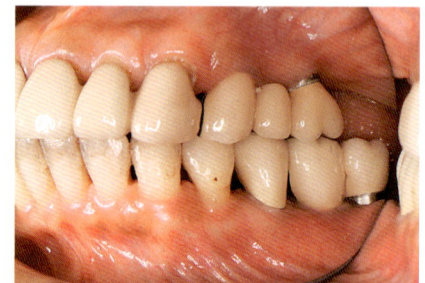

図1s　初診後12年，動的治療10年後の口腔内写真．supportive periodontal therapy（SRP）により口腔内が維持されている．

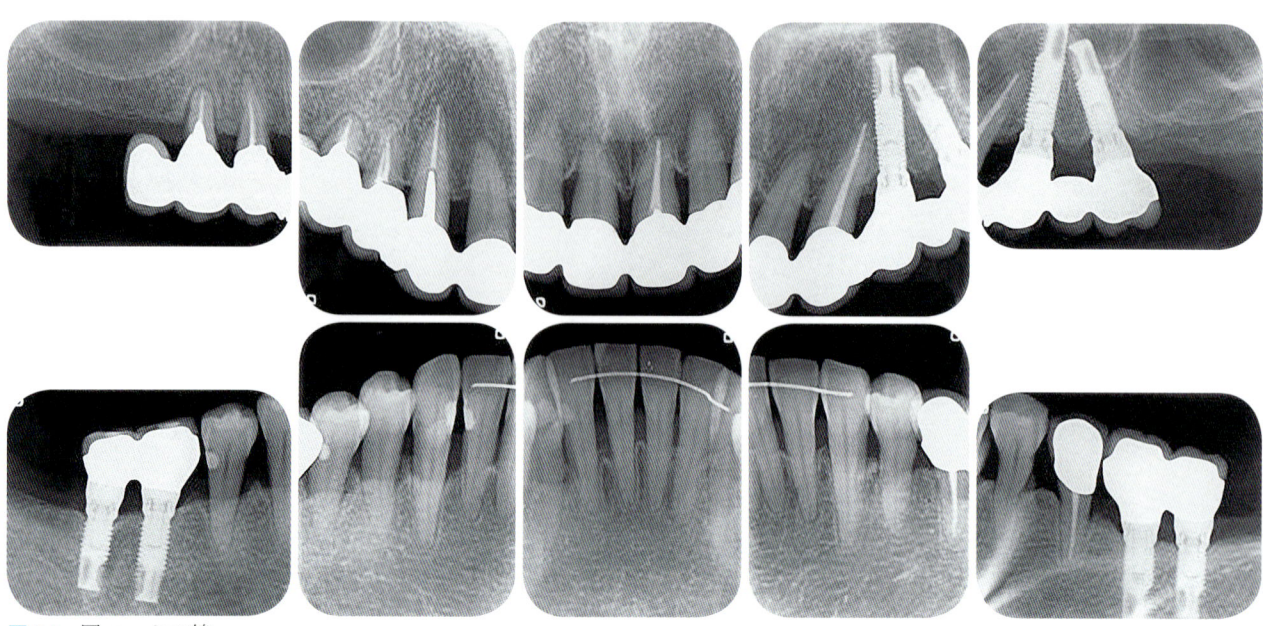

図1t　同エックス線．

参考文献

1. Brunsvold MA：Pathologic tooth migration. J Periodontol. 2005；76：859-866.

2 矯正歯科医の立場から

保田　好隆

　よりよい咬合は，食事の質を向上させることができる．また，きれいな歯並びと白い歯によって，自然で健康的な口元が作られる．歯周‐矯正治療が成功し，長期間維持可能なきれいな歯並びと白い歯は，機能的な側面での健康に加えて，精神的な側面でも健康に寄与することができ，心身ともに健康である象徴として捉えることができる．

　成人の場合，審美性の向上を求めて，矯正歯科治療をはじめる場合がほとんどであり，多くの患者は，術後の自分に大きな夢や期待を抱いている．包括治療の場合，通常2年以上の時間と多くのコストを費やし，ホームケアをがんばってやりぬいた結果，手にした健康的な口元であり，歯並びである．治療が成功することで，いままで気にしていた口元や歯並びは改善され，他人にも好ましい印象を与え，患者の心理的なストレスは消滅する．その結果，患者は社会的に積極的になり，QOLが向上する．また治療時に得たホームケアの技術や習慣は，多くの場合，生涯にわたっての財産となる．

　ここでの大事な要件は，土台となる歯周組織が健康な状態でなければ，歯並びを変えるための治療ができない，また歯並びがきれいになったとしても，その土台となる歯周組織が健康な状態でなければ，綺麗な歯並びは長持ちしないし，立派に機能を果たすことはできないのである．つまり，"歯周病治療の成否"は，"矯正歯科治療の成否"に大きく寄与する，表裏一体の関係なのである．

　患者のQOLの向上を図る上での歯周‐矯正治療の流れは，
①患者の歯周組織を健康な状態に回復する
②健康な歯周組織を維持する
その上で，
③矯正歯科治療できれいな歯並びと，よりよい咬合を獲得する
④獲得したきれいな歯並びと，よりよい咬合を維持するために，健康な歯周組織を維持する
となる．

　健康な歯周組織を手に入れることができなければ，矯正歯科治療すなわち患者が希望する"歯をきれいに配列すること"はできない．

　"歯周‐矯正治療"は，"歯周治療の術者(歯周病専門医)"と"矯正歯科治療の術者(矯正歯科医)"と"ホームケアを行う患者"の3者によって，成否が決まる．これら"3者の連携治療"が成功すれば，患者はより長い間，"魅力的な笑顔"を維持することができるのである．

索 引

あ
悪習癖	139
アタッチメントレベル	34
後戻り	194
後戻りへの対策	194
アンキローシス	88

い
医療面接	53
インダイレクトボンディング	126
インフォームドコンセント	67
インプラントアンカー	64
インプラント周囲炎	156
インプラント体の破折	159

う
ウィドマン改良フラップ手術	107
ウィドマンフラップ	141
う蝕	189
う蝕に対する対処法	190

え
エックス線写真	59
エッジワイズ装置	70
エッジワイズ装置装着中の配慮	126
エナメルマトリックスタンパク質	120
エムドゲイン	112, 119
エムドゲイン療法	120
エラスティックリガチャー	126
炎症	84
炎症のコントロール	137

お
オーバートリートメント	194
オーラルケアの動機づけ	67
温度感覚	87
音波歯ブラシ	74, 97, 131

か
外傷性咬合	133
外傷力	148
回転モーメント	124, 125
過蓋咬合	53, 156
下顎頬側歯根間歯槽骨	158
顎位の変化	87
角化層移植処置	115
顎関節症	193
顎関節断層写真	60
顎関節様症状	88
顎口腔機能検査箋	56
ガミースマイル	156
カムフラージュ治療	83
患者の協力度を測る指数	104
患者への情報提供	93
感染のコントロール	115
顔貌検査	54
顔面写真	57

き
喫煙	76
機能検査	60
急性歯周膿瘍	151
急性症状への対応	147
急性転化	148
キュレッタージ	141
矯正歯科治療	62
——開始	118
——と歯肉退縮	176
——用装置の長所・短所	190
——を行うべきでない症例	82
——を中断する症例	84
歯周病患者の——	116
矯正装置	134
——の装着における配慮	124
——とプラークコントロール	189
矯正的緩徐挺出法	162, 163
矯正的急速挺出法	162, 164
矯正的挺出法	161
矯正用マイクロインプラント	83, 154
——の植立部位	154
矯正力	116, 148
弾性体	156
共同破壊因子	138
禁忌症例	82

く
空隙歯列	51
くさび状欠損	95
くさび状骨欠損	121

け
傾斜移動	116
形態検査	57
軽度歯周炎	40
血清抗体価検査	37

こ

口腔衛生指導	94, 135
口腔機能回復治療	47
口腔内検査	55
咬合因子	37
咬合干渉	38
咬合機能回復治療	167
咬合検査	53
咬合性外傷	42, 133, 137, 147
1次性——	42
2次性——	42
咬合の付与	137
咬合模型	58
骨髄	140
根尖側移動術	107
コンタクトポイント	171
コントラクションユーティリティーアーチ	118
根分岐部病変	35, 108
根面う蝕	198
根面処理剤	111

さ

細菌因子の検査	36
再評価検査	46
——1	102
——2	115
サポーティブペリオドンタルセラピー	47, 136
暫間補綴	100

し

歯科矯正学的検査	53
歯間空隙	96
歯冠形態修正	168
歯間歯肉	26
歯冠長‐歯根長比	51
歯間乳頭退縮の分類	169
歯間乳頭の形成法	169
歯間乳頭の形態改善	168
歯間ブラシ	74, 96
ジグリングフォース	116, 133
歯根吸収	196
歯根近接	172
歯根破折	198
歯根膜	28, 140
歯根露出	86
支持組織	116
歯周炎患者の歯列・咬合の改善	167
歯周炎患者のブラケットポジション	172
歯周基本治療	46, 92, 137, 140
歯周形成手術	168
歯周外科術式	105
歯周外科治療	46, 104, 140
歯周支持組織の減少	151
歯周組織	24
——のリモデリング	172
——検査	33
——再生誘導法	120
——再生療法	120
——の検査項目	33
歯周治療計画	45
歯周治療の基本	32
歯周治療の目的	45
歯周病原細菌	37
歯周病原細菌検査	36
歯周病が悪化	195
歯周病のリスクファクター	32
自然的挺出法	162
歯槽骨	28
——吸収	34
——の喪失	16, 124
——のボリューム	16
——の裂開	188
——レベルの低下	15
——の吸収	51
歯体移動	116, 125, 156
歯肉から歯根が触れる	85
歯肉固有層	33
歯肉・歯槽骨の変化	168
歯肉切除術	105
歯肉退縮	15, 50, 52, 63, 95, 115, 121, 140
歯周外科治療後の——	171
——の原因	176
——への対応	121
歯肉の炎症	148
歯肉の退縮	86
歯石の取り残し	139
歯肉の腫脹	84
歯肉片の収縮	184
歯磨剤	76
社会行動学的検査	54
重度歯周炎	41
手術部の感染防止	184
紹介すべき症例	90
上顎口蓋側歯根間歯槽骨	157
歯列不正の改善	168
シングルタフトブラシ	96
侵襲性歯周炎	41
心理検査	60

す

垂直性骨欠損	119

水平性骨吸収	121
睡眠時ブラキシズム	56
スケーリング	99
ストリッピング	194
スプリント	100

せ

成人矯正治療の流れ	21
正中離開	18
生物学的幅	161
舌悪習癖	139
セメント質	27
セルフケア	131
セルフドリリングによる植立	158
セルフライゲーションブラケット	127
洗口剤	76, 132
前歯部オープンバイト	143
全身疾患	89
前鼻棘	159

そ

早期接触	38, 55
側貌の9分類	55
組織再生	141

た

大口蓋神経・動脈の走向	157
多発性急性歯周膿瘍	151

ち

中等度歯周炎	41

つ

痛覚	87

て

抵抗中心	124
単根歯の――	124
ディコルチケーション	111, 142
ディスキング	118, 204
デブライドメント	100
デンタルインプラント	63
デンタルエックス線写真	59
デンタルフロス	75
電動歯ブラシ	74

と

動的期間	128
頭部エックス線規格写真	59
投薬治療	89
トップダウントリートメント	167

の

望ましくない変化	84

は

歯-歯周組織-修復物・補綴物の関係	161
パターナリズム	68
抜歯判定基準	44
歯の挺出	198
歯の動揺度	37
歯の動揺	86
歯の病的移動	115, 116, 139, 167
パノラマエックス線写真	59
歯ブラシ	71, 94

ひ

非外科処置	107
逆流性食道炎	53

ふ

付着歯肉	27
付着組織の喪失	116
付着の喪失	147
不適合修復・補綴物	137
プラークコントロール	77, 96, 115
歯肉縁下――	137
歯肉縁上・縁下――	99
歯肉縁上――	116, 130, 131
生物学的――	132
――の分類	130
――レコード	36
プラーク性歯肉炎	39
プラークリテンションファクター	98, 132
ブラケットの位置	125
ブラックトライアングル	14, 63, 116, 204
――の解消	171
――への対応	168
ブラッシング指導	84
ブラッシング法	94
不良肉芽	110
プロービング時の出血	33
プロービングポケットデプス	33
プロバイオティクス	77, 132
プロビジョナルレストレーション	133, 137, 171
プロフェッショナルケア	76, 135

へ

辺縁歯肉	26
便宜抜歯	168
片側臼歯部交叉咬合	52

ほ

ホームケア	69, 76
ポケット除去	105
ポケット底からの出血	104
補助的清掃用具	131
保定期間	128
保定中の配慮	128
ポビドンヨード	103

ま

慢性歯周炎	40

み

磨きにくい部位	72
磨きにくい部位の磨き方	73

め

メインテナンス	47, 136
メンブレン	120

も

モチベーション	78, 93

よ

予後規定因子	44
予後の疑わしい歯の基準	44
予後判定	43

り

リガチャーワイヤー	126
力系	62
リラップス防止	139
臨界プロービングデプス	149
臨床的アタッチメントレベル	104
臨床的ポケット	105

る

ルートプレーニング	99
ルートリセクション	142

れ

レトロモラー部	160

ろ

露出歯根面被覆	177
──の功罪	178
──法	178

B

BDI-II	61
BI	115
BOP	104, 115

C

CAL	104
coronally advanced flap	121

D

DOS	44

E

exploratory surgery	100

G

GTR法	120

L

Laurell technique	111, 112
Lindhe & Nyman の分類	36
LOT	198

M

MFT	139
Miller の判定基準	38

P

PlI	104, 115
PMTC	195
POS	45
PPD	104
PTM	115, 116

S

SRP	107, 137, 206
STAI-JYZ	61

W

WHO QOL26	61

編著者

伊藤公一(いとう　こういち)

1972年	日本大学歯学部卒業
1976年	日本大学大学院歯学研究科(歯科保存学専攻)修了
1980-1983年	米国インディアナ大学歯学部留学，Dr. O'Learyに師事，Master of Science in Dentistry(MSD)の資格取得
1999年	日本大学教授(歯周病学担当)
2002-2007年	日本大学歯学部付属歯科病院長
2007-2010年	日本大学歯学部次長
2009-2011年	日本歯周病学会理事長

＜主な著書＞
単著
『スケーリングとルート・プレーニング』デンタルフォーラム，1985年
『咬合性外傷の話』クインテッセンス出版，1988年
『アトラスフローチャート歯周治療』クインテッセンス出版，1996年
『How to 審美と歯周外科』日本歯科評論社，1997年
共著
『歯周病学事典』クインテッセンス出版，1987年
『臨床歯周病学』三樹企画出版，1988年
『カラーアトラス審美歯科　臨床基本テクニック』クインテッセンス出版，1994年
『歯周病学』永末書店，1996年
『歯と口の健康百科』医歯薬出版，1998年7月15日．
『ワンランクアップ PMTC』クインテッセンス出版，2001年
『歯の健康学』岩波新書，2004年
『ビッグ・ドクター家庭医学大全科』法研，2004年
『臨床歯周病学』医歯薬出版，2007年
『歯が長持ちするプラークコントロールのグッドテクニック』クインテッセンス出版，2010年
監修
『ペリオドンタルフラップマネージメント』クインテッセンス出版，2011年

保田好隆(やすだ　よしたか)

1985年	大阪歯科大学卒業
1985年	大阪大学歯学部歯科矯正学講座入局
1993年	大阪逓信病院(現 NTT 西日本大阪病院)歯科口腔外科
1997年	大阪大学歯学部　助手(歯科矯正学講座)
1998年	大阪大学歯学部附属病院　講師(矯正科)
2000年	大阪大学歯学部助教授(歯科矯正学講座)
2002年	文部科学省短期在外研究員としてアメリカ合州国ノースキャロライナ大チャペルヒル校へ留学
2003年	保田矯正歯科勤務
2005年	国立大学法人大阪大学　招聘教員
2007年	北海道医療大学歯学部歯科矯正学講座　非常勤講師

＜主な著書＞
『どうするの？　矯正治療』クインテッセンス出版株式会社，1997年(翻訳)
『矯正歯科治療とオーラルハイジーン・コントロール』クインテッセンス出版株式会社，2000年(共著)
『情報化時代の歯科医療』大阪大学出版会，2002年(共著)
『Orthodontics in the 21st Century』大阪大学出版会，2002年(共著)
『21世紀のオーソドンティックス』クインテッセンス出版株式会社，2003年(共著)
『IDBS の理論と臨床』東京臨床出版，2007年(共著)

歯周‐矯正治療 STOP & GO
成人矯正を成功させるためのクリニカルポイント

2012年2月10日　第1版第1刷発行

編 著 者	伊藤公一／保田好隆
発 行 人	佐々木　一高
発 行 所	クインテッセンス出版株式会社
	東京都文京区本郷3丁目2番6号　〒113-0033
	クイントハウスビル　電話 (03)5842-2270(代表)
	(03)5842-2272(営業部)
	(03)5842-2279(書籍編集部)
	web page address　http://www.quint-j.co.jp/
印刷・製本	サン美術印刷株式会社

©2012 クインテッセンス出版株式会社　　禁無断転載・複写
Printed in Japan　　落丁本・乱丁本はお取り替えします
ISBN978-4-7812-0244-0　C3047

定価はカバーに表示してあります